Sortieranweisung zur 52. Nachlieferung

Inhalt Lieferung 52		Was Sie Ihrem Ordner entnehmen	Wie Sie Ihre Lieferung einsortieren
Ordner 1			
Titelei		Titelei **entnehmen**	**Aktualisierte** Titelei **einordnen**
Register		Register **entnehmen**	**Aktualisiertes** Register **einordnen**
A	Allgemeine Themen	Kapiteldeckblatt und Kapitel A1 **entnehmen**	**Aktualisiertes** Kapiteldeckblatt und Kapitel A1, A7 **einordnen**
B	Neonatologie und pädiatrische Intensivmedizin	Kapiteldeckblatt und Kapitel B7, B12, B22 **entnehmen**	**Aktualisiertes** Kapiteldeckblatt **einordnen**
C	Stoffwechselkrankheiten	Kapiteldeckblatt und Kapitel C1 **entnehmen**	**Aktualisiertes** Kapiteldeckblatt **einordnen**
E	Endokrinologie	Kapiteldeckblatt und Kapitel E1, E2, E10, E16, E22, E24–E27, E29 **entnehmen**	**Aktualisiertes** Kapiteldeckblatt und Kapitel E1, E2, E10, E16 **einordnen**
Ordner 2			
H	Rheumatologie	Kapiteldeckblatt **entnehmen**	**Aktualisierte** Kapiteldeckblatt **einordnen**
I	Hämatologie	Kapiteldeckblatt und Kapitel I2, I6 **entnehmen**	**Aktualisiertes** Kapiteldeckblatt und Kapitel I2, I6 **einordnen**
K	Hämostaseologie	Gesamtes Kapitel **entnehmen**	
Ordner 3			
O	Gastroenterologie	Kapiteldeckblatt **entnehmen**	**Aktualisierte** Kapiteldeckblatt und Kapitel O1 **einordnen**
P	Nephrologie	Kapiteldeckblatt und Kapitel P12 **entnehmen**	**Aktualisierte** Kapiteldeckblatt und Kapitel P2 **einordnen**
Q	Neuropädiatrie	Kapiteldeckblatt und alle Kapitel **entnehmen**	**Aktualisierte** Kapiteldeckblatt und Kapitel Q1–Q6 **einordnen**
V	Dermatologie	Kapiteldeckblatt und Kapitel V3 **entnehmen**	**Aktualisierte** Kapiteldeckblatt **einordnen**

Juni 2025

Liebe Leserin, lieber Leser,

dieses Werk versteht sich als Beitrag zur Qualitätssicherung in der Medizin. Die Empfehlungen, Leit- und Richtlinien sind das Ergebnis intensiver Diskussionen und kollegialer Zusammenarbeit innerhalb der beteiligten Gesellschaften und Arbeitsgemeinschaften.

Das Loseblattsystem ermöglicht eine kontinuierliche Aktualisierung und Erweiterung auf der Basis dauerhafter Diskussionen und neuer Erkenntnisse.

Wir möchten Sie dazu auffordern, sich an diesen Diskussionen zu beteiligen und uns Ihre Kritik, Wünsche und Anregungen mitzuteilen. Ihre Mitarbeit soll dazu beitragen, die Kompetenz des Werkes auf eine breite Basis zu stellen und damit die Qualität der **„Leitlinien Kinder- und Jugendmedizin“** auf Dauer zu sichern.

Bitte nutzen Sie diesen Fragebogen und schicken Sie ihn direkt an den Verlag. Von dort werden Ihre Anregungen an die zuständigen Herausgeber und Mitarbeiter weitergeleitet.

Wir danken Ihnen für Ihre Mitarbeit.

Die Herausgeber *Das Verlagsteam*

Folgende **Fehler oder sachliche Unstimmigkeiten** sind mir aufgefallen:

Beitrag: ______________________________

____

____

____

____

Das Werk enthält Empfehlungen auf der Basis von Rationalität – also wissenschaftlicher Begründung und ärztlicher Erfahrung. Meine **Erfahrung widerspricht** folgenden Aussagen:

____

____

____

____

Das Werk ist kein vollständiges Kompendium der Kinderheilkunde, häufige Erkrankungen stehen im Vordergrund. Folgende **Themen** sollten dennoch dazukommen:

____

____

____

____

Weitere Anregungen/Kritik/Lob:

Um unsere Leser besser kennenzulernen, bitten wir Sie noch um folgende Auskunft:

Ich bin (bitte Zutreffendes ankreuzen):

- ❒ Student, PJ, AiP
- ❒ Arzt in Weiterbildung — Fachgebiet: ________
- ❒ Facharzt in der Klinik — Fachgebiet: ________
- ❒ Art der Klinik: ________
- ❒ Niedergelassener Arzt — Fachgebiet: ________
- ❒ Sonstiges: ________

Alle Daten werden vertraulich behandelt und nicht an Dritte weitergegeben.

Fragebogen bitte einsenden an:

Loseblätter Lektorat Medizin
Elsevier, Urban & Fischer
Bernhard-Wicki-Straße 5
80363 München

DEUTSCHE GESELLSCHAFT
FÜR KINDER- UND JUGENDMEDIZIN e.V.

Leitlinien Kinder- und Jugendmedizin

Herausgegeben von
T. Niehues (federführend),
H. Bertram, U. Creutzig, J. Häberle, B. Lawrenz, A. Leutner, S. Lobitz, M. Melter, U. Mendes, H.-J. Mentzel, D. Müller, P. Oommen, M. Pleimes, C. F. Poets, C. Schütz, R. Trollmann, M. Wabitsch, M. Wachowsky

Redaktionelle Mitarbeit: B. Kusser

ELSEVIER

Zuschriften und Kritik an:
Elsevier GmbH, Bernhard-Wicki-Straße 5, 80363 München, Deutschland
Lektorat Medizin, Ursula Jahn und Karin Kühnel
Wir freuen uns über Ihr Feedback und Ihre Anregungen an loseblatt@elsevier.com

Wichtiger Hinweis für den Benutzer
Die medizinischen Wissenschaften unterliegen einem sehr schnellen Wissenszuwachs. Der stetige Wandel von Methoden, Wirkstoffen und Erkenntnissen ist allen an diesem Werk Beteiligten bewusst. Sowohl der Verlag als auch die Autorinnen und Autoren und alle, die an der Entstehung dieses Werkes beteiligt waren, haben große Sorgfalt darauf verwandt, dass die Angaben zu Methoden, Anweisungen, Produkten, Anwendungen oder Konzepten dem aktuellen Wissensstand zum Zeitpunkt der Fertigstellung des Werkes entsprechen.
Der Verlag kann jedoch keine Gewähr für Angaben zu Dosierung und Applikationsformen übernehmen. Es sollte stets eine unabhängige und sorgfältige Überprüfung von Diagnosen und Arzneimitteldosierungen sowie möglicher Kontraindikationen erfolgen. Jede Dosierung oder Applikation liegt in der Verantwortung der Anwenderin oder des Anwenders. Die Elsevier GmbH, die Autorinnen und Autoren und alle, die an der Entstehung des Werkes mitgewirkt haben, können keinerlei Haftung in Bezug auf jegliche Verletzung und/oder Schäden an Personen oder Eigentum, im Rahmen von Produkthaftung, Fahrlässigkeit oder anderweitig übernehmen.

Für die Vollständigkeit und Auswahl der aufgeführten Medikamente übernimmt der Verlag keine Gewähr.
Geschützte Warennamen (Warenzeichen) werden in der Regel besonders kenntlich gemacht (®). Aus dem Fehlen eines solchen Hinweises kann jedoch nicht automatisch geschlossen werden, dass es sich um einen freien Warennamen handelt.

In ihren Veröffentlichungen verfolgt die Elsevier GmbH das Ziel, genderneutrale Formulierungen für Personengruppen zu verwenden. Um jedoch den Textfluss nicht zu stören sowie die gestalterische Freiheit nicht einzuschränken, wurden bisweilen Kompromisse eingegangen. Selbstverständlich sind **immer alle Geschlechter** gemeint.

Projektleitung und Lektorat: Ursula Jahn, M.A., München
Projektmanagement: Karin Kühnel, München
Redaktion: Michaela Mohr, Michael Kraft, mimo-booxx | textwerk., Augsburg
Herstellung: Dietmar Radünz, Leipzig
Satz: abavo GmbH, 86807 Buchloe
Druck und Bindung: Prime Rate Kft., Budapest, Ungarn
Zeichnungen: Henriette Rintelen, Velbert, und Stefan Dangl, München
Umschlaggestaltung: SpieszDesign, Neu-Ulm

ISBN 978-3-437-22061-6 (Grundwerk)
ISBN 978-3-437-22575-8 (Lieferung 47)
ISBN 978-3-437-22585-7 (Lieferung 48)
ISBN 978-3-437-22595-6 (Lieferung 49)
ISBN 978-3-437-21139-3 (Lieferung 50)
ISBN 978-3-437-21143-0 (Lieferung 51)
ISBN 978-3-437-21304-5 (Lieferung 52)

Aktuelle Informationen finden Sie im Internet unter www.elsevier.de

Vorwort

Leitlinien sind unverzichtbar für eine wissenschaftlich fundierte, systematische Beschreibung von Struktur- und Prozessqualität ärztlichen Handelns. Sie dienen dazu, die Qualität der medizinischen Behandlung zu verbessern. Die Erstellung medizinischer Leitlinien war daher eine Forderung der Politik an die Arbeitsgemeinschaft der Wissenschaftlichen Medizinischen Fachgesellschaften (AWMF) als Baustein eines umfassenden Systems. Die AWMF begleitet die medizinischen Fachgesellschaften bei der Erstellung.
In nahezu allen medizinischen Fachdisziplinen sind Leitlinieninhalte Gegenstand kontroverser Diskussionen als Folge der unterschiedlichen Interpretation der Begriffe Leitlinien, Evidenz, Interessenskonflikte usw. Eine von der WHO formulierte Definition (Glossary-web-171219.pdf (who.int)) lautet:
„Leitlinien sind systematisch entwickelte evidenzbasierte Empfehlungen um die im Gesundheitssystem Tätigen (Health Care Professionals) bei Entscheidungen über die angemessenste und effektivste Gesundheitsversorgung für bestimmte klinische Umstände (Situation) zu unterstützen."
Diese Formulierung zeigt, dass Leitlinien keine exakten Grenzen, sondern lediglich einen Rahmen definieren.

Leitlinien

- Sie stellen die ärztliche Therapiefreiheit im individuellen Fall nicht infrage.
- Sie haben sich allerdings dem jeweiligen Stand der wissenschaftlichen Erkenntnisse und der ärztlichen Erfahrung zu stellen und können deshalb nur einer „Momentaufnahme" und keiner „endgültigen" Festlegung entsprechen.
- Repräsentieren nicht die Meinung einzelner Autoren/-innen, wie beim Lehrbuch, sondern die konsentierten Vorgaben einer Gruppe von Fachleuten.

Um die Leitlinien in der Kinder- und Jugendmedizin auf eine möglichst breite Basis zu stellen, hat die Deutsche Gesellschaft für Kinderheilkunde und Jugendmedizin (DGKJ) eine Leitlinien-Kommission gebildet, die zusammen mit dem Verlag Elsevier die Leitlinienarbeit begleitet. Nachdem von allen Fachgesellschaften innerhalb der Kinder- und Jugendmedizin und von vielen Fachgesellschaften aus der Erwachsenenmedizin Kinder- und Jugendmedizinthemen aufgegriffen wurden, ist die DGKJ inzwischen an über 300 der aktuell 854 (Stand 12.10.2022) bei der AWMF registrierten Leitlinien beteiligt, z.T. auf dem höchsten sog. S3-Niveau*.

Ohne die redaktionelle Mitarbeit von Frau Dr. B. Kusser, München, wäre die Fertigstellung und stetige Überarbeitung dieser Loseblattsammlung nie möglich gewesen. Ihr, aber auch dem Verlag, allen voran dem medizinischen Lektorat möchten wir an dieser Stelle für die stets erfreuliche Zusammenarbeit danken.

Für die Leitlinienkommission
und die Herausgeber/-innen
Prof. Dr. med. Tim Niehues
Im Juni 2022

*Siehe Beiblatt Empfehlungsgrade und Evidenzstärke der Leitlinien

Übersicht über Empfehlungsgrade und Evidenzstärke der Leitlinien

Empfehlungsgrade	
A	Starke Empfehlung (↑↑): erheblicher Nutzen in der Regel aufgrund erstklassiger Evidenz belegt; Nutzen auch belegt bzw. zu erwarten unter Berücksichtigung von Anwendbarkeit und Übertragbarkeit der Evidenz
B	Empfehlung (↑): erheblicher Nutzen aufgrund nicht erstklassiger oder nur eingeschränkt übertragbarer Evidenz oder gut belegter, aber nur moderater Nutzen bzw. eingeschränkte Anwendbarkeit
C	Empfehlung offen (↔): Netto-Nutzen nicht bzw. mit unzureichender Evidenz belegt oder Nutzen unsicher wegen nicht übertragbarer Evidenz bzw. fehlender Anwendbarkeit
Evidenzstärke*	
I a	Systematischer Review randomisierter, kontrollierter Studien mit Homogenität
I b	Mindestens eine randomisierte, kontrollierte Studie
I c	Alles-oder-Nichts-Effekt
II a	Systematischer Review kontrollierter Studien ohne Randomisierung
II b	Mindestens eine Kohortenstudie
II c	Studie mit quasi experimentellem Ansatz, z. B. Vorher-nachher-Untersuchungen
III	Systematischer Review von Fall-Kontroll-Studien
IV	Fall-Kontroll-Studie
V	Expertenkomitee/Expertenmeinung

*engl. *evidence,* im deutschen Sprachgebrauch als „Evidenz“ übernommen.

Verzeichnis der beteiligten Gesellschaften und Arbeitsgemeinschaften und ihrer Leitlinien-Beauftragten

Arbeitsgemeinschaft für Pädiatrische Genetik: PD Dr. med. D. Horn, Berlin

Gesellschaft für Neonatologie und Pädiatrische Intensivmedizin (GNPI):
Prof. Dr. med. C. Bührer, Berlin

Arbeitsgemeinschaft für Pädiatrische Stoffwechselstörungen (APS):
Prof. Dr. med. J. Häberle, Zürich

Gesellschaft für Pädiatrische Gastroenterologie und Ernährung (GPGE):
Dr. med. K. Krohn, München

Deutsche Gesellschaft für Kinderendokrinologie und -diabetologie (DGKED):
Prof. Dr. med. S. Bechtold-Dalla Pozza, München

Deutsche Gesellschaft für Pädiatrische Infektiologie (DGPI):
PD Dr. med. C. Gille, Tübingen

Arbeitsgemeinschaft für Pädiatrische Immunologie (API):
Prof. Dr. med. H. von Bernuth, Berlin

Gesellschaft für Kinder- und Jugendrheumatologie (GKJR):
Prof. C. Schütz, Dresden; Dr. med. P. T. Oommen, Düsseldorf

Arbeitsgemeinschaft für Pädiatrische Nephrologie: Prof. Dr. med. D. Müller, Berlin

Gesellschaft für Pädiatrische Onkologie und Hämatologie (GPOH):
Prof. Dr. med. U. Creutzig, Hannover; Dr. med. S. Lobitz, Koblenz

Deutsche Gesellschaft für Pädiatrische Kardiologie und Angeborene Herzfehler (DGPK):
PD Dr. med. H. Bertram, Hannover

Gesellschaft für Pädiatrische Pneumologie (GPP): PD Dr. T. Ankermann, Kiel;
Prof. Dr. med. A. Schuster, Düsseldorf

Gesellschaft für Pädiatrische Allergologie und Umweltmedizin e.V. (GPA):
Prof. Dr. med. C. Vogelberg, Dresden

Gesellschaft für Neuropädiatrie (GNP): Prof. Dr. med. R. Trollmann, Erlangen

Deutsche Gesellschaft für Sozialpädiatrie und Jugendmedizin (DGSPJ):
Dr. med. U. Mendes, Berlin

Arbeitsgemeinschaft Adipositas im Kindes- und Jugendalter:
Prof. Dr. med. M. Wabitsch, Ulm

Deutsche Gesellschaft für Kinderchirurgie (DGKCH): Dr. med. A. Leutner, Dortmund

Gesellschaft für Pädiatrische Radiologie (GPR): Prof. Dr. med. H.-J. Mentzel, Jena

Fachgesellschaft für Rehabilitation in der Kinder- und Jugendmedizin:
Dr. med. T. Spindler, Davos

Netzwerk interdisziplinäre pädiatrische Dermatologie e.V. (NipD):
Dr. med. M. Pleimes, Heidelberg

Berufsverband der Kinder- und Jugendärzte: Dr. med. B. Lawrenz, Arnsberg

Juni 2025

Verzeichnis der einzelnen Kapitel und ihrer kapitelverantwortlichen Herausgeberinnen und Herausgeber

A Allgemeine Themen: Dr. med. B. Lawrenz, Arnsberg

B Neonatologie und pädiatrische Intensivmedizin: Prof. Dr. med. C. Poets, Tübingen

C Stoffwechselkrankheiten: Prof. Dr. med. J. Häberle, Zürich

D Ernährung: Prof. Dr. med. M. Melter, Regensburg

E Endokrinologie: Prof. Dr. med. M. Wabitsch, Ulm

F Infektiologie: N. N.

G Immunologie: Prof. Dr. med. T. Niehues, Krefeld

H Rheumatologie: Prof. C. Schütz, Dresden, Dr. med. P. Oommen, Düsseldorf

I Hämatologie: Prof. Dr. med. U. Creutzig, Hannover, Dr. med. S. Lobitz, Koblenz

L Onkologie: Prof. Dr. med. U. Creutzig, Hannover, Dr. med. S. Lobitz, Koblenz

M Kardiologie: PD Dr. med. H. Bertram, Hannover

N Pneumologie/Allergologie: Prof. Dr. med. C. Poets, Tübingen

O Gastroenterologie: Prof. Dr. med. M. Melter, Regensburg

P Nephrologie: Prof. Dr. med. D. Müller, Berlin

Q Neuropädiatrie: Prof. Dr. med. R. Trollmann, Erlangen

R Sozialpädiatrie: Dr. med. U. Mendes, Berlin

S Kinderchirurgie: Dr. med. A. Leutner, Dortmund

T Pädiatrische Radiologie: Prof. Dr. med. H.-J. Mentzel, Jena

U Genetik: N. N.

V Dermatologie: Dr. med. M. Pleimes, Heidelberg

W Orthopädie: Dr. med. M. Wachowsky, Schwarzenbruck

Inhaltsverzeichnis

A Allgemeine Themen

B Neonatologie und pädiatrische Intensivmedizin

C Stoffwechselkrankheiten

D Ernährung im Säuglings-, Kleinkind- und Schulalter

E Endokrinologie

F Infektiologie

Verlag und Herausgeber verweisen auf die 5. Auflage des DGPI-Handbuchs, das von der Deutschen Gesellschaft für Pädiatrische Infektiologie (DGPI) herausgegeben wird.

G Immunologie

H Rheumatologie

I Hämatologie

L Onkologie

M Kardiologie

N Pneumologie/Allergologie

O Gastroenterologie

P Nephrologie

Q Neuropädiatrie

R Sozialpädiatrie

R1 Sozialpädiatrische Nachsorge extrem unreifer Frühgeborener mit einem Geburtsgewicht unter 1.000 Gramm (S2k)

R2 Periphere Hörstörungen im Kindesalter

S Kinderchirurgie

Konsensusfindung

Abkürzungen

S1 Neugeborene, angeborene Fehlbildungen

S1a Aganglionose

S1b Anorektale Fehlbildungen

S1c Bauchwanddefekte (Gastroschisis und Omphalocele)

S1d *(derzeit nicht belegt)*

S1e Hydrocephalus internus im Kindesalter

S1f Lungenfehlbildungen

S1g *(derzeit nicht belegt)*

S1h Kurzstreckige Ösophagusatresie (S2k)

S1i Hypertrophe Pylorusstenose

S1j Zwerchfellhernie, Zwerchfelldefekt (Congenital Diaphragmatic Hernia – CDH)

S2 Allgemeine Kinderchirurgie

S2a *(derzeit nicht belegt)*

S2b Gastroösophagealer Reflux im Kindesalter

S2c Hodenhochstand – Maldescensus testis (S2)

S2d Invagination

S2e Leistenhernie, Hydrozele

S3 Trauma, Verletzungen, Skeletterkrankungen

S3a Femurschaftfraktur im Kindesalter

S3b Intraartikuläre Frakturen des distalen Humerus im Kindesalter (S2k)

S3c *(derzeit nicht belegt)*

S3d Knochenzysten

S3e Traumatische Milzruptur

S3f Oberarmfraktur proximal

S3g *(derzeit nicht belegt)*

S3h Frakturen des distalen Unterschenkels im Kindesalter (S2k)

S3i *(derzeit nicht belegt)*

S3j Thermische Verletzungen im Kindesalter (Verbrennung, Verbrühung) (S2k)

S3k Unterarmschaftfrakturen im Kindesalter

S3l Tibia- und Unterschenkelschaftfraktur im Kindesaler

S3m Wunden und Wundbehandlung

S4 Urologie

S4a Akutes Skrotum (S2k)

S4b Diagnostik und Therapie der neurogenen Blasenfunktionsstörungen bei Patienten mit Meningomyelozele (S2k)

S4c *(derzeit nicht belegt)*

S4d *(derzeit nicht belegt)*

S4e Phimose und Paraphimose

** Die mit einem Stern (*) gekennzeichneten Kapitel sind mit dieser Lieferung neu hinzugekommen bzw. ausgetauscht worden.*

Anschriften der Herausgeberinnen und Herausgeber

PD Dr. med. Harald Bertram
Klinik für Pädiatrische Kardiologie und
Pädiatrische Intensivmedizin
Medizinische Hochschule Hannover
Carl-Neuberg-Str. 1
30625 Hannover

Prof. Dr. med. Ursula Creutzig
Medizinische Hochschule Hannover
Pädiatrische Hämatologie und Onkologie
Carl-Neuberg-Str. 1
30625 Hannover

Prof. Dr. med. Johannes Häberle
Abteilung Stoffwechselkrankheiten
Leitender Arzt, Leiter Stoffwechsellabor
Universitäts-Kinderspital Zürich –
Eleonorenstiftung
Steinwiesstr. 75
CH-8032 Zürich

Dr. med. Burkhard Lawrenz
Berufsverband der Kinder- und
Jugendärzte e.V. (BVKJ)
Privatpraxis für Kinder- und
Jugendmedizin, Neonatologie
Grafenstr. 80
59821 Arnsberg

Dr. med. Andreas Leutner
Klinik für Kinderchirurgie und Kinderurologie
Klinikum Dortmund
Beurhausstr. 40
44137 Dortmund

Dr. med. Stephan Lobitz
Klinik für Pädiatrische Hämatologie und Onkologie
Gemeinschaftsklinikum Mittelrhein gGmbH
Standort Kemperhof
Koblenzer Str. 115–155
56073 Koblenz

Prof. Dr. med. Michael Melter
Klinik und Poliklinik für
Kinder- und Jugendmedizin
Universität Regensburg
Franz-Josef-Strauß-Allee 11
93053 Regensburg

Dr. med. Ute Mendes
Kinder- und Jugendpsychiatrie und -psychotherapie
Leitung Sozialpädiatrisches Zentrum im
Vivantes-Klinikum im Friedrichshain
Landsberger Allee 49
10249 Berlin

Prof. Dr. med. Hans-Joachim Mentzel
Sektion Pädiatrische Radiologie
Institut für Diagnostische und
Interventionelle Radiologie
Universitätsklinikum Jena
Am Klinikum 1
07747 Jena

Prof. Dr. med. Dominik Müller
Klinik für Pädiatrie mit Schwerpunkt Nephrologie
Charité Campus Virchow
Augustenburger Platz 1
13353 Berlin

Prof. Dr. med. Tim Niehues (federführend)
HELIOS-Klinikum Krefeld
Zentrum für Kinder- und Jugendmedizin
Lutherplatz 40
47805 Krefeld

Dr. med. Prasad Thomas Oommen
Klinik für Kinder-Onkologie, -Hämatologie und
Klinische Immunologie
Universitätsklinikum Düsseldorf
Moorenstr. 5
40225 Düsseldorf

Dr. med. Marc Pleimes
Pädiatrische Dermatologie und Allergologie
Praxis für Kinder- und Jugendhaut
Poststr. 4
69115 Heidelberg

Prof. Dr. med. Christian F. Poets
Abteilung Neonatologie
Klinik für Kinder- und Jugendmedizin
Universitätsklinikum Tübingen
Calwerstr. 7
72076 Tübingen

Prof. Dr. med. Catharina Schütz
Universitätsklinikum Carl Gustav Carus
Pädiatrische Immunologie
Fiedlerstr. 19
01307 Dresden

Juni 2025

Prof. Dr. med. Regine Trollmann
Universitätsklinikum Erlangen
Abt. Neuropädiatrie
Loschgestr. 15
91054 Erlangen

Prof. Dr. med. Martin Wabitsch
Sektion Endokrinologie und Diabetologie
Interdisziplinäre Adipositasambulanz
Universitätsklinik für Kinder- und Jugendmedizin
Universität Ulm
Eythstr. 24
89075 Ulm

Dr. med. Michael Wachowsky
Klinik Kinder-, Jugend- und Neuroorthopädie
Krankenhaus Rummelsberg
Rummelsberg 71
90592 Schwarzenbruck

Redaktionelle Mitarbeit:
Dr. med. Beate Kusser
Fachärztin für Kinder- und Jugendmedizin,
Pädiatrische Endokrinologie und Diabetologie,
Allergologie und Neonatologie
Kinderarztpraxis am Arabellapark
Englschalkinger Str. 14
81925 München

Die Adressen der Autorinnen und Autoren finden Sie in der Regel am Ende der jeweiligen Kapitel.

Register

A ALLGEMEINE THEMEN

Inhaltsverzeichnis

A1 Rückenschmerz bei Kindern und Jugendlichen (S3)

M. FROSCH

DIE WICHTIGSTEN EMPFEHLUNGEN AUF EINEN BLICK

1. Die Diagnostik von Rückenschmerzen bei Kindern und Jugendlichen soll spezifische Krankheitsursachen und nichtspezifische Rückenschmerzen berücksichtigen.
2. Es existieren zahlreiche Warnzeichen, die als diagnostische Hinweise für spezifische Krankheitsursachen bei Rückenschmerzen im Kindes- und Jugendalter genutzt werden können. Sie betreffen die Kategorien: demografische Eigenschaften, anamnestische Angaben, neurologische und andere klinische Zeichen und Schmerzcharakteristik.
3. Zunehmendes Alter in der Adoleszenz, weibliches Geschlecht, Leistungssport, vorausgegangene Schmerzepisoden und psychosoziale Faktoren sind Risikofaktoren für nichtspezifische Rückenschmerzen bei Jugendlichen. Sie sollen in der Diagnostik nichtspezifischer Rückenschmerzen berücksichtigt werden.
4. Ergeben sich in der Anamnese und klinischen Untersuchung Hinweise für eine spezifische Krankheitsursache bei Rückenschmerzen im Kindes- und Jugendalter, soll eine gezielte bildgebende Untersuchung erfolgen. Abhängig von Beschwerdebild und Befund werden eine Röntgenuntersuchung und/oder eine Magnetresonanztomografie empfohlen.
5. Wesentliche Therapieziele bei nichtspezifischen Rückenschmerzen sind die Aufrechterhaltung oder Wiederherstellung normaler Alltagsaktivitäten, körperlicher Aktivität und Sport sowie die Teilnahme am Schulunterricht und sozialer Aktivitäten in der Freizeit.
6. Bei Kindern und Jugendlichen mit nichtspezifischen Rückenschmerzen wird aktive Physiotherapie empfohlen. Dabei sollen die Kinder und Jugendlichen zu aktiven Übungen, mehr Bewegung und sportlicher Aktivität angeleitet werden.
7. Kognitive Verhaltenstherapie sollte vorrangig bei Kindern und Jugendlichen mit rekurrierendem oder chronischem Verlauf nichtspezifischer Rückenschmerzen zur Anwendung kommen.
8. Eine medikamentöse Behandlung rekurrierender oder chronischer nichtspezifischer Rückenschmerzen bei Kindern und Jugendlichen soll nicht durchgeführt werden.
9. Bei Kindern und Jugendlichen mit rekurrierendem und chronischem Verlauf nichtspezifischer Rückenschmerzen, starker schmerzbezogener Beeinträchtigung und Ineffektivität unimodaler Therapiemaßnahmen soll eine intensivierte interdisziplinäre multimodale Schmerztherapie durchgeführt werden.
10. Zur Prävention von Rückenschmerzen bei Kindern und Jugendlichen sollte entweder eine Kombination aus Edukation und Anleitung zu regelmäßigen Bewegungsübungen angeboten oder regelmäßige sportliche Aktivität und Ausdauersport gefördert werden.

EINLEITUNG

Primäre und sekundäre Rückenschmerzen bei Kindern und Jugendlichen sind ein relevantes und zunehmendes Gesundheitsproblem. Bisher fehlen evidenzbasierte Empfehlungen zu Diagnostik und Therapie von Rückenschmerzen in dieser Altersgruppe, trotz hoher Bedeutung der Differenzialdiagnostik v.a. im 1. Lebensjahrzehnt und der zunehmenden Bedeutung primärer chronischer Rückenschmerzen in der Adoleszenz mit dem Risiko der Chronizität und ihren Folgen im Erwachsenenalter.

Auch im 1. und 2. Lebensjahrzehnt können Rückenschmerzen Leitsymptom und erstes Warnzeichen für verschiedene zugrunde liegende Erkrankungen sein. Diese spezifischen Rückenschmerzen sind abzugrenzen von nichtspezifischen Rückenschmerzen ohne nachweisbare andere Grunderkrankung.

Die in dieser Leitlinie formulierten Aussagen und Empfehlungen sollen die Entscheidungsfindung von Ärzten und anderen Gesundheitsberufen sowie von Patienten und ihren Eltern für eine angemessene Vorgehensweise unterstützen[1].

Ziele dieser Leitlinie sind folgende:

- Darstellung der Epidemiologie und des Problemfelds von chronischen Rückenschmerzen im Kindes- und Jugendalter
- Erstellung evidenz- und konsensbasierter Empfehlungen zur Diagnostik bei Rückenschmerzen von Kindern und Jugendlichen, zur sicheren Differenzierung spezifischer und nichtspezifischer Rückenschmerzen
- Systematische Erfassung der im Kindes- und Jugendalter differenzialdiagnostisch in Betracht kommenden Grunderkrankungen
- Analyse von diagnostischen Warnzeichen (Red Flags) für die Erfassung spezifischer Rückenschmerzen im Kindes- und Jugendalter
- Analyse von Risikofaktoren für nichtspezifische Rückenschmerzen und deren Chronizität bei Kindern und Jugendlichen
- Erstellung diagnostischer Empfehlungen und die Entwicklung eines diagnostischen Algorithmus für diese Altersgruppe
- Erstellung von evidenz- und konsensbasierten Therapieempfehlungen für Kinder und Jugendliche mit unspezifischen Rückenschmerzen
- Darstellung allgemeiner Empfehlungen für ein einheitliches Vorgehen verschiedener medizinischer Fachdisziplinen, um die Versorgungsqualität zu verbessern
- Verbesserung der Informationen für Patienten, Eltern und Behandler
- Evidenz- und konsensbasierte Empfehlung präventiver Maßnahmen

DEFINITION, KLASSIFIKATION, EPIDEMIOLOGIE UND SOZIOÖKONOMISCHE BEDEUTUNG

Definition von Rückenschmerz bei Kindern und Jugendlichen

Unter dem Begriff Rückenschmerz werden alle Schmerzen zusammengefasst, die unterhalb des Kopfes und oberhalb der Gesäßfalten, mit und ohne Ausstrahlung in die Nachbarregionen, wahrgenommen werden; dabei wird zwischen Nacken-, rückseitigen Brustschmerzen, lumbalen Schmerzen und Schmerzen im Bereich des Beckens unterschieden; vielfach wird diese regionale Differenzierung jedoch nicht näher beschrieben. Da vielen Patienten dieser Altersgruppe die eindeutige Zuordnung dieser Schmerzregionen schwerfällt und die Angaben demzufolge in der Literatur nicht einheitlich sind, wird in dieser Leitlinie keine regionale Eingrenzung der Rückenschmerzen benutzt.

Klassifikation nach Ursache und zeitlichem Verlauf

Abhängig von der Ursache werden spezifische und nichtspezifische Rückenschmerzen unterschieden. Spezifische Rückenschmerzen sind auf eine andere Grunderkrankung zurückzuführen. Diese kann direkt die Strukturen der Wirbelsäule, des Nervensystems oder der benachbarten Muskulatur betreffen. Daneben können Allgemeinerkrankungen, wie Infektionen oder

[1] Diese Kurzfassung basiert auf der detaillierten Langfassung der Leitlinie, die zusammen mit dem Leitlinienreport, den Evidenztabellen und der Patientenleitlinie auf der Internetseite der AWMF frei zur Verfügung steht: www.awmf.org/leitlinien/detail/ll/027-070.html.

Erkrankungen der Nachbarstrukturen und -organe, des Kopfes, des Brust- und Bauchraums oder der Arme und Beine, zu Rückenschmerzen im Kindes- und Jugendalter führen. Bei nichtspezifischen Rückenschmerzen ist eine andere spezifische Krankheitsursache nicht nachweisbar oder erkennbare Veränderungen der Haltung, der Bewegung oder andere Untersuchungsbefunde können die Rückenschmerzen nicht ausreichend erklären.

Die Klassifikation chronischer Schmerzen basiert nach der International Association for the Study of Pain (IASP) auf einem biopsychosozialen Krankheitsmodell und definiert diese als Schmerzen, die dauerhaft für mehr als 3 Monate fortbestehen oder wiederholt auftreten (Nicholas et al. 2019). Diese Klassifikation ist insbesondere von Bedeutung für die Therapieplanung und Therapieempfehlungen nichtspezifischer Rückenschmerzen bei Kindern und Jugendlichen.

Epidemiologie und sozioökonomische Bedeutung

In Deutschland berichten etwa 18 % der Jugendlichen zwischen 11 und 17 Jahren wiederkehrende Rückenschmerzen in den letzten 3 Monaten (Krause et al. 2017). Schmerzen im mittleren Rücken werden in diesem Alter häufiger berichtet als Schmerzen im unteren Rücken (Johansson et al. 2017). Zumeist liegt diesen Rückenschmerzen keine spezifische Ursache zugrunde. Die 1-Monats-Prävalenz unspezifischer Rückenschmerzen bei Kindern und Jugendlichen zwischen 10 und 18 Jahren wird in einer Übersichtsarbeit auf 20 % geschätzt (Kamper et al. 2016). Die Lebenszeitprävalenz bei einem Alter bis 18 Jahren liegt bei etwa 40 % (Kamper et al. 2016).

Negative Auswirkungen von Rückenschmerzen werden in verschiedenen Studien betrachtet. In einer Übersichtsarbeit mit Jugendlichen zwischen 10 und 19 Jahren berichten im Schnitt 7,5 %, aktuell aufgrund ihrer Schmerzen im unteren Rücken deutlich in der Schule, bei der Arbeit und/oder der Freizeit beeinträchtigt zu sein (Milanese, Grimmer-Somers 2010). Bei ineffektiver Behandlung besitzen chronische nichtspezifische Rückenschmerzen im Jugendalter ein hohes Risiko für einen chronisch-persistierenden Verlauf im Erwachsenenalter und haben somit eine hohe sozioökonomische Bedeutung (Hestbaek et al. 2006).

URSACHEN, RISIKOFAKTOREN UND PROGNOSE

Ursachen und diagnostische Warnzeichen (Red Flags) für spezifische Rückenschmerzen im Kindes- und Jugendalter

Alle in diesem Kapitel zitierten Referenzen zu spezifischen Rückenschmerzen sind in einem gesonderten Literaturverzeichnis im Anhang der **Langfassung** aufgeführt (www.awmf.org/leitlinien/detail/ll/027-070.html).

Im Kindes- und Jugendalter kommt der Diagnostik von Rückenschmerzen, mit sicherer Differenzierung zwischen spezifischen und nichtspezifischen Rückenschmerzen, eine besondere Bedeutung zu. Dabei zeigt das Spektrum der Krankheitsursachen spezifischer Rückenschmerzen in dieser Altersgruppe Unterschiede zum Erwachsenenalter (vgl. NVL Kreuzschmerz). Für eine zielgerichtete Diagnostik, die einerseits häufige und seltene Krankheitsursachen spezifischer Rückenschmerzen bei Kindern und Jugendlichen sicher erfasst und andererseits unnötige Untersuchungen bei nichtspezifischen Rückenschmerzen vermeidet, ist die Kenntnis und Berücksichtigung von diagnostischen Warnzeichen wichtig. Warnhinweise für spezifische Rückenschmerzen im Kindes- und Jugendalter setzen sich aus anamnestischen Daten, Begleitsymptomen und klinischen Untersuchungsbefunden zusammen, die bei spezifischen Krankheitsursachen beobachtet werden. Metaanalysen, die Warnzeichen für alle Krankheitsursachen spezifischer Rückenschmerzen im Kindes- und Jugendalter erfassen oder geprüft haben, liegen nicht vor.

Deshalb wurden in der hier vorliegenden Analyse 733 Publikationen zu spezifischen Rückenschmerzen im Kindes- und Jugendalter herangezogen, von denen 527 ausreichend Informationen enthielten, um Red Flags aus Anamnese, Begleitsymptomatik und klinischer Untersuchung zu erfassen (➤ Tab. A1-1).

Spezifische Ursachen für Rückenschmerzen bei Kindern und Jugendlichen können für nahezu alle Erkrankungsgruppen in jedem Alter auftreten und eruiert werden. Die identifizierten Grunderkrankungen betreffen Infektionserkrankungen, Neubildungen und Tumoren, angeborene und erworbene strukturelle Erkrankungen, neurologische und neuromuskuläre Erkrankungen, rheumatische und inflammatorische Erkrankungen, hämatologisch und vaskuläre Erkrankungen sowie andere abdominelle und thorakale Erkrankungen. Andererseits zeigt die Inzidenz nichtspezifischer Rückenschmerzen eine altersabhängige Zunahme insbesondere in der Adoleszenz. Deshalb kann das Auftreten von Rückenschmerzen bei Kindern in der 1. Lebensdekade als unabhängiger Warnhinweis für spezifische Krankheitsursachen formuliert werden.

S1 Statement/Empfehlung **Stand: 2021**

Ein Lebensalter von unter 10 Jahren beim Auftreten von Rückenschmerzen bei Kindern ist ein Warnhinweis für eine spezifische Krankheitsursache und soll zu einer Diagnostik auf spezifische Krankheitsursachen veranlassen.
Expertenkonsens

S2 Statement/Empfehlung **Stand: 2021**

Folgende anamnestische Angaben stellen Warnzeichen für das Vorliegen spezifischer Rückenschmerzen bei Kindern und Jugendlichen dar:

- Trauma mit und ohne Atemarrest
- Beginn der Rückenschmerzen im Zusammenhang mit sportlicher Aktivität
- Vorausgegangene oder aktuelle Glukokortikoidtherapie
- Vorliegen von Vor- und Begleiterkrankungen

Die Angabe oder Kenntnis einer solchen Anamnese soll eine Diagnostik auf spezifische Schmerzursachen veranlassen.
Expertenkonsens

S3 Statement/Empfehlung **Stand: 2021**

Der klinische Nachweis neurologischer Krankheitszeichen, insbesondere motorischer oder sensibler Störungen der Extremitäten, radikulärer Schmerzen und Blasen- oder Mastdarm-Sphinkter-Störungen, ist ein Warnhinweis für spezifische Krankheitsursachen bei Kindern und Jugendlichen.
Der Nachweis neurologischer Krankheitszeichen soll eine sofortige Diagnostik veranlassen.
Expertenkonsens

S4 Statement/Empfehlung **Stand: 2021**

Die klinischen Zeichen

- Fieber,
- lokale Schwellungen,
- palpable Lymphknotenvergrößerungen,
- äußerlich erkennbare strukturelle Veränderungen der Wirbelsäule,
- eine palpable Stufendeformität, die Hypermobilität der Gelenke,
- entzündliche Krankheitszeichen (Arthritis, Enthesitis, Vaskulitis der Haut)
- oder eine arterielle Hypertonie

sind Warnhinweise für spezifische Rückenschmerzen bei Kindern und Jugendlichen.
Bei Nachweis dieser Krankheitszeichen soll eine zeitnahe Diagnostik auf spezifische Krankheitsursachen veranlasst werden.
Expertenkonsens

S5 Statement/Empfehlung **Stand: 2021**

Stauchungs- oder lokaler Druckschmerz der Wirbelsäule oder das gleichzeitige Auftreten anderer Schmerzorte sind Warnhinweise für spezifische Rückenschmerzen bei Kindern und Jugendlichen.
Der Nachweis dieser Krankheitszeichen soll eine Diagnostik auf spezifische Krankheitsursachen veranlassen.
Expertenkonsens

Tab. A1-1 Warnhinweise für spezifische Rückenschmerzen bei Kindern und Jugendlichen (Red Flags)

Kategorie	Warnhinweise für spezifische Rückenschmerzen
Demografische Daten	• Alter unter 10 Jahren
Anamnese	• Trauma, Atemarrest nach Trauma • Beginn der Rückenschmerzen im Zusammenhang mit sportlicher Aktivität • Vorausgegangene oder aktuell erfolgende Glukokortikoidtherapie • Vor- und Begleiterkrankungen
Neurologische Zeichen	• Motorische oder sensible Störungen der Extremitäten • Radikuläre Schmerzen • Blasen- oder Mastdarm-Sphinkter-Störung
Andere klinische Zeichen	• Fieber • Lokale Schwellungen • Lymphknotenvergrößerungen • Äußerlich erkennbare strukturelle Veränderungen der Wirbelsäule • Palpable Stufendeformität • Hypermobilität der Gelenke • Entzündliche Krankheitszeichen (Arthritis, Enthesitis, Vaskulitis der Haut) • Arterielle Hypertonie
Schmerz-charakteristika und weitere Schmerzorte	• Stauchungsschmerz oder lokaler Druckschmerz • Kopf-, Thorax-, Bauch- oder Flankenschmerz, Extremitäten-, Gluteal- oder Beckenschmerz • Arthralgie oder Myalgie

Da eine wissenschaftliche Evidenz für die erfassten Warnhinweise bisher nicht vorliegt, sind diese Faktoren bisher ausschließlich durch Expertenkonsens bestätigt. Zukünftige wissenschaftliche Untersuchungen sollten Sensitivität und Spezifität dieser Faktoren in Abgrenzung zu nichtspezifischen Rückenschmerzen bei Kindern und Jugendlichen prüfen.

S6 Empfehlung	Stand: 2021
Bei Nachweis eines oder mehrerer Warnhinweise für spezifische Krankheitsursachen (Red Flags) soll bei Kindern und Jugendlichen eine erweiterte Diagnostik durchgeführt werden. *Expertenkonsens*	

Risikofaktoren für nichtspezifische Rückenschmerzen und ihre Chronifizierung

Risikofaktoren für nichtspezifische Rückenschmerzen (➤ Tab. A1-2)

Tab. A1-2 Nachgewiesene Risikofaktoren für nichtspezifische Rückenschmerzen bei Kindern und Jugendlichen

Kategorie	Nachgewiesene Risikofaktoren für nichtspezifische Rückenschmerzen
Demografische Daten	• Zunehmendes Alter in der Adoleszenz • Weibliches Geschlecht
Anamnese	• Leistungssport • Vorausgegangene Schmerzepisoden
Psychosoziale Faktoren	• Geringe Lebenszufriedenheit • Ängstlichkeit • Depressivität • Geringer Selbstwert

S7	Statement	Stand: 2021
	Zunehmendes Alter in der Adoleszenz, weibliches Geschlecht, Leistungssport, vorausgegangene Schmerzepisoden sowie die psychosozialen Faktoren geringe Lebenszufriedenheit, Ängstlichkeit, Depressivität und geringer Selbstwert sind Risikofaktoren für nichtspezifische Rückenschmerzen bei Jugendlichen.	
Evidenzgrad 1–2	(Barke et al. 2014; Calvo-Muñoz et al. 2018; Dunn et al. 2011; Gill et al. 2014; Härmä et al. 2002; Jones et al. 2003; Kamper et al. 2016; Sjolie, 2004; Smith et al. 2017)	

S8	Empfehlung	Stand: 2021
Empfehlungsgrad: A ⇑⇑	Bei der Diagnostik nichtspezifischer Rückenschmerzen in der Adoleszenz sollen die gesicherten Risikofaktoren Berücksichtigung finden und auf deren Vorliegen geprüft werden.	
Evidenzgrad 1–2	(Barke et al. 2014; Calvo-Muñoz et al. 2018; Dunn et al. 2011; Gill et al. 2014; Härmä et al. 2002; Jones et al. 2003; Kamper et al. 2016; Sjolie, 2004; Smith et al. 2017)	

Neben den oben genannten evidenzbasierten Risikofaktoren konnten auch potenzielle Risikofaktoren identifiziert werden (➤ Tab. A1-3), für die ein Zusammenhang zu nichtspezifischen Rückenschmerzen bei Kindern und Jugendlichen in einer Mehrzahl von Studien gefunden wurde. Weitere Studien sind erforderlich, um die Bedeutung dieser Faktoren zu klären. Ein Zusammenhang zwischen Rückenschmerzen und Körpergewicht, Größe, Haltung, Tragen des Schulranzens, Ethnizität und sozioökonomischem Status konnte in Studien nicht nachgewiesen werden.

Tab. A1-3 Mögliche Risikofaktoren für nichtspezifische Rückenschmerzen

Kategorie	Mögliche Risikofaktoren für nichtspezifische Rückenschmerzen
Anamnese	• Hohe sportliche Aktivität, technische Sportarten • Rückenschmerz in der Familie
Arbeitsfaktoren und Gesundheitsverhalten	• Arbeitsplatzfaktoren (z. B. Bedingungen für Sitzen, Heben und Tragen, Körperhaltung) • Rauchen • Kurze Schlafdauer, unzureichende Schlafqualität

Risikofaktoren für die Chronifizierung nichtspezifischer Rückenschmerzen (Yellow Flags)

S9	Statement	Stand: 2021
	Die Faktoren: • weibliches Geschlecht, • geringe Lebenszufriedenheit, • Ängstlichkeit, • Depressivität, • geringer Selbstwert • und regelmäßiges Rauchen sind mit einem Risiko für einen chronischen Verlauf nichtspezifischer Rückenschmerzen in der Adoleszenz verbunden.	
Evidenzgrad 2	(Dunn et al. 2011, Mikkonen et al. 2008, Smith et al. 2017, Stanford et al. 2008)	

S10	Empfehlung	Stand: 2021
Empfehlungsgrad: A ⇑⇑	Werden bei nichtspezifischen Rückenschmerzen in der Adoleszenz Risikofaktoren für einen chronischen Verlauf nachgewiesen, soll dies in der Therapieplanung Berücksichtigung finden.	
Evidenzgrad 2	(Dunn et al. 2011; Mikkonen et al. 2008; Smith et al. 2017; Stanford et al. 2008)	

Prognose nichtspezifischer Rückenschmerzen

S11	Statement	Stand: 2021
	Evidenzbasierte Angaben zur Prognose nichtspezifischer Rückenschmerzen im Kindes- und Jugendalter sind bei hohen methodischen Limitationen und Nichtvergleichbarkeit der Studienlage derzeit nicht gesichert möglich. Die Angaben über einen rekurrierenden oder persistierenden Verlauf in dieser Altersgruppe variieren zwischen 10 und 35 %. Der Anteil der stärker beeinträchtigten liegt bei 5–10 % der Betroffenen.	
Evidenzgrad 1–2	(Coenen et al. 2017; Dunn et al. 2011; Hestbaek et al. 2006; Johansson et al. 2017; Kröner-Herwig et al. 2017; van Gessel et al. 2011)	

S12	Statement/Empfehlung	Stand: 2021
Empfehlungsgrad B ⇑	Prognoserelevante Faktoren mit einem erhöhten Risiko für Persistenz oder einer Zunahme nichtspezifischer Rückenschmerzen bei Kindern und Jugendlichen sind: • weibliches Geschlecht, • das gleichzeitige Auftreten von Kopfschmerzen oder Asthma • und/oder psychosoziale Faktoren wie Somatisierungsstörungen, Depression und niedrige Lebenszufriedenheit. Das Vorhandensein dieser Faktoren sollte bei der Therapieplanung berücksichtigt werden.	
Evidenzgrad 1–2	(Coenen et al. 2017; Dunn et al. 2011; Hestbaek et al. 2006; Johansson et al. 2017)	

DIAGNOSTIK

Ziele und Grundsätze der Diagnostik

Durch Anamnese und klinische Untersuchung können Begleitsymptome und Warnhinweise für das Vorliegen spezifischer Rückenschmerzen bei Kindern und Jugendlichen identifiziert werden. Gleichzeitig ist die Anamnese wichtigstes Instrument, um Risikofaktoren für nichtspezifische Rückenschmerzen in der Adoleszenz zu identifizieren. Systematische Anamnese und klinische Untersuchung liefern die Grundlage für die Entscheidung zur weiterführenden Diagnostik.

S13	Empfehlung	Stand: 2021
Bei Kindern und Jugendlichen mit Rückenschmerzen soll eine ärztliche Untersuchung erfolgen. Dabei soll eine gezielte Anamnese und ausführliche körperliche Untersuchung durchgeführt werden. *Expertenkonsens*		

S13a	Empfehlung	Stand: 2021
Erste Ansprechpersonen sollen Kinder- und Jugendärzte oder Hausärzte sein. *Expertenkonsens*		

Anamnese

Die Anamnese umfasst die Schmerzcharakteristika: Zeit, Dauer, Intensität, Lokalisation und gegebenenfalls andere Schmerzorte. Auch Hinweise für entzündliche Krankheitsursachen wie Fieber, entzündliche Manifestationen der Haut oder anderer Organe oder Hinweise für Gelenkentzündungen können oftmals bereits in der Anamnese deutlich werden. Die Anamnese sollte mögliche Warnhinweise für spezifische Krankheitsursachen systematisch erfassen.

Auch andere Begleitsymptome, neurologische Zeichen, Bewegungsstörungen oder Muskelschwäche können durch gezieltes Befragen anamnestisch erfasst werden.

S14	Empfehlung	Stand: 2021
Die Anamnese zur Diagnostik von Rückenschmerzen bei Kindern und Jugendlichen soll Schmerzcharakteristika, Beginn der Symptomatik, mögliche Auslöser, Begleitsymptome und Warnhinweise für spezifische Krankheitsursachen systematisch erfassen. *Expertenkonsens*		

S15	Empfehlung	Stand: 2021
Die Anamnese bei Kindern und Jugendlichen mit Rückenschmerzen soll eine Beurteilung möglicher nichtspezifischer Rückenschmerzen einschließen. Dabei sollen gesicherte Risikofaktoren für nichtspezifische Rückenschmerzen berücksichtigt werden. *Expertenkonsens*		

Körperliche Untersuchung

Durch die körperliche Untersuchung erfolgt die Erfassung der Haltung, Stellung und Bewegungsfunktion der gesamten Wirbelsäule und des übrigen Bewegungsapparats. Insbesondere neurologische Funktionen und mögliche Warnzeichen sollten dabei berücksichtigt und erfasst werden.

Über die lokale und neurologische Untersuchung hinaus umfasst die körperliche Untersuchung die Beurteilung der Nachbarstrukturen und -organe, die Haut und die Gelenke.

S16	Empfehlung	Stand: 2021
Die körperliche Untersuchung zur Diagnostik von Rückenschmerzen bei Kindern und Jugendlichen soll die Inspektion, die Prüfung der Bewegungsfunktion und eine neurologische Untersuchung mit einschließen. Klinische Warnhinweise auf spezifische Krankheitsursachen sollen dabei systematisch berücksichtigt und erfasst werden. *Expertenkonsens*		

Screening auf psychosoziale Risikofaktoren und Risikofaktoren für chronischen Verlauf

Finden sich anamnestische oder klinische Hinweise für das Vorliegen psychosozialer Faktoren, die nichtspezifische Rückenschmerzen bei Kindern und Jugendlichen begünstigen, ist eine erweiterte psychologische Diagnostik angezeigt. Als Screening-Instrumente eignen sich Fragebogen. In Deutschland etablierte Fragebogen für Kinder und Jugendliche sind der Angstfragebogen für Kinder und Jugendliche – AFS (Wieczerkowski et al. 1981), das Depressionsinventar für Kinder und Jugendliche – DIKJ (Stiensmeier-Pelster et al. 2014) und die Revised Children's Anxiety and Depression Scale – RCADS (Stahlschmidt et al. 2019). Fragebogen ersetzen keine klinische psychologische Diagnostik, können aber als Screening-Instrument hilfreich sein.

S17	Empfehlung	Stand: 2021
Empfehlungs-grad: A ⇑⇑	Bei Hinweisen für nichtspezifische Rückenschmerzen und Nachweis psychosozialer Risikofaktoren soll eine psychologische Diagnostik erfolgen.	
Evidenzgrad 1–2	(Barke et al. 2014; Calvo-Muñoz et al. 2018; Dunn et al. 2011; Gill et al. 2014; Härmä et al. 2002; Jones et al. 2003; Kamper et al. 2016; Sjolie, 2004; Smith et al. 2017)	

S18	Empfehlung	Stand: 2021
Bei chronischem Verlauf nichtspezifischer Rückenschmerzen in der Adoleszenz soll eine ärztliche und psychologische Diagnostik in einer spezialisierten Einrichtung wie einer Schmerzambulanz für Kinder und Jugendliche erfolgen. *Expertenkonsens*		

Bildgebende Verfahren

Ergeben sich durch Anamnese oder körperliche Untersuchung Hinweise für eine mögliche spezifische Krankheitsursache, sind weiterführende Untersuchungen zur Diagnosesicherung angezeigt. Im Vordergrund steht hier die bildgebende Diagnostik.
Zusammenfassend besitzt die Röntgen-Nativ-Diagnostik eine geringe Sensitivität in der allgemeinen Differenzialdiagnostik spezifischer Krankheitsursachen bei Rückenschmerzen im Kindes- und Jugendalter. Sowohl strukturelle Erkrankungen als auch eine Beteiligung des Nervensystems und der benachbarten Weichteilstrukturen und Organe können durch die MRT erfasst werden. Die MRT besitzt demnach eine hohe differenzialdiagnostische Sensitivität. Je nach differenzialdiagnostischer Fragestellung ist jedoch eine individuelle Auswahl der primären bildgebenden Untersuchung oder deren Kombination am sinnvollsten, idealerweise mit Beurteilung durch Radiologen mit kinderradiologischer Expertise.
Innerhalb der Diagnostik spezifischer Erkrankungen, z. B. Verlaufsuntersuchungen bei bekannter struktureller Erkrankung der Wirbelsäule wie z. B. juvenile Adoleszenten-Kyphose oder -Skoliose, Nachweis einer Spondylolyse oder der Abgrenzung und Ausdehnung verschiedener maligner Erkrankungen, kann eine spezifische Auswahl anderer oder sequenzieller bildgebender Verfahren, auch gegebenenfalls Röntgen, sinnvoll sein. Dazu verweisen wir auf die Empfehlungen der S2k-Leitlinie „Muskuloskelettale Schmerzen bei Kindern und Jugendlichen", Tabellen 1, 3, 4 und 5, AWMF-Registernummer 027/073, Version 2.0. https://register.awmf.org/de/leitlinien/detail/027-073 (Deutsche Gesellschaft für Kinder- und Jugendmedizin [DGKJ], 2020).

S19	Empfehlung	Stand: 2021
Empfehlungs-grad: A ⇑⇑	Ergeben sich in Anamnese und körperlicher Untersuchung Hinweise für eine spezifische Krankheitsursache bei Rückenschmerzen im Kindes- und Jugendalter, soll eine gezielte bildgebende Untersuchung erfolgen.	
Evidenzgrad 1–2	(Feldman et al. 2006; Ramirez et al. 2015; Tofte et al. 2017)	

S19a	Empfehlung	Stand: 2021
Abhängig von Beschwerdebild und Befund werden eine Röntgenuntersuchung und/oder eine Magnetresonanztomografie (MRT) empfohlen. Dabei soll das Untersuchungsprotokoll der MRT den altersspezifischen Fragestellungen angepasst sein und die paravertebralen Weichteile mit einbeziehen. Die Befunderstellung der MRT soll von einem Radiologen mit kinderradiologischer Expertise erfolgen. *Expertenkonsens*		

Laboruntersuchungen

Systematische Untersuchungen zum generellen Einsatz von Laboruntersuchungen in der Differenzialdiagnose von Rückenschmerzen im Kindes- und Jugendalter liegen nicht vor. Das Krankheitsspektrum spezifischer Ursachen umfasst u.a. Infektionserkrankungen, Neubildungen einschließlich Krebserkrankungen und rheumatische Erkrankungen. Wenn die Begleitsymptomatik bereits zu Beginn der Schmerzsymptomatik Hinweise für eine dieser Erkrankungsgruppen bietet, wird ergänzend zu der bildgebenden Untersuchung bereits zu diesem Zeitpunkt eine laborchemische Diagnostik durchgeführt. Hier werden in erster Linie Entzündungsdiagnostik einschließlich hämatologischer Untersuchungen im Vordergrund stehen. Beim Nachweis dieser spezifischen Erkrankungen im Verlauf des diagnostischen Algorithmus werden diese Laboruntersuchungen als weiterführende oder ergänzende Diagnostik nach der bildgebenden Diagnostik angeschlossen.
Eine Empfehlung für einen Routineeinsatz von Labordiagnostik in der Differenzialdiagnostik spezifischer vs. nichtspezifischer Rückenschmerzen im Kindes- und Jugendalter kann nach dem bisherigen Stand der Literatur nicht formuliert werden.

Multidisziplinäres Assessment und diagnostischer Algorithmus

Bei unklarer Zuordnung einer spezifischen Krankheitsursache, beispielsweise unklaren Befunden in der erweiterten bildgebenden Diagnostik, kann eine multidisziplinäre Beurteilung der bisherigen Befunde hilfreich sein für die Planung und Durchführung weiterer diagnostischer und therapeutischer Maßnahmen. Systematische klinische Studien dazu liegen bisher nicht vor (➤ Abb. A1-1).

S20	Empfehlung	Stand: 2021
Bestätigen sich in der Diagnostik Hinweise für eine spezifische Krankheitsursache bei Kindern und Jugendlichen mit Rückenschmerzen, sollte eine spezialisierte fachärztliche Mitbeurteilung (z. B. Kinder- und Jugend-Chirurgie, Kinder- und Jugend-Hämatologie und -Onkologie, Kinder- und Jugend-Orthopädie, Kinder- und Jugend-Radiologie, Kinder- und Jugend-Rheumatologie, Neurochirurgie oder Neuropädiatrie) erfolgen. *Expertenkonsens*		

Wenn sich bei nichtspezifischen Rückenschmerzen im Kindes- und Jugendalter innerhalb des Screenings psychosoziale Risikofaktoren finden, sollte sich innerhalb des multidisziplinären Assessments eine psychologische Diagnostik anschließen. Bei Vorhandensein von Risikofaktoren oder Nachweis eines chronischen Verlaufs nichtspezifischer Rückenschmerzen im Kindes- und Jugendalter wird eine ärztliche und psychologische Diagnostik in einer spezialisierten Einrichtung wie einer Schmerzambulanz für Kinder und Jugendliche und Berücksichtigung in der Therapieplanung empfohlen.

THERAPIEPLANUNG UND VERSORGUNGSKOORDINATION

Grundsätze der Therapie

Wesentliche Merkmale der Therapie nichtspezifischer Rückenschmerzen im Kindes- und Jugendalter sind die Aufklärung und Beratung der Patienten, die eindeutige Zuordnung der Erkrankung, die Einbeziehung der Familie, die Vermittlung evidenzbasierter nichtmedikamentöser Behandlungsmaßnahmen, die Beibehaltung oder Wiederherstellung körperlicher Aktivität und Sport, die Beibehaltung oder Wiederherstellung eines regelmäßigen Schulbesuchs und sozialer Aktivitäten in der Freizeit und gegebenenfalls die Behandlung psychischer Begleiterkrankungen. Daraus ergeben sich folgende grundsätzliche Therapieempfehlungen nichtspezifischer Rückenschmerzen bei Kindern und Jugendlichen:

- Aufklärung und Beratung über die Zuordnung nichtspezifischer Rückenschmerzen:
  - Bei fehlenden Hinweisen einer spezifischen Krankheitsursache
  - Zur Vermeidung nicht indizierter erweiterter Diagnostik
- Erläuterung des Krankheitskonzepts funktioneller Schmerzen nach dem biopsychosozialen Krankheitsmodell mit reziproken Einflüssen verschiedener Faktoren
- Vermeidung einer dichotomen Krankheitsbetrachtung: somatisch vs. psychisch
- Empfehlungen für eine evidenzbasierte, nichtmedikamentöse Therapie (nach Leitlinie)
- Aufrechterhaltung aller Alltagsaktivitäten und regelmäßiger Schulbesuch
- Förderung aktiver Bewegung und Sport, aktive Belastung auch bei belastungsabhängigen Beschwerden
- Beratung der Familie, mit Defokussierung durch die Eltern und Förderung der Therapieprinzipien
- Vermeidung medikamentöser Therapien und Vermeidung einer Fokussierung auf nicht evidenzbasierte Therapiealternativen
- Empfehlung einer Therapieevaluation bei Persistenz der Symptomatik

Ein großer Anteil von Kindern und Jugendlichen mit nichtspezifischen Rückenschmerzen, bei denen keine psychosozialen Belastungsfaktoren und keine Risikofaktoren für einen chronischen Verlauf erfassbar sind, profitieren von einer primären Intervention, sind im Verlauf nicht beeinträchtigt, setzen Alltagsaktivitäten regelmäßig um und erreichen wieder eine normale körperliche Belastbarkeit einschließlich Sport. Bestätigt sich in der Therapieevaluation nach 3–6 Wochen ein vollständiger Rückgang der Beschwerden, sind in diesen Fällen keine weiteren regelmäßigen Nachuntersuchungen, Therapieevaluationen oder spezialisierte schmerzmedizinische Behandlung notwendig.

Kommunikation und partizipative Entscheidungsfindung (Shared Decision Making)

Sowohl für die Diagnostik wie die Therapie nichtspezifischer Rückenschmerzen, bei kurzfristigem ebenso wie bei chronischem Verlauf, sind Aufklärung, Beratung und die aktive Einbeziehung von Patienten und deren Eltern von besonderer Bedeutung. Zu Beginn steht die Vermittlung des Krankheitsmodells nichtspezifischer Rückenschmerzen in einem biopsychosozialen Kontext. Dies ist die Grundlage für eine partizipative Vereinbarung therapeutischer Maßnahmen und die eigenverantwortliche Umsetzung der Behandlungsziele im Alltag durch die Patienten. Alle Behandlungsoptionen nichtspezifischer Rückenschmerzen bedürfen einer aktiven, selbstständigen Umsetzung durch die Kinder und Jugendlichen, idealerweise unterstützt durch ihre Familien.

Management

Erstkontakt

Der Erstkontakt der Kinder- und Jugendlichen mit nichtspezifischen Rückenschmerzen findet in der Regel in der kinder- und jugendärztlichen, hausärztlichen oder allgemeinmedizinischen

Abb. A1-1 Diagnosealgorithmus

[1] Risikofaktoren für spezifische Krankheitsursachen (➤ Tab. A1-1)

[2] Risikofaktoren für nichtspezifische Rückenschmerzen: zunehmendes Alter in der Adoleszenz, weibliches Geschlecht, Leistungssport, psychosoziale Faktoren wie geringe Lebenszufriedenheit, Ängstlichkeit, Depressivität und geringer Selbstwert sowie vorausgegangene Schmerzepisoden (➤ Tab. A1-2)

[3] Psychosoziale Risikofaktoren nichtspezifischer Rückenschmerzen: geringe Lebenszufriedenheit, Ängstlichkeit, Depressivität und geringer Selbstwert

[4] Risikofaktoren für einen chronischen Verlauf nichtspezifischer Rückenschmerzen: weibliches Geschlecht, geringe Lebenszufriedenheit, Ängstlichkeit, Depressivität und geringer Selbstwert sowie regelmäßiges Rauchen

PTBS: Posttraumatische Belastungsstörung

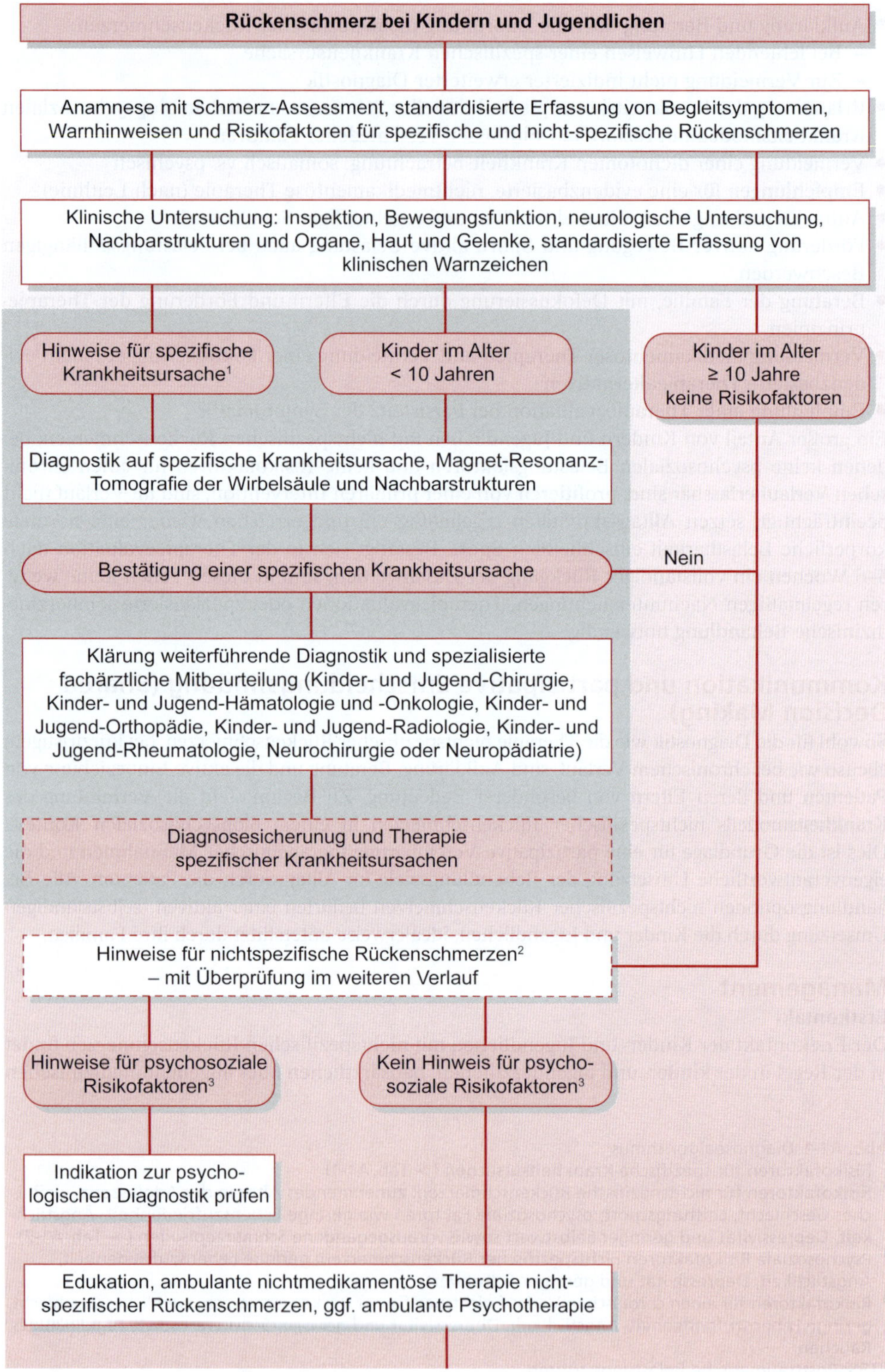

Abb. A1-1 Diagnosealgorithmus

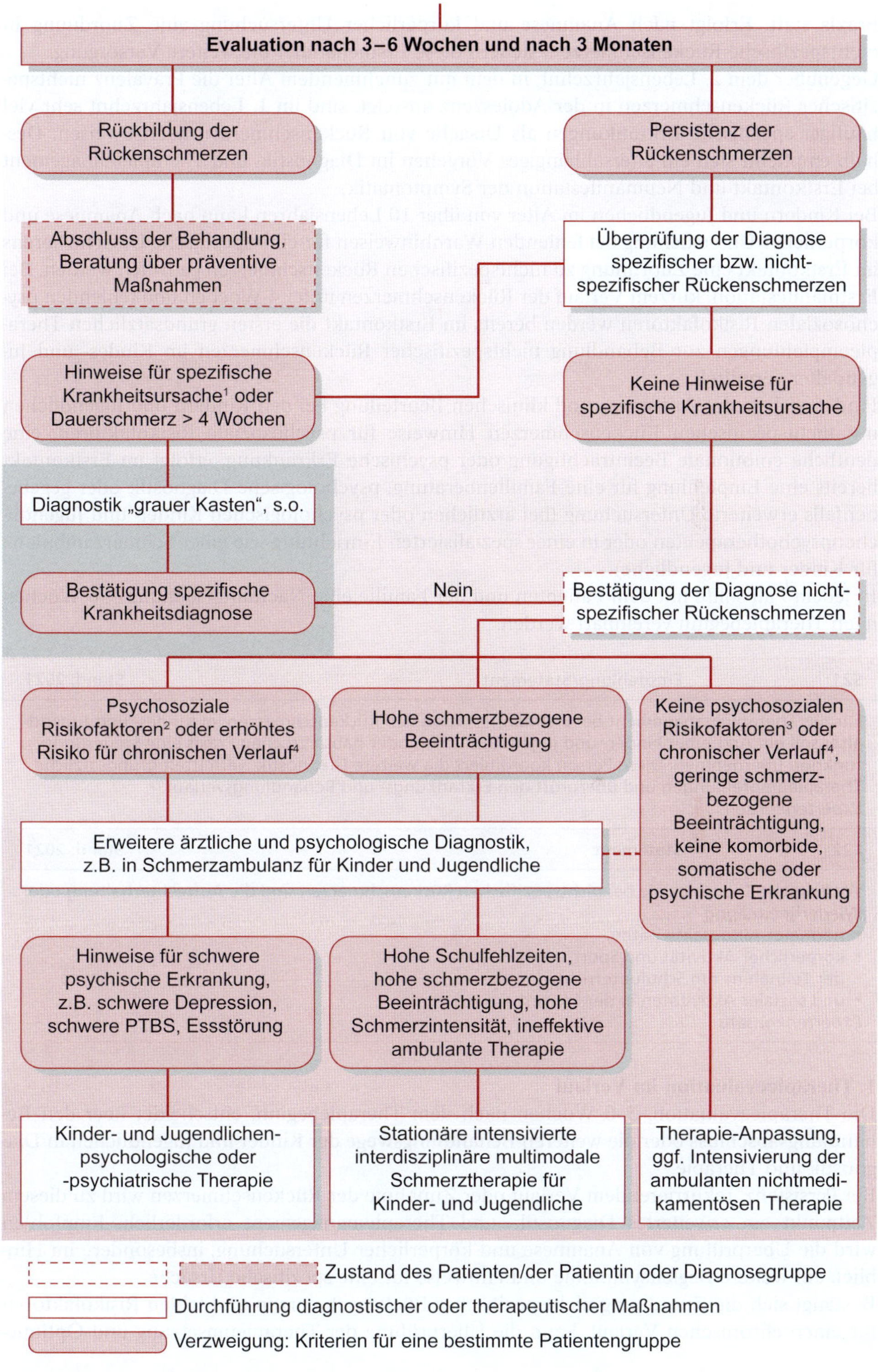
Evaluation nach 3–6 Wochen und nach 3 Monaten
Rückbildung der Rückenschmerzen
Persistenz der Rückenschmerzen
Abschluss der Behandlung, Beratung über präventive Maßnahmen
Überprüfung der Diagnose spezifischer bzw. nicht-spezifischer Rückenschmerzen
Hinweise für spezifische Krankheitsursache[1] oder Dauerschmerz > 4 Wochen
Keine Hinweise für spezifische Krankheitsursache
Diagnostik „grauer Kasten“, s.o.
Bestätigung spezifische Krankheitsdiagnose
Nein
Bestätigung der Diagnose nicht-spezifischer Rückenschmerzen
Psychosoziale Risikofaktoren[2] oder erhöhtes Risiko für chronischen Verlauf[4]
Hohe schmerzbezogene Beeinträchtigung
Keine psychosozialen Risikofaktoren[3] oder chronischer Verlauf[4], geringe schmerz-bezogene Beeinträchtigung, keine komorbide, somatische oder psychische Erkrankung
Erweitere ärztliche und psychologische Diagnostik, z.B. in Schmerzambulanz für Kinder und Jugendliche
Hinweise für schwere psychische Erkrankung, z.B. schwere Depression, schwere PTBS, Essstörung
Hohe Schulfehlzeiten, hohe schmerzbezogene Beeinträchtigung, hohe Schmerzintensität, ineffektive ambulante Therapie
Kinder- und Jugendlichen-psychologische oder -psychiatrische Therapie
Stationäre intensivierte interdisziplinäre multimodale Schmerztherapie für Kinder- und Jugendliche
Therapie-Anpassung, ggf. Intensivierung der ambulanten nichtmedi-kamentösen Therapie
Zustand des Patienten/der Patientin oder Diagnosegruppe
Durchführung diagnostischer oder therapeutischer Maßnahmen
Verzweigung: Kriterien für eine bestimmte Patientengruppe

Praxis statt. Erfolgt nach Anamnese und körperlicher Untersuchung eine Zuordnung in nichtspezifische Rückenschmerzen, steuern diese Erstbehandler die weitere Versorgung.
Gegenüber dem 2. Lebensjahrzehnt, in dem mit zunehmendem Alter die Prävalenz nichtspezifischer Rückenschmerzen in der Adoleszenz ansteigt, sind im 1. Lebensjahrzehnt sehr viel häufiger spezifische Erkrankungen als Ursache von Rückenschmerzen nachzuweisen. Deshalb empfiehlt sich ein altersabhängiges Vorgehen im Diagnostik- und Therapiemanagement bei Erstkontakt und Neumanifestation der Symptomatik.
Bei Kindern und Jugendlichen im Alter von über 10 Lebensjahren kann nach Anamnese und körperlicher Untersuchung bei fehlenden Warnhinweisen für eine spezifische Ursache bereits im Erstkontakt eine Zuordnung zu nichtspezifischen Rückenschmerzen getroffen werden. Bei Erstmanifestation, kurzem Verlauf der Rückenschmerzen unter 4 Wochen und fehlenden psychosozialen Risikofaktoren werden bereits im Erstkontakt die ersten grundsätzlichen Therapieempfehlungen zur Behandlung nichtspezifischer Rückenschmerzen im Kindes- und Jugendalter vermittelt.
Finden sich in der Anamnese und klinischen Beurteilung bei den Kindern und Jugendlichen mit nichtspezifischen Rückenschmerzen Hinweise für psychosoziale Risikofaktoren, eine deutliche emotionale Beeinträchtigung oder psychische Erkrankung, erfolgt im Erstkontakt bereits eine Empfehlung für eine Familienberatung, psychologische Diagnostik oder gegebenenfalls erweiterte Untersuchung (bei ärztlichen oder psychologischen Kinder- und Jugendlichenpsychotherapeuten oder in einer spezialisierten Einrichtung wie einer Schmerzambulanz für Kinder und Jugendliche).
In jedem Fall sollte mit dem Patienten und der Familie eine Nachuntersuchung 3–6 Wochen nach Therapiebeginn vereinbart werden.

S21	Empfehlung/Statement	Stand: 2021
Für das Therapiemanagement bei Erstmanifestation von Rückenschmerzen im Kindes- und Jugendalter soll ein Arzt einer kinder- und jugendärztlichen oder hausärztlichen Praxis eine Steuerungsfunktion übernehmen. Diese Person koordiniert die weitere Diagnostik, vermittelt grundsätzliche Therapieempfehlungen und überprüft den Erkrankungs- und Behandlungsverlauf. *Expertenkonsens*		
S22	**Statement**	**Stand: 2021**
Wesentliche Therapieziele bei nichtspezifischen Rückenschmerzen sind die Aufrechterhaltung oder Wiederherstellung • normaler Alltagsaktivitäten, • körperlicher Aktivität und Sport, • der Teilnahme am Schulunterricht • und sozialer Aktivitäten in der Freizeit. *Expertenkonsens*		

1. Therapieevaluation im Verlauf

Die Therapieevaluation, 3–6 Wochen nach dem Therapiebeginn, entscheidet über den Behandlungsabschluss oder die weiteren Behandlungswege der Kinder und Jugendlichen in Diagnostik und Therapie.
Bei Persistenz, rekurrierendem Verlauf oder Zunahme der Rückenschmerzen wird zu diesem Zeitpunkt ein erweitertes Diagnostik- und Therapiemanagement erforderlich. Empfohlen wird die Überprüfung von Anamnese und körperlicher Untersuchung, insbesondere im Hinblick auf weitere Begleitsymptome und Hinweise für eine spezifische Ursache.
Bestätigt sich die Zuordnung nichtspezifischer Rückenschmerzen und fehlen Risikofaktoren für einen chronischen Verlauf, kann die Überprüfung der Therapieumsetzung und Optimie-

rung nichtmedikamentöser Maßnahmen, wie oben beschrieben, vereinbart werden. Sind dagegen Hinweise für eine psychosoziale Belastung oder psychische Erkrankung (Angst- oder depressive Erkrankung oder posttraumatische Belastungsstörung) vorhanden, sollten Kinder und Jugendliche und ihre Eltern über eine erweiterte Diagnostik und Behandlung informiert und beraten werden. In diesen Fällen kommt eine Untersuchung durch ärztliche oder psychologische Kinder- und Jugendlichenpsychotherapeuten oder eine multiprofessionelle Untersuchung in einer spezialisierten Einrichtung wie einer Schmerzambulanz für Kinder und Jugendliche in Betracht.

S23	Empfehlungen/Statements	Stand: 2021
Nach 3–6 Wochen Therapiezeit sollte eine Re-Evaluation erfolgen. *Expertenkonsens*		

S24	Empfehlung	Stand: 2021
Bei Hinweisen für psychosoziale Belastung oder psychische Erkrankung soll eine gezielte Beratung des Patienten und der Eltern erfolgen. Diese soll mit einer Empfehlung für eine Sozialberatung, kinder- und jugendpsychologische oder -psychiatrische Diagnostik oder ein multiprofessionelles schmerzmedizinisches Assessment für Kinder und Jugendliche verbunden werden. *Expertenkonsens*		

S25	Empfehlung	Stand: 2021
Bei Persistenz oder rekurrierendem Verlauf der nichtspezifischen Rückenschmerzen soll eine weitere Therapieevaluation 3 Monate nach Erstkontakt bzw. 2 Monate nach 1. Therapieevaluation erfolgen. *Expertenkonsens*		

2. Therapieevaluation im Verlauf, 3 Monate nach Erstkontakt

Die Zielsetzung der 2. Therapieevaluation, 12 Wochen nach dem Erstkontakt, ist die Beurteilung folgender Verläufe:

- Schmerzsymptomatik: Dauer, Intensität, Lokalisation, Häufigkeit und Begleitsymptome
- Erneute Überprüfung möglicher spezifischer Krankheitsursachen
- Beeinträchtigung in Alltagsaktivitäten und Schulbesuch
- Umsetzung körperlicher Aktivität und Sport
- Psychosoziale Situation, gegebenenfalls zwischenzeitliche psychologische Diagnostik und Behandlung
- Umsetzung der empfohlenen Maßnahmen durch die Familie

Bei geringerer Ausprägung und Beeinträchtigung durch die Schmerzsymptomatik kann eine Anpassung der Behandlung durch eine Intensivierung der nichtmedikamentösen Schmerztherapie, z. B. durch Physiotherapie, Aktivierung und Sport oder ambulante Psychotherapie erfolgen. Bei Persistenz oder rekurrierendem Verlauf wird folgendes Vorgehen empfohlen:

S26	Empfehlungen	Stand: 2021
Bei Kindern und Jugendlichen in einem Alter von ≥ 10 Jahren, bei denen ein Dauerschmerz über mehr als 4 Wochen berichtet wird, sollte eine erweiterte Diagnostik durch eine MRT-Bildgebung erfolgen, auch wenn andere Warnhinweise für eine spezifische Krankheitsursache fehlen. Dabei soll das Untersuchungsprotokoll der MRT den altersspezifischen Fragestellungen angepasst sein und die paravertebralen Weichteile mit einbeziehen. Die Befunderstellung der MRT soll von einem Radiologen mit kinderradiologischer Expertise erfolgen. *Expertenkonsens*		

S27	Empfehlung	Stand: 2021
Bei • Persistenz oder rekurrierendem Verlauf nichtspezifischer Rückenschmerzen 3 Monate nach Beginn der Symptomatik, • Beeinträchtigung von Alltagsfunktionen, körperlicher Aktivität, Schulbesuch • oder Fortbestehen psychosozialer Risikofaktoren soll ein multiprofessionelles schmerzmedizinisches Assessment für Kinder und Jugendliche erfolgen und die Indikation einer stationären intensivierten interdisziplinären multimodalen Schmerztherapie geprüft werden. *Expertenkonsens*		

Nachsorge bei chronischem Verlauf nichtspezifischer Rückenschmerzen

Nach intensivierter Behandlung nichtspezifischer Rückenschmerzen bei Kindern und Jugendlichen ist die Umsetzung der Therapieempfehlungen in den Alltag unter Einbezug der Familie von entscheidender Bedeutung, um langfristig erfolgreich und wirksam zu sein. In der Nachsorge werden die Umsetzung schmerztherapeutischer Strategien, körperlicher Aktivität und Sport, Freizeitverhalten und Schule sowie ambulante professionelle Therapien beurteilt und gegebenenfalls optimiert und an die Bedingungen von Patient und Familie angepasst. Diese Nachsorge geschieht in Koordination durch die kinder- und jugendärztliche oder hausärztliche Praxis, in Abstimmung mit den ambulanten Behandlern und der spezialisierten Einrichtung wie einer Schmerzambulanz für Kinder und Jugendliche.

S28	Empfehlungen	Stand: 2021
Bei Persistenz oder rekurrierendem Verlauf nichtspezifischer Rückenschmerzen sollte nach intensivierter Therapie eine Nachsorge erfolgen. Diese sollte koordiniert werden durch die kinder- und jugendärztliche oder hausärztliche Praxis, in Abstimmung mit den Behandlern der spezialisierten Einrichtungen wie einer Schmerzambulanz für Kinder und Jugendliche. Dabei sollte eine Empfehlung zur nichtmedikamentösen Therapie und/oder ambulanten Psychotherapie gegeben werden. *Expertenkonsens*		

Management in besonderen Situationen

S29	Empfehlung	Stand: 2021
Wird bei Kindern und Jugendlichen mit nichtspezifischen Rückenschmerzen eine komorbide psychische Erkrankung diagnostiziert, sollte vor Durchführung einer intensivierten interdisziplinären multimodalen Schmerztherapie geprüft werden, ob die Therapie der psychischen Erkrankung in Kombination mit der stationären Schmerztherapie erfolgen kann oder ob eine primäre (ambulante oder stationäre) Behandlung der psychischen Erkrankung erforderlich ist. *Expertenkonsens*		
S30	**Statement/Empfehlung**	**Stand: 2021**
Bei Kindern und Jugendlichen mit Rückenschmerzen durch spezifische Ursachen oder mit anderen chronischen Grunderkrankungen kann eine chronische Schmerzstörung mit Rückenschmerzen auftreten, deren Ausprägung der Symptomatik nicht ausreichend durch die Grunderkrankung erklärt ist. Bei Kindern und Jugendlichen mit V. a. eine chronische Schmerzstörung bei bekannter Grunderkrankung sollte ein multidisziplinäres Assessment mit Einbeziehung von Ärzten und Kinder- und Jugendlichenpsychotherapeuten in einer spezialisierten Einrichtung wie einer Schmerzambulanz für Kinder und Jugendliche erfolgen und die Indikation für eine intensivierte interdisziplinäre multimodale Schmerztherapie geprüft werden. *Expertenkonsens*		

NICHTMEDIKAMENTÖSE THERAPIE

Zur nichtmedikamentösen Behandlung von nichtspezifischen Rückenschmerzen bei Kindern und Jugendlichen stehen zahlreiche Behandlungsverfahren zur Verfügung. Demgegenüber ist die Studienlage, die eine Wirksamkeitsbeurteilung nach Evidenzlevel 1 oder 2 erlauben, sehr begrenzt. Deshalb kann hier nur für wenige Behandlungsformen ein Wirksamkeitsnachweis beurteilt werden.

2 systematische Reviews bestätigen eine positive Wirksamkeit der **Physiotherapie** in der Behandlung nichtspezifischer Rückenschmerzen bei Kindern und Jugendlichen. Über die genaue physiotherapeutische Methode und die Anwendungsdauer können nur begrenzte Aussagen oder Empfehlungen ausgesprochen werden. Die Behandlungsdauer in den Studien liegt zwischen 4 und 12 Wochen, mit durchschnittlich 2 Anwendungen/Woche. Viele Physiotherapien sind mit Anleitungen zu selbstständigen Übungen außerhalb der Behandlung verbunden.

Psychotherapeutische Behandlung, vornehmlich **kognitive Verhaltenstherapie,** ist wirksam in der Behandlung bei Kindern und Jugendlichen mit chronischen muskuloskelettalen Schmerzen, insbesondere zur Verbesserung der Alltagsfunktionen.

Für alle anderen nichtmedikamentösen Behandlungsverfahren ergeben die bisher vorliegenden Studien keine gesicherte Evidenz für ihre Wirksamkeit bei dieser Patientengruppe.

S31	**Empfehlung**	**Stand: 2021**
Empfehlungsgrad: A ⇑⇑	Aktive Physiotherapie soll zur Anwendung kommen bei Kindern und Jugendlichen mit nichtspezifischen Rückenschmerzen.	
Evidenzgrad 2	(Kamper et al. 2016; Michaleff et al. 2014)	

S31a Empfehlungen		**Stand: 2021**
In der Physiotherapie sollen Kinder und Jugendliche mit nichtspezifischen Rückenschmerzen zu selbstständigen Übungen, mehr Bewegung und sportlicher Aktivität angeleitet werden. Dies soll regelmäßig durch Physiotherapeuten kontrolliert und angepasst werden. *Expertenkonsens*		

S32	**Statement**	**Stand: 2021**
Für die manuelle Therapie ist die Evidenz unklar, sodass keine Empfehlung für die Behandlung nichtspezifischer Rückenschmerzen im Kindes- und Jugendalter gegeben werden kann.		
Evidenzgrad 2	(Kamper et al. 2016; Parnell Prevost et al. 2019)	

S33	**Empfehlung**	**Stand: 2021**
Empfehlungsgrad: B ⇑	Die kognitive Verhaltenstherapie sollte vorrangig bei Kindern und Jugendlichen mit rekurrierendem oder chronischem Verlauf nichtspezifischer Rückenschmerzen zur Anwendung kommen.	
Evidenzgrad 2	(Bonvanie et al. 2017; Fisher et al. 2018)	

MEDIKAMENTÖSE THERAPIE

Um eine begründete Aussage zur medikamentösen Behandlung dieser Patientengruppe treffen zu können, wird auf indirekte Evidenz zur medikamentösen Therapie bei Kindern und Jugendlichen mit chronischen Schmerzen generell zurückgegriffen.
Insgesamt existieren nur wenige kontrollierte Studien zur medikamentösen Therapie von Kindern und Jugendlichen mit chronischen nichttumorbedingten Schmerzen. **Insbesondere die Ergebnisse zur Opioidbehandlung stehen im Gegensatz zu den Ergebnissen und Empfehlungen zur Behandlung nichtspezifischer Rückenschmerzen im Erwachsenenalter** (NVL „Nichtspezifischer Kreuzschmerz" [BÄK, KBV, AWMF 2017]); „Langzeitanwendung von Opioiden bei chronischen nicht-tumorbedingten Schmerzen" (LONTS) [Deutsche Schmerzgesellschaft 2020]). Hier wird mit hoher Evidenz (Ia-Empfehlung) eine zeitlich begrenzte Opioidtherapie als Therapieoption bei nichtspezifischen Rückenschmerzen – beschränkt für Patienten mit einem relevanten somatischen Anteil der Schmerzerkrankung und unzureichendem Ansprechen auf nichtmedikamentöse Therapien – benannt. Dies gilt ebenso für die nichtsteroidalen antientzündlichen Medikamente zur Behandlung nichtspezifischer Rückenschmerzen bei Erwachsenen (NVL Nichtspezifischer Kreuzschmerz, 2017). Für Kinder und Jugendliche existiert allerdings keine gesicherte Evidenz für eine medikamentöse Therapie rekurrierender oder lang anhaltender nichtspezifischer Rückenschmerzen, weder für die Gruppe der nichtsteroidalen antientzündlichen Medikamente noch für Opioide oder Co-Analgetika.
Zur Vermeidung möglicher Nebenwirkung oder Komplikationen durch eine medikamentöse Therapie hat die Leitliniengruppe eine Empfehlung gegen eine medikamentöse Therapie bei Kindern und Jugendlichen mit nichtspezifischen Rückenschmerzen ausgesprochen.

S38	Empfehlung	Stand: 2021
Empfehlungsgrad: A ⇓⇓	Eine medikamentöse Behandlung rekurrierender oder chronischer nichtspezifischer Rückenschmerzen bei Kindern und Jugendlichen soll nicht durchgeführt werden.	
Evidenzgrad 1–2	(Eccleston et al. 2017; Eccleston et al. 2019)	

INVASIVE THERAPIE

Aufgrund fehlender Studien kann keine evidenzbasierte Empfehlung für oder gegen den Einsatz einer invasiven Therapie rekurrierender oder lang anhaltender nichtspezifischer Rückenschmerzen bei Kindern und Jugendlichen ausgesprochen werden. Zur Vermeidung behandlungsbezogener Nebenwirkungen oder einer Schädigung durch eine invasive Therapie hat deshalb die Leitliniengruppe eine Empfehlung gegen eine invasive Therapie bei Kindern und Jugendlichen mit nichtspezifischen Rückenschmerzen ausgesprochen.

S40	Empfehlung	Stand: 2021
Eine invasive Behandlung rekurrierender oder chronischer nichtspezifischer Rückenschmerzen bei Kindern und Jugendlichen soll nicht durchgeführt werden. *Expertenkonsens*		

INTERDISZIPLINÄRE BEHANDLUNGSPROGRAMME

International wird die **intensivierte interdisziplinäre multimodale Schmerztherapie** als Standardverfahren der 1. Wahl in der Behandlung schwer beeinträchtigender chronischer Schmerzerkrankungen betrachtet. Dies gilt auch für das Kindes- und Jugendalter. Die International Association for the Study of Pain (IASP) definiert die interdisziplinäre Behandlung als eine multimodale Behandlung durch ein multidisziplinäres Team, die auf der Basis desselben biopsychosozialen Modells sowie gemeinsam erarbeiteter therapeutischer Ziele und Diagnosen durchgeführt wird (IASP 2017). Die gemeinsamen Ziele und Diagnosen sowie die jeweils fachspezifischen Interventionen werden im Rahmen regelmäßiger multidisziplinärer Visiten gemeinsam erarbeitet und festgelegt. Darüber hinaus wird international für das Kindes- und Jugendalter als wesentliches Strukturmerkmal dieser Behandlung die Einbeziehung der Familie hervorgehoben (Stahlschmidt et al. 2016).
Zusammenfassend bestätigen die bisher vorliegenden Studien bei schwer beeinträchtigenden chronischen Schmerzen unterschiedlicher Schmerzlokalisationen im Kindes- und Jugendalter, dass die intensivierte interdisziplinäre multimodale Schmerztherapie wirksam ist für die Verbesserung der Schmerzintensität, der schmerzbezogenen Beeinträchtigung und der emotionalen Belastung sowie für die Umsetzung eines regelmäßigen Schulbesuchs. Differenzierte Analysen verschiedener Schmerzorte liegen für die interdisziplinäre multimodale Schmerztherapie bei Kindern und Jugendlichen bisher nicht vor. Die bisherigen Daten liefern allerdings keine Hinweise für einen relevanten Zusammenhang zwischen Schmerzlokalisation und Wirksamkeit der Behandlung.

S42	Empfehlung	Stand: 2021
Empfehlungsgrad: A ⇑⇑	Bei Kindern und Jugendlichen mit • rekurrierendem und chronischem Verlauf nichtspezifischer Rückenschmerzen, • starker schmerzbezogener Beeinträchtigung • und Ineffektivität unimodaler Therapiemaßnahmen soll eine intensivierte interdisziplinäre multimodale Schmerztherapie durchgeführt werden.	
Evidenzgrad 2	(Hechler et al. 2015; Liossi et al. 2019)	

PRÄVENTION NICHTSPEZIFISCHER RÜCKENSCHMERZEN

Es ist nur wenig Evidenz aus methodisch hochwertigen kontrollierten Studien zur Wirksamkeit von Präventionsmaßnahmen verfügbar. Eine große randomisiert kontrollierte populationsbasierte Studie zeigt, dass regelmäßige sportliche Aktivität, insbesondere Ausdauersport, ein Schutzfaktor für Rückenschmerzen bei Kindern und Jugendlichen ist (Hill, Keating 2015).

S45	Empfehlung	Stand: 2021
Empfehlungsgrad: B ⇑	Zur Prävention von Rückenschmerzen bei Kindern und Jugendlichen sollte entweder eine Kombination aus Edukation und Anleitung zu regelmäßigen Bewegungsübungen angeboten oder regelmäßige sportliche Aktivität und Ausdauersport gefördert werden.	
Evidenzgrad 2	(Hill, Keating 2015)	

VERFAHREN DER KONSENSBILDUNG

S3-Leitlinie der **Deutschen Gesellschaft für Kinder- und Jugendmedizin e.V.** (DGKJ), Version: 01, Kurzfassung.
Diese Kurzfassung basiert auf der detaillierten Langfassung der Leitlinie, die zusammen mit dem Leitlinienreport, den Evidenztabellen und der Patientenleitlinie auf der Internetseite der AWMF frei zur Verfügung steht: www.awmf.org/leitlinien/detail/ll/027-070.html.

Federführender Autor
Michael Frosch

Federführende Fachgesellschaft
Deutschen Gesellschaft für Kinder- und Jugendmedizin e.V. (DGKJ)

Beteiligte Fachgesellschaften und Organisationen
- Berufsverband der Kinder- und Jugendärzte e.V. (BVKJ)
- Deutsche Gesellschaft für Kinderchirurgie e.V. (DGKCH)
- Deutsche Gesellschaft für Kinder- und Jugendmedizin e.V. (DGKJ)
- Deutsche Gesellschaft für Orthopädie und Orthopädische Chirurgie (DGOOC)
- Deutsche Gesellschaft für psychologische Schmerztherapie und Forschung e.V. (DGPSF)
- Deutsche Schmerzgesellschaft e.V.
- Deutsche Wirbelsäulengesellschaft e.V. (DWG)
- Deutscher Verband für Physiotherapie e.V. (ZVK)
- Gesellschaft für Kinder- und Jugendrheumatologie (GKJR)
- Gesellschaft für Neuropädiatrie e.V. (GNP)
- Gesellschaft für Pädiatrische Onkologie und Hämatologie e.V. (GPOH)
- Gesellschaft für Pädiatrische Radiologie e.V. (PGR)
- Unabhängige Vereinigung aktiver Schmerzpatienten in Deutschland – UVSD SchmerzLOS e.V.
- Vereinigung für Kinderorthopädie e.V. (VKO)

Autorinnen/Autoren
Michael Frosch (DGKJ, federführender Autor)
Stefan Bielack (GPOH), Uta Dirksen (GPOH), Michael Dobe (DGPSF), Florian Geiger (DWG), Renate Häfner (GKJR), Lea Höfel (GKJR), Burkhard Lawrenz (BVKJ), Andreas Leutner (DGKCH), Frauke Mecher (ZVK), Kiril Mladenov (DGOOC, VKO), Heike Norda (UVSD SchmerzLos), Marc Steinborn (GPR), Ralf Stücker (DGOOC, VKO), Ralf Trauzeddel (GKJR), Regina Trollmann (GNP), Thekla von Kalle (GPR), Julia Wager (Dt. Schmerzgesellschaft), Boris Zernikow (Dt. Schmerzgesellschaft)
Methodische Beratung: Susanne Blödt (AWMF)

Version: 1
Erstveröffentlichung: 12/2021
Nächste Überprüfung geplant: 12/2026

ADRESSEN

Prof. Dr. Michael Frosch
Vestische Kinder- und Jugendklinik Datteln, Deutsches Kinderschmerzzentrum
Dr.-Friedrich-Steiner-Str. 5
45711 Datteln

LITERATUR

1. Barke A, Gaßmann J, Kröner-Herwig B. Cognitive processing styles of children and adolescents with headache and back pain: A longitudinal epidemiological study. J Pain Res 7: 405–414, 2014
2. Bonvanie IJ, Kallesøe KH, Janssens KAM et al. Psychological Interventions for Children with Functional Somatic Symptoms: A Systematic Review and Meta-Analysis. J Pediatr 187: 272–281.e17, 2017
3. Bundesärztekammer (BÄK), Kassenärztliche Bundesvereinigung (KBV), Arbeitsgemeinschaft der Wissenschaftlichen Medizinischen Fachgesellschaften (AWMF). Nationale VersorgungsLeitlinie Nichtspezifischer Kreuzschmerz – Langfassung, Version 01, 2017, AWMF-Register-Nr.: nvl-007. https://www.leitlinien.de/themen/kreuzschmerz.
4. Calvo-Muñoz I, Kovacs FM, Roque M et al. Risk Factors for Low Back Pain in Childhood and Adolescence: A Systematic Review. Clin J Pain 34(5): 468–484, 2018
5. Coenen P, Smith A, Paananen M et al. Trajectories of Low Back Pain From Adolescence to Young Adulthood. Arthritis Care and Research 69(3), 403–412, 2017
6. Deutsche Gesellschaft für Kinder- und Jugendmedizin (DGKJ). S2k-Leitlinie Muskuloskelettale Schmerzen bei Kindern und Jugendlichen: Tabellen 1, 3, 4 und 5, Version 2.0, 2020, AWMF-Register-Nr.: 027-073. https://register.awmf.org/de/leitlinien/detail/027-073
7. Deutsche Schmerzgesellschaft (Hrsg.). S3-Leitlinie Langzeitanwendung von Opioiden bei chronischen nicht-tumorbedingten Schmerzen (LONTS), Version 3.0, 2020, AWMF-Register-Nr. 145-003. https://register.awmf.org/de/leitlinien/detail/145-003
8. Dunn KM, Jordan KP, Mancl L et al. Trajectories of pain in adolescents: A prospective cohort study. Pain 152(1): 66–73, 2011
9. Eccleston C, Cooper TE, Fisher E et al. Non-steroidal anti-inflammatory drugs (NSAIDs) for chronic non-cancer pain in children and adolescents. Cochrane Database Syst Rev 8(8): CD012537, 2017
10. Eccleston C, Fisher E, Cooper TE et al. Pharmacological interventions for chronic pain in children: an overview of systematic reviews. Pain 160(8): 1698–1707, 2019
11. Feldman DS, Straight JJ, Badra M et al. Evaluation of an algorithmic approach to pediatric back pain. J Pediatr Orthop 26(3): 353–357, 2006
12. Fisher E, Law E, Dudeney J et al. Psychological therapies for the management of chronic and recurrent pain in children and adolescents. Cochrane Database Syst Rev 9(9): CD003968, 2018
13. Gill DK, Davis MC, Smith A, Straker LM. Bidirectional relationships between cigarette use and spinal pain in adolescents accounting for psychosocial functioning. Br J Health Psychol 19(1): 113–131, 2014
14. Härmä AM, Kaltiala-Heino R, Rimpelä M, Rantanen P. Are adolescents with frequent pain symptoms more depressed? Scand J Prim Health Care 20(2): 92–96, 2002
15. Hechler T, Kanstrup M, Holley AL et al. Systematic Review on Intensive Interdisciplinary Pain Treatment of Children With Chronic Pain. Pediatrics 136(1): 115–127, 2015
16. Hestbaek L, Leboeuf-Yde C, Kyvik KO. Is comorbidity in adolescence a predictor for adult low back pain? A prospective study of a young population. BMC Musculoskelet Disord 7: 29, 2006
17. Hill JJ, Keating JL. Daily exercises and education for preventing low back pain in children: Cluster randomized controlled trial. Physical Therapy 95(4): 507–516, 2015
18. International Association for the Study of Pain (IASP). (). IASP Terminology – Interdisciplinary treatment, 2017 [Last updated December 14, 2017]. https://www.iasp-pain.org/resources/terminology/#interdisciplinary-treatment
19. Johansson MS, Jensen Stochkendahl M, Hartvigsen J et al. Incidence and prognosis of mid-back pain in the general population: A systematic review. Eur J Pain 21(1): 20–28, 2017
20. Jones GT, Watson KD, Silman AJ et al. Predictors of low back pain in British schoolchildren: A population-based prospective cohort study. Pediatrics 111(4): 822–828, 2003
21. Kamper SJ, Yamato TP, Williams CM. The prevalence, risk factors, prognosis and treatment for back pain in children and adolescents: An overview of systematic reviews. Best Pract Res Clin Rheumatol 30(6): 1021–1036, 2016
22. Krause L, Neuhauser H, Hölling H, Ellert U. Kopf-, Bauch- und Rückenschmerzen bei Kindern und Jugendlichen in Deutschland – Aktuelle Prävalenzen und zeitliche Trends [Headache, abdominal pain and back pain in German children and adolescents – Current prevalence and time trends: Results of the German KiGGS study: first follow-up (KiGGS wave 1)]. Monatsschrift Kinderheilkunde 165(5): 416–426, 2017
23. Kröner-Herwig B, Gorbunova A, Maas J. Predicting the occurrence of headache and back pain in young adults by biopsychological characteristics assessed at childhood or adolescence. Adolesc Health Med Ther 8: 31–39, 2017
24. Liossi C, Johnstone L, Lilley S et al. Effectiveness of interdisciplinary interventions in paediatric chronic pain management: a systematic review and subset meta-analysis. Br J Anaesth 123(2): e359-e371, 2019

25. Michaleff ZA, Kamper SJ, Maher CG et al. Low back pain in children and adolescents: a systematic review and meta-analysis evaluating the effectiveness of conservative interventions. Eur Spine J 23(10): 2046–2058, 2014
26. Mikkonen P, Leino-Arjas P, Remes J et al. Is smoking a risk factor for low back pain in adolescents? A prospective cohort study. Spine (Phila Pa 1976) 33(5): 527–532, 2008
27. Milanese S, Grimmer-Somers K. What is adolescent low back pain? Current definitions used to define the adolescent with low back pain. J Pain Res 3: 57–66, 2010
28. Nicholas M, Vlaeyen JWS, Rief W et al. The IASP classification of chronic pain for ICD-11: chronic primary pain. Pain 160(1): 28–37, 2019
29. OCEBM Levels of Evidence Working Group. The Oxford 2011 Levels of Evidence. Oxford Centre for Evidence-Based Medicine. 2011 (www.cebm.ox.ac.uk/resources/levels-of-evidence/ocebm-levels-of-evidence)
30. Parnell Prevost C, Gleberzon B, Carleo B et al. Manual therapy for the pediatric population: a systematic review. BMC Complement Altern Med 19(1): 60, 2019
31. Ramirez N, Flynn JM, Hill BW et al. Evaluation of a systematic approach to pediatric back pain: the utility of magnetic resonance imaging. J Pediatr Orthop 35(1): 28–32, 2015
32. Sjolie AN. Persistence and change in nonspecific low back pain among adolescents: A 3-year prospective study. Spine 29(21): 2452–2457, 2004
33. Smith A, Beales D, O'Sullivan P et al. Low back pain with impact at 17 years of age is predicted by early adolescent risk factors from multiple domains: Analysis of the Western Australian Pregnancy Cohort (Raine) Study. J Orthop Sports Phys Ther 47(10): 752–762, 2017
34. Stahlschmidt L, Chorpita BF, Wager J. Validating the German version of the Revised Children's Anxiety and Depression Scale in a sample of pediatric chronic pain patients. J Psychosom Res 124: 109786, 2019
35. Stahlschmidt L, Zernikow B, Wager J. Specialized rehabilitation programs for children and adolescents with severe disabling chronic pain: indications, treatment and outcomes. Children 3(4): 33, 2016
36. Stanford EA, Chambers CT, Biesanz JC, Chen E. The frequency, trajectories and predictors of adolescent recurrent pain: A population-based approach. Pain 138(1): 11–21, 2008
37. Stiensmeier-Pelster J, Braune-Krickau M, Schürmann M, Duda K. DIKJ – Depressions-Inventar für Kinder und Jugendliche. Göttingen: Hogrefe, 2014
38. Tofte JN, CarlLee TL, Holte AJ. Et al. Imaging Pediatric Spondylolysis: A Systematic Review. Spine (Phila Pa 1976) 42(10): 777–782, 2017
39. van Gessel H, Gaßmann J, Kröner-Herwig B. Children in pain: Recurrent back pain, abdominal pain, and headache in children and adolescents in a four-year-period. J Pediatr 158(6): 977–983.e2, 2011
40. Wieczerkowski W, Nickel H, Janowski A et al. AFS – Angstfragebogen für Schüler. Braunschweig: Westermann, 1981

A7 Aktualisierte Empfehlungen zur infektiologischen Versorgung von Flüchtlingen im Kindes- und Jugendalter in Deutschland

J. Pfeil, K. Assaad, U. von Both, A. Janda, C. Kitz, R. Kobbe, M. Kunze, J. Lindert, N. Ritz, S. Trapp, M. Hufnagel

ZUSAMMENFASSUNG

Hintergrund

Mit jährlich rund 100.000 bis über 300.000 ist Deutschland das wichtigste Aufnahmeland von Asylsuchenden in Europa.
Die vorliegenden Handlungsempfehlungen sollen eine Grundlage für eine evidenzbasierte und zielgerichtete infektiologische Versorgung minderjähriger Flüchtlinge schaffen.

Ziele

Die Handlungsempfehlungen sollen medizinisches Personal in der Versorgung minderjähriger Flüchtlinge unterstützen, um

1. einen unvollständigen Impfschutz frühzeitig zu erkennen und zu vervollständigen,
2. übliche Infektionskrankheiten zu diagnostizieren und zu behandeln,
3. in Deutschland seltene Infektionskrankheiten frühzeitig zu erkennen und zu therapieren.

Material und Methoden

Die Handlungsempfehlungen wurden als AWMF-Leitlinie Stufe 1 verfasst.
Entsprechend wurden die Empfehlungen durch eine repräsentativ zusammengesetzte Expertengruppe der beteiligten Fachgesellschaften im informellen Konsens erarbeitet und final von den Vorständen der Fachgesellschaften offiziell verabschiedet.

Ergebnisse

Es werden Empfehlungen ausgesprochen für den Umfang der Anamnese und der körperlichen Untersuchung minderjähriger Flüchtlinge. Für alle minderjährigen Flüchtlinge wird die Bestimmung eines Differenzialblutbilds sowie Untersuchungen auf Tuberkulose und Hepatitis B empfohlen.
Je nach Herkunft und Alter werden weitere gezielte Untersuchungen z.B. auf Hepatitis C, HIV oder Schistosomiasis empfohlen. Zur raschen Vervollständigung des Impfstatus wird eine alters- und indikationsbezogene Priorisierung einzelner Impfungen vorgenommen.

Diskussion

Angesichts anhaltend hoher Flüchtlingszahlen ist eine weitere Professionalisierung der medizinischen Versorgung minderjähriger Flüchtlinge notwendig. Hierzu sollten die notwendigen strukturellen und personellen Rahmenbedingungen geschaffen werden.

EINLEITUNG

Bürgerkriege, Naturkatastrophen und Armut führten in den Jahren 2015 und 2016 mehr als 1 Mio. Menschen als Flüchtlinge nach Deutschland. Dadurch ergaben sich erhebliche gesell-

schaftliche Herausforderungen, die weitreichende und bis heute anhaltende Veränderungen nicht nur in Deutschland, sondern in ganz Europa auslösten.
Auch in den letzten Jahren bleibt die Zahl flüchtender Menschen hoch. Weltweit sind nach Angaben des UNHCR im Jahr 2022 über 80 Mio. Menschen auf der Flucht. Mit zuletzt rund 250.000 neuen Asylanträgen im Jahr 2024, davon etwa 87.000 (entsprechend 35 %) von Minderjährigen, bleibt Deutschland eines der Hauptaufnahmeländer von Asylsuchenden in Europa (1). Angesichts des Krieges in der Ukraine, anhaltender weltweiter Konflikte und den immer bedrohlicher werdenden Auswirkungen des weltweiten Klimawandels ist davon auszugehen, dass auch in den kommenden Jahren sehr viele Menschen weltweit Schutz in Ländern außerhalb ihrer Heimat suchen werden.
Flüchtlinge und Asylsuchende sind eine besonders vulnerable Gruppe in unserer Gesellschaft. Aus medizinischer Sicht besteht eine Gefährdung durch die möglicherweise mangelhafte medizinische Versorgung im Herkunftsland und während der Flucht, bei gleichzeitig besonderer gesundheitlicher Gefährdung. Nach der Ankunft in Deutschland erschweren sprachliche, soziale und teilweise auch ökonomische Barrieren die gesundheitliche Versorgung. Flüchtlinge benötigen daher angemessene und niederschwellige medizinische Angebote, die an die individuelle Situation angepasst sein müssen. Es ist eine professionelle, soziale und ethische Herausforderung, die medizinische Versorgung von Flüchtlingen adäquat zu organisieren und durchzuführen. Dies gilt insbesondere für Kinder und Jugendliche, die teilweise als unbegleitete minderjährige Flüchtlinge (UMF) nach Deutschland kommen.
Wesentliche Voraussetzungen für eine tragfähige medizinische Versorgung von Flüchtlingen im Kindes- und Jugendalter sind im Bremer Modell dargestellt (2). Hierin wird das Ziel formuliert, ein sinnvolles medizinisches Angebot für Flüchtlinge bereitzustellen. Eine von den Autoren ausdrücklich befürwortete Grundhaltung zur ärztlichen Versorgung von minderjährigen Flüchtlingen leitet sich unabhängig von ihrem Rechtsstatus aus dem Artikel 24 [Gesundheitsvorsorge] der **UN-Kinderrechtskonvention** aus dem Jahr 1989 her. Die Vertragsstaaten erkennen hierin das Recht des Kindes auf das erreichbare Höchstmaß an Gesundheit an. Minderjährige Flüchtlinge sind auf dem gleichen medizinischen Niveau zu versorgen wie die einheimische Bevölkerung.
Der deutsche wie auch der europäische Gesundheitssektor benötigt hierfür geschultes medizinisches Personal, das in der Lage ist, die Gesundheitsrisiken und -bedürfnisse dieser Kinder und Jugendlichen zu erkennen und eine kompetente Betreuung zu gewährleisten.
Um das Ziel eines umfassenden medizinischen Angebots für Flüchtlinge zu erreichen, ist es notwendig, den medizinischen Bedarf von minderjährigen Flüchtlingen und ihrer Familien zu kennen. In einem Interview mit Flüchtlingen in Schweden zeigte sich, dass ein routinemäßig durchgeführtes infektiologisches Screening überwiegend als unerfreuliche Pflichtuntersuchung angesehen wurde. Bemerkenswert ist hierbei v. a., dass die Mehrheit der Flüchtlinge angab, nicht über Art und Umfang der durchgeführten Screening-Untersuchungen informiert worden zu sein (3).
Wichtige infektiologische Fragestellungen bei der Betreuung von minderjährigen Flüchtlingen sind insbesondere die Sicherstellung eines vollständigen Impfschutzes, aber auch die Diagnostik und Therapie von teils importierten und seltenen Infektionskrankheiten trotz Sprachbarrieren, Sammelunterkünften und unterschiedlichem kulturellem Hintergrund.
In einer gemeinsamen Stellungnahme hatten die Deutsche Gesellschaft für Pädiatrische Infektiologie (DGPI), die Gesellschaft für Tropenpädiatrie und Internationale Kindergesundheit (GTP) und der Berufsverband der Kinder- und Jugendärzte (BVKJ) erstmals im Jahr 2015 Empfehlungen für die infektiologische Versorgung von Flüchtlingen im Kindes- und Jugendalter veröffentlicht (4). Seither konnten die Mitarbeiter im Gesundheitssystem in vielen Bereichen neue Erfahrungen in der medizinischen Versorgung von Flüchtlingen gewinnen und zahlreiche Untersuchungen ergaben neue Erkenntnisse bezüglich des medizinischen Bedarfs

sowie der Prävalenz von spezifischen Infektionserkrankungen bei Flüchtlingen unterschiedlicher Herkunft. Ebenso wurden seit dem Jahr 2015 mehrere nationale Empfehlungen zur infektiologischen Untersuchung von Flüchtlingen im Kindes- und Jugendalter veröffentlicht (5). Die vorliegende Aktualisierung der Empfehlungen zur infektiologischen Versorgung von Flüchtlingen im Kindes- und Jugendalter in Deutschland berücksichtigt diese neuen Erkenntnisse, die nach Sichtung der Literatur zusammengefasst wurden.

Die vorliegenden Empfehlungen sollen Ärzte[1]/medizinisches Personal in der medizinischen Versorgung von Flüchtlingen im Kindes- und Jugendalter unterstützen mit dem Ziel,

1. einen unvollständigen Impfschutz frühzeitig zu erkennen und rasch zu vervollständigen – zum individuellen Schutz und um Ausbreitungen von Infektionskrankheiten zu verhindern,
2. übliche Infektionskrankheiten im Kindes- und Jugendalter, auch vor dem Hintergrund von Sammelunterkünften, Sprachbarrieren und unterschiedlichen kulturellen Auffassungen, zu diagnostizieren und zu behandeln,
3. in Deutschland seltene Infektionskrankheiten (z. B. Tuberkulose, Malaria, Schistosomiasis, kutane Leishmaniose) frühzeitig zu erkennen und zu therapieren.

Um die Stellungnahme für den Alltag anwendbar zu machen, wurden in der vorliegenden Aktualisierung die konkreten Handlungsempfehlungen möglichst knapp zusammengefasst. Eine ausführliche Begründung für die Handlungsempfehlungen mit der zugrunde liegenden Literatur findet sich in der Anlage. Die vorliegende Empfehlung konzentriert sich bewusst auf die Infektionsdiagnostik und Infektionsprävention. Dabei ist es selbstverständlich, dass Kindergesundheit weit über diese infektiologischen Gesichtspunkte hinausreicht und insbesondere auch psychische Gesundheit, Integration und Bildungschancen wesentliche Aspekte für ein gesundes Aufwachsen von Flüchtlingen im Kindes- und Jugendalter darstellen.

ALLGEMEINE UNTERSUCHUNG BEI ANKUNFT UND IM VERLAUF

Allgemeine Aspekte

Seit 2015 zeigte sich sehr klar, dass die meisten ambulanten und stationären Behandlungen bei Flüchtlingen im Kindes- und Jugendalter aufgrund von banalen, auch bei uns üblichen Infektionserkrankungen erfolgen. Am häufigsten sind hierbei respiratorische Infektionen, gefolgt von Hauterkrankungen und gastrointestinalen Infektionen (6–8).

Für die Herkunftsländer spezifische und in Deutschland seltene Infektionskrankheiten wie HIV-Infektion, Hepatitis A, B, C und E, Tuberkulose oder Malaria finden sich insgesamt nur bei einem kleinen Teil der Flüchtlinge. Für die Prävalenz dieser Erkrankungen und damit einhergehende Empfehlungen für infektiologische Untersuchungen ist generell die Herkunft sowie das Alter der untersuchten Personen entscheidend (9–11). Neben Infektionskrankheiten gibt es andere Erkrankungen und Gesundheitsprobleme, die gehäuft bei minderjährigen Flüchtlingen auftreten und dadurch auch in der Untersuchung besondere Beachtung erfahren sollten. Beispiele sind die sehr häufig feststellbaren Zahnerkrankungen (8) sowie Anämien (12). Insbesondere bei UMF treten gehäuft psychische Erkrankungen auf (13, 14).

Problematisch sind im Alltag häufig sprachliche und kulturelle Barrieren. Wesentliche Rahmenbedingungen für eine gelingende Untersuchung sind in ➤ Tab. A7-1 zusammengefasst. So selbstverständlich diese Aspekte zunächst erscheinen, so schwierig ist es doch, diese im medizinischen Alltag konsequent umzusetzen. Insbesondere die Sprachbarriere ist ein häufiges Hindernis für eine gelingende medizinische Versorgung (15). Sinnvoll ist es daher, wann im-

---

[1] Da die Medizin insgesamt und insbesondere die Pädiatrie ein überwiegend weibliches Fach ist, wäre es angemessen, alle Berufsbezeichnungen in der weiblichen Form zu führen. Dennoch haben sich die Autorinnen und Autoren letztlich im Sinne der einfacheren (weil gewohnten) Lesbarkeit für die männliche Form entschieden. Ausdrücklich soll dies alle Geschlechter (m/w/d) einbeziehen.

mer möglich, die Untersuchungen im Voraus zu planen und mithilfe von, aus der Sicht des behandelnden Arztes, vertrauenswürdigen Dolmetschern durchzuführen. Je nach Untersuchungsort können gegebenenfalls auch fremdsprachiges Personal, Videodolmetscher oder spezielle Anamnesebogen eine ausreichende Kommunikation ermöglichen.

Tab. A7-1 Empfohlene Rahmenbedingungen der Untersuchung von Flüchtlingen im Kindes- und Jugendalter

• Flüchtlinge im Kindes- und Jugendalter sollten während medizinischer Untersuchungen, wann immer möglich, von mindestens einem Elternteil oder Sorgeberechtigten begleitet sein.
• Mit den Flüchtlingen bzw. deren Begleitperson(en) sollte eine ausreichende Kommunikation möglich sein.
• Im Rahmen der Untersuchung sollte aktiv nach Gesundheitsproblemen gefragt werden.

Anamnese

➤ Tab. A7-2 gibt einen Überblick über wesentliche Punkte der Anamnese. Nicht in jeder Untersuchungssituation wird eine vollständige Anamnese möglich und hilfreich sein. Allerdings sollte – soweit möglich – aktiv nach Gesundheitsproblemen und Vorerkrankungen gefragt werden. Insbesondere für die dauerhafte Betreuung sollte die Anamnese auch die Erhebung der Familienanamnese sowie der Anamnese zur Flucht umfassen.

Tab. A7-2 Anamnese bei Flüchtlingen im Kinder- und Jugendalter

A) **Aktuelle Beschwerden** und **Vorerkrankungen?**
• Bestehen aktuelle Gesundheitsprobleme?
• Gibt es Hinweise auf übertragbare Erkrankungen (z. B. exanthematische Hauterkrankungen, Durchfall, Atemwegserkrankungen inkl. Tuberkulose; enger Kontakt zu Infizierten)?
• Bestehen chronische Erkrankungen?
• Stattgehabte Operationen?
• Wie ist der Impfstatus?
• Werden Medikamente eingenommen?
• Wie ist die Ernährung (insbesondere bei Säuglingen und Kleinkindern)?
• Sind Allergien bekannt?
B) **Familienanamnese** und **Begleitpersonen**
• Woher stammt das Kind/die Familie?
• Welche Familienangehörigen begleiten das Kind?
• Wie ist die Wohnsituation?
• Beruf und berufliche Situation der Eltern
• Gibt es weitere Sorgeberechtigte/Kontaktpersonen?
• Liegen die Telefonnummern/Kontaktdaten der Familienangehörigen und ggf. weiterer Kontaktpersonen vor?

Tab. A7-2 Anamnese bei Flüchtlingen im Kinder- und Jugendalter *(Forts.)*

• Wie ist das Kind in Deutschland betreut (Kindergarten, Schule, Ausbildung etc.)?
• Gibt es besondere familiäre Belastungen/Erkrankungen?
• Gibt es übertragbare Krankheiten in der Familie (insbesondere Tuberkulose)?
C) Anamnese zur Flucht
• Dauer der Flucht
• Fluchtroute/Aufenthalte während der Flucht
• Bedingungen der Flucht (medizinische Versorgung, traditionelle Prozeduren, Begleitung, ggf. Schulbesuch)
• Traumatisierende Erfahrungen, Gewalterfahrung (inkl. sexuelle Gewalt)
• Unfälle

Klinische Untersuchung

➤ Tab. A7-3 gibt einen Überblick über wesentliche Bestandteile der klinischen Untersuchung. Auch hier wird der Umfang der Untersuchung je nach Behandlungsanlass variieren. Um mögliche Auffälligkeiten frühzeitig entdecken und gegebenenfalls behandeln zu können, sollten die in der Tabelle aufgeführten Untersuchungen aber möglichst rasch nach der Ankunft in Deutschland erfolgen.

Tab. A7-3 Körperliche Untersuchung bei Flüchtlingen im Kindes- und Jugendalter

A) Anthropometrische Daten
• Länge, Gewicht (inkl. Gewichtsverlauf), BMI, Kopfumfang (mit Eintragung in Perzentilenkurven [16])
B) Allgemeine körperliche Untersuchung
• Haut (z. B. Infektionen, inkl. Skabies, akute Verletzungen, Narben)
• Herz, Lunge, Abdomen
• Skelettsystem (Hüfte, Gangbild, Rachitis-Zeichen)
• Lymphknotenstatus
• HNO und Zahnstatus (Karies?)
• Orientierende neurologische Untersuchung
• Orientierender psychischer Status
• Genitale (Pubertätsstadium, Position Hoden, Hinweise auf Infektionen, Missbrauch oder weibliche Genitalverstümmelung (Female Genital Mutilation, FGM)
• Blutdruck
C) Weitere Untersuchungen
• Altersentsprechende Sehprüfung (z. B. Lang-Stereotest, Lea-Test)
• Hörtest
• Prüfung des Entwicklungsstatus

SCREENING AUF INFEKTIONSKRANKHEITEN

Der folgende Abschnitt gibt einen kurzgefassten Überblick über empfohlene Untersuchungen bei Flüchtlingen im Kindes- und Jugendalter. Hierbei sind insbesondere Herkunft und Alter der Flüchtlinge sowie Dauer und Art der Flucht zu berücksichtigen. Detaillierte Informationen und Literaturangaben zu den empfohlenen Untersuchungen sind im Anhang aufgeführt. Grundsätzlich muss sichergestellt werden, dass positive Screeningbefunde nicht nur übermittelt werden, sondern in einer adäquaten Abklärung und gegebenenfalls Therapie münden.

Generell empfohlene Laboruntersuchungen

Blutbild

Nach Ankunft in Deutschland sollte ein Differenzialblutbild bestimmt werden.
Hierdurch können relevante Anämien entdeckt werden und nachfolgend eine Behandlung (Eisenmangelanämie) bzw. auch weitere Abklärung bei V. a. hereditäre Hämoglobinopathien (insbesondere Thalassämie und Sichelzellerkrankung) eingeleitet werden.

Screening auf Tuberkulose

Ein Screening auf Tuberkulose soll frühzeitig nach der Ankunft bei allen minderjährigen Flüchtlingen, insbesondere bei Kindern < 5 Jahren, erfolgen. Sofern das Screening nicht bereits in der Erstaufnahmeeinrichtung erfolgt ist, soll es im Verlauf durch andere Stellen wie z. B. Kinder- und Jugendärzte sowie Allgemeinärzte durchgeführt und dokumentiert werden und damit ein fester Bestandteil der Versorgung von Kindern und Jugendlichen mit Migrations- bzw. Fluchthintergrund sein.
Allen geflüchteten Kindern und Jugendlichen, insbesondere bei jungen Kindern (< 5 Jahren) mit einer latenten tuberkulösen Infektion (LTBI) soll eine Chemoprävention angeboten werden.
Das Screening wird im Kindes- und Jugendalter bevorzugt mittels Interferon-Gamma-Release-Assay (IGRA) durchgeführt. Bei Kindern < 5 Jahren kann alternativ ein Tuberkulin-Hauttest (THT) angelegt werden. Bei Jugendlichen ab dem 15. Geburtstag, die in eine Gemeinschaftsunterkunft für Flüchtlinge oder Asylsuchende aufgenommen werden, ist nach der Novellierung des Infektionsschutzgesetzes vom Januar 2019 (§ 36 Absatz 4 IfSG) eine Röntgenuntersuchung der Lunge nicht mehr zwangsläufig vorgeschrieben und kann stattdessen durch einen immunologischen Test (bevorzugt IGRA) ersetzt werden. Im Fall eines positiven immunologischen Testergebnisses bzw. bei anamnestischen oder klinischen Hinweisen auf das Vorliegen einer Tuberkulose soll eine Thorax-Röntgenuntersuchung durchgeführt werden.
Eine routinemäßige Röntgenuntersuchung des Thorax zum Ausschluss einer Lungentuberkulose ist bei Kindern und Jugendlichen < 15 Jahren aufgrund der niedrigen Sensitivität bei relevanter Strahlenbelastung jedoch abzulehnen.
Die Interpretation des IGRA- bzw. THT-Ergebnisses muss unter Berücksichtigung des BCG-Impfstatus und des Ernährung- bzw. Krankheitsstatus (falsch negativ z. B. bei Immunsuppression und schwerer Malnutrition) erfolgen. So ist beispielsweise in der Ukraine die BCG-Impfung eine Standardimpfung. Bei Durchführung des THT muss nach 48 bis 72 h eine mögliche Induration abgelesen werden. Generell gilt eine Induration von 5 mm oder größer als positiv und sollte weiter abgeklärt werden. Bei einer Induration von 10 mm oder größer ist ein falsch positives Testergebnis auch bei vorangegangener BCG-Impfung sehr unwahrscheinlich.
Detaillierte Informationen zu Diagnostik und Therapie der Tuberkulose finden sich in der AWMF-Leitlinie „Diagnostik, Prävention und Therapie der Tuberkulose im Kindes- und Jugendalter“ (17).

Hepatitis B

Zur Abklärung einer Hepatitis-B-Virus-Infektion (HBV) sollte allen minderjährigen Flüchtlingen und Schwangeren eine Bestimmung des HBs-Antigens angeboten werden.
Hierdurch werden chronische HBV-Infektionen in den meisten Fällen (cave: falsch negative Ergebnisse bei Escape-Mutationen) zuverlässig erkannt. Dies ermöglicht eine weitere Abklärung und gegebenenfalls Therapie infizierter Personen entsprechend der aktuellen AWMF-Leitlinie zur „Prophylaxe, Diagnostik und Therapie der Hepatitis-B-Virusinfektion" (18).

Herkunfts- und indikationsabhängig empfohlene Laboruntersuchungen

Hepatitis C

Zur Abklärung einer Hepatitis-C-Virus-Infektion (HCV) sollte insbesondere minderjährigen Flüchtlingen aus Hochprävalenzgebieten (Afrika, Naher und Mittlerer Osten, Osteuropa) eine Bestimmung von Anti-HCV-Antikörpern angeboten werden. Hierdurch wird eine chronische HCV-Infektion zuverlässig erkannt und die weitere Überwachung und Therapie infizierter Personen ermöglicht.

HIV

Zur Abklärung einer HIV-Infektion sollte insbesondere minderjährigen Flüchtlingen aus Hochprävalenzgebieten (Subsahara-Afrika, Osteuropa) ein HIV-1/2-Suchtest (HIV-p24-Antigen + HIV-1/2-Antikörper) angeboten werden. Zudem sollen alle schwangeren Frauen im Rahmen der generellen Infektionsdiagnostik eine HIV-Diagnostik erhalten, um eine rechtzeitige antiretrovirale Therapie zu gewährleisten und eine vertikale HIV-Übertragung wirksam zu verhindern. Bei anamnestisch bestehendem V.a. eine kürzlich stattgehabte Infektion (ebenso bei Hepatitis B und C) ist gegebenenfalls eine PCR-Diagnostik angezeigt.

Schistosomiasis/Bilharziose

Bei Flüchtlingen mit Herkunft aus Endemiegebieten der Schistosomiasis (insbesondere Subsahara-Afrika und Gebiete entlang des Nils) ist eine Schistosomiasis-Serologie empfohlen.
Bei positiver Serologie werden parasitologische Stuhl- (3 Stuhlproben) und Urinuntersuchungen (bis zu 3-mal mittäglicher Sammelurin zwischen 10 und 14 Uhr) durchgeführt und eine Behandlung bei Nachweis von Schistosomen-Eiern mit Praziquantel eingeleitet (19). Bei den Stuhl- und Urinuntersuchungen ist die lange Präpatenzzeit von bis zu 3 Monaten zu beachten. Dies bedeutet, dass die serologische Diagnostik, aber v.a. die parasitologischen Untersuchungen erst 3 Monate nach der letzten Süßwasserexposition im Endemiegebiet zuverlässige Ergebnisse liefern. Bei V.a. eine akute Bilharziose (Katayama-Fieber) ist eine PCR-Diagnostik aus EDTA-Blut angezeigt (19).

Strongyloidose

Insbesondere vor einer geplanten Immunsuppression sowie bei Eosinophilie ist bei Flüchtlingen aus Afrika, Asien, Mittel-, Südamerika und Ozeanien eine Untersuchung auf Strongyloidose empfohlen.
Diese erfolgt initial durch eine serologische Untersuchung. Positive Serologien werden durch Stuhluntersuchungen (3 Stuhlproben; inkl. Baermann-Test) weiter abgeklärt und gegebenenfalls mit Ivermectin behandelt.

Chagas-Krankheit *(Trypanosoma cruzi)*

Bei minderjährigen Flüchtlingen, insbesondere bei jungen Frauen im gebärfähigen Alter und Schwangeren sowie Blut- und Organspendern aus Endemiegebieten Südamerikas (Argentinien, Belize, Bolivien, Brasilien, Chile, Costa Rica, Ecuador, El Salvador, Französisch-Guayana,

Guatemala, Guayana, Honduras, Kolumbien, Mexico, Nicaragua, Panama, Paraguay, Peru, Surinam, Uruguay und Venezuela) ist eine serologische Untersuchung auf *Trypanosoma cruzi* empfohlen (siehe AWMF: Registernummer 042-009).

Nicht empfohlene Laboruntersuchungen

Stuhluntersuchungen als Screening auf Darmparasiten

Ein generelles Screening aller Flüchtlinge im Kindes- und Jugendalter auf Darmparasiten ist nicht empfohlen. Die hierfür notwendigen mehrfachen Stuhluntersuchungen sind in der Praxis üblicherweise nicht praktikabel und/oder weisen eine zu niedrige Sensitivität auf (20).

Bei klinischem V. a. eine chronische intestinale Infektion (z. B. chronische Diarrhö, Anorexie, Gedeihstörung, Meteorismus, Anämie und/oder Eosinophilie) sollte eine gezielte Untersuchung auf Darmparasiten erwogen werden. Bei positiven Befunden erfolgt eine zielgerichtete Therapie.

Eine präemptive antihelmintische Therapie (z. B. mit Albendazol) wird nicht empfohlen. Aus Sicht der Autoren dieser Handlungsempfehlungen führt eine solche Therapie zu einer zu hohen Exposition von nicht infizierten Kindern und Jugendlichen mit einem für diese Indikation nicht zugelassenen Medikament und damit verbundenen potenziellen Nebenwirkungen.

Syphilis *(Treponema pallidum)*

Aufgrund unzureichender Datenlage ist ein generelles Screening auf Syphilis bei minderjährigen Flüchtlingen nicht empfohlen.

Stattdessen sollten alle Schwangeren – wie in den Mutterschafts-Richtlinien vorgesehen – serologisch auf eine Lues untersucht werden.

Zystizerkose

Ein Screening auf Neurozystizerkose ist bei asymptomatischen minderjährigen Flüchtlingen nicht empfohlen.

Auswertungen des in Italien durchgeführten nationalen Screening-Programms zeigten, dass symptomorientierte Untersuchungen bei Kindern mit anamnestischen Krampfanfällen oder neurologischer Symptomatik wahrscheinlich angemessener sind als eine Routineuntersuchung aller minderjähriger Flüchtlinge (21).

Zystische Echinokokkose *(Echinococcocus granulosus)*

Ein Screening auf zystische Echinokokkose ist bei minderjährigen Flüchtlingen nicht empfohlen. Es liegen keine ausreichenden Daten vor, die den Nutzen eines Screenings bei asymptomatischen Personen belegen.

IMPFUNGEN

Untersuchungen haben gezeigt, dass je nach Herkunftsland bei der Mehrzahl der Flüchtlinge im Kindes- und Jugendalter ein positiver Antikörperstatus gegen impfpräventable Erkrankungen vorliegt (MMRV 70–95 % [22], Diphtherie und Tetanus 56–76 % [23]). Insbesondere bei jungen Kindern aus akuten Krisengebieten besteht das Risiko, dass die im Herkunftsland empfohlenen Impfungen nicht oder nur unvollständig durchgeführt wurden (24).

Daher sind die Überprüfung des Impfstatus und die Durchführung von Grundimmunisierung bzw. Nachhol- und Auffrischimpfungen wichtige Maßnahmen bei allen Flüchtlingen im Kindes- und Jugendalter, die frühzeitig nach Ankunft in Deutschland durchgeführt werden sollen. Grundsätzlich sollten bei der Planung der Impfungen bisherige Impfdokumente berücksichtigt werden. Allerdings liegen diese Dokumente nur bei einem kleinen Teil der Flüchtlinge vor. Kinder- und Jugendliche ohne offizielle Impfdokumente gelten in der Regel als nicht oder unvollständig geimpft und sollten altersentsprechend alle Impfungen gemäß den aktuellen STIKO-Nachholimpfempfehlungen erhalten. Von Impftiter-Bestimmungen wird wegen deren Unzuverlässigkeit im Hinblick auf frühere Impfungen abgeraten. In Ausnahmefällen können glaubwürdige mündliche Aussagen zu vorangegangenen Impfungen berücksichtigt werden (z. B. syrische Kinder, die vor 2010 geboren sind, da die Impfquoten zu diesem Zeitpunkt in Syrien höher als in Deutschland lagen).

Wichtig ist eine einheitliche Dokumentation aller vorangegangener sowie in Deutschland durchgeführter Impfungen. Sinnvoll ist es hierfür bei der 1. Impfung den in Deutschland üblichen Impfpass anzulegen. Angaben aus offiziellen Impfdokumenten des Herkunftslandes und gegebenenfalls in der Impfplanung berücksichtigte mündliche Aussagen zu vorangegangenen Impfungen sollten bei dieser Gelegenheit in das neue Impfdokument übertragen werden.

Sinnvoll ist es, je nach Unterbringung, Alter der Flüchtlinge und gegebenenfalls auch aktuellen Ausbruchsgeschehen im Rahmen der Erstvorstellung eine Priorisierung der Impfungen durchzuführen. Im Rahmen nationaler Impfkampagnen, wie z. B. der COVID-19-Impfungen, sollte zudem sichergestellt werden, dass Flüchtlinge und Migranten ebenfalls einen direkten Zugang zu diesen Präventionsmaßnahmen haben.

Bei Unterkunft in Gemeinschaftseinrichtungen oder (anstehendem) Besuch von Kindergarten oder Schule ist folgende Priorisierung empfohlen:

Standardimpfungen

- **1. Priorität:** MMR-V (Kinder ≥ 9 Monate)
- **Nachfolgend:** DTaP-IPV-Hib-HBV (bei Kindern < 5 Jahren) bzw. Tdap-IPV (bei Kindern ≥ 5 Jahre) sowie Hepatitis B, PCV13 (bei Kindern < 2 Jahren), Men C und MEN B), HPV (ab 9 Jahre), Rotavirus (Säuglinge < 6 Monaten)

Ausgewählte Indikationsimpfungen (grundsätzlich hohe Priorität)

- Influenza (saisonale Impfung)
- Hepatitis A (bei Ausbruchsgeschehen)
- FSME (bei Aufenthalt in Endemiegebieten [25])

SCREENING AUF MULTIRESISTENTE ERREGER

Vor einem stationären Aufenthalt ist bei minderjährigen Flüchtlingen ein Screening auf multiresistente Erreger (MRE) empfohlen, wenn der Patient

1. innerhalb der letzten 12 Monate im Herkunftsland bzw. im Transit einen Krankenhausaufenthalt oder wiederholten Kontakt mit Einrichtungen des Gesundheitssystem hatte
   oder
1. eine bekannte frühere Kolonisierung oder Infektion mit MRE hatte
   oder
1. chronische Wunden/Hautläsionen aufweist.

Darüber hinaus sollte ein MRE-Screening erfolgen, wenn der Patient in der Klinik Kontakte zu besonders vulnerablen Mitpatienten, z. B. aus den Bereichen Intensivmedizin, Kinderchirurgie, Onkologie oder Transplantationsmedizin hat und

1. eine Flüchtlingsanamnese in den letzten 3 Monaten hat
   oder
1. in einer Gemeinschaftseinrichtung untergebracht ist.

Zum Screening benötigte Proben werden von folgenden Körperstellen abgenommen:

- Beide Nasenvorhöfe und Rachen (MRSA) – 1 Tupfer.
- Abstrich von chronischen (schlecht heilenden) Wunden (MRSA).

- Rektalabstrich (multiresistente gramnegative Bakterien; MRGN) – 1 Tupfer ausreichend, Durchtritt durch den Analsphinkter notwendig!
- Bei Kindern und Jugendlichen, die vor oder während ihrer Flucht in stationärer medizinischer Behandlung waren und die stationär im Krankenhaus aufgenommen werden müssen, soll zusätzlich ein Screening auf carbapenemresistente Acinetobacter spp. (auf entsprechenden Selektivmedien; mit dem Labor abzustimmen) erwogen werden. Dazu erfolgt 1 Abstrich (Kombiabstrich) bukkal, von beiden Axillae, Leisten und rektal (26).

Bis zum Erhalt der MRE-Screening-Ergebnisse wird bei stationären Patienten eine Kontaktisolierung im Einzelzimmer empfohlen (soweit dies die baulichen Bedingungen bzw. die Aufnahmekapazitäten zulassen). Selbstverständlich können Kinder aus der gleichen Familie (bzw. der gleichen Wohnung) dabei kohortiert werden.

PRAKTISCHE DURCHFÜHRUNG/DOKUMENTATION

Flüchtlinge im Kindes- und Jugendalter werden nach Ihrer Ankunft in Deutschland häufig zunächst für kurze Zeit in Erstaufnahmeeinrichtungen und nachfolgend in Gemeinschaftsunterkünften oder Wohnungen untergebracht. Hierdurch kommen die Kinder- und Jugendlichen häufig an verschiedenen Stellen mit dem Gesundheitswesen in Kontakt.
Frühzeitig nach Ankunft in Deutschland sollte eine Untersuchung aller minderjährigen Flüchtlinge durch einen Arzt, idealerweise für Kinder- und Jugendmedizin, erfolgen. Die Untersuchung sollte – wenn möglich – in Anwesenheit der Eltern bzw. Sorgeberechtigten erfolgen. Zudem muss eine adäquate Verständigung sichergestellt werden, wozu häufig ein Dolmetscher notwendig ist.
Wichtig ist eine strukturierte Dokumentation der Untersuchungsergebnisse. Hierdurch werden ein Verlust relevanter Befunde und redundante Untersuchungen vermieden.
Für die Dokumentation von Anamnese, Untersuchungsbefunde sowie der Laborergebnisse steht z. B. das Bremer Gesundheitsheft zur Verfügung (2).
Impfungen sollten darüber hinaus im offiziellen gelben Impfausweis dokumentiert werden. Zudem sollen die Patienten aufgefordert werden, digitale Kopien der Dokumentation auf ihrem Mobiltelefon zu speichern.

CHECKLISTE HANDLUNGSEMPFEHLUNGEN (➤ TAB. A7-4)

Ein **Screening** ist empfohlen bei Herkunft aus einem Land mit erhöhter Prävalenz.
Hepatitis C: Afrika, Naher und Mittlerer Osten, Osteuropa.
HIV: Afrika südlich der Sahara, Osteuropa, zudem sollte ein Test bei Risikokonstellationen und in jeder Schwangerschaft erfolgen. Weiterhin ist es sinnvoll generell im Rahmen der Erstuntersuchung einen Test anzubieten.
Schistosomiasis: insbesondere Subsahara-Afrika und bei Herkunft oder Aufenthalt entlang des Nils.
Trypanosoma cruzi: Lateinamerika (insbesondere Bolivien).

AUSBLICK UND POLITISCHE FORDERUNGEN

Seit 2015 kamen jährlich zwischen 40.000 und 200.000 minderjährige Flüchtlinge nach Deutschland. Auch für die kommenden Jahre ist eine hohe Zahl an Flüchtlingen zu erwarten, aktuell insbesondere aus dem Kriegsgebiet in der Ukraine. Die medizinische Versorgung dieser Kinder und Jugendlichen ist von großer Bedeutung, in vielerlei Hinsicht jedoch herausfordernd. Die Sprachbarriere erfordert häufig den Einsatz eines im medizinisch-fachlichen Sinne vertrauenswürdigen Dolmetschers. Kulturelle Besonderheiten sind zu berücksichtigen. Der besonders wichtige Besuch von Kindergarten, Schulen und Sportvereinen etc. (Integration

Tab. A7-4 Checkliste der empfohlenen Untersuchungen bei Flüchtlingen im Kindes- und Jugendalter

Wer	Was
Alle	Anamnese zu aktuellen und chronischen Erkrankungen inkl. Impfstatus und stattgehabte Operationen
	Familienanamnese und Begleitpersonen
	Anamnese zur Flucht
	Relevante psychische Erkrankungen oder Belastungen
	Anthropometrische Daten
	Allgemeine körperliche Untersuchung
	Weitere Untersuchungen: Seh- und Hörtest, Entwicklungsstatus
	Blutdruck
	Impfstatus (inkl. Nachholimpfungen und Dokumentation)
	Blutbild mit Differenzialblutbild
	Tuberkulose: IGRA oder ggf. THT (<5 Jahren); ggf. ab 15 Jahre Thorax-Röntgen
	Hepatitis-B-Serologie (HBs-Antigen)
Herkunft	Hepatitis-C-Serologie (HCV-Antikörper)
	HIV-1/2-Screening-Test (p24-Antigen + HIV-1/2-Antikörper)
	Schistosomiasis (Serologie)
	Trypanosoma cruzi (Serologie)
Risiko	Strongyloidose (Serologie): vor geplanter Immunsuppression
	MRE-Screening: vor stationärem Aufenthalt bei Risikokonstellation

und Teilhabe, schneller Erwerb u.a. von Sprachkenntnissen) soll organisiert und vermittelt werden. Medizinische Befunde aus dem Herkunftsland sind häufig nicht vorhanden und die Durchführung des in dieser Leitlinie vorgeschlagenen Untersuchungsprogramms erfordert spezielle medizinische Kenntnisse sowie personelle und räumliche Ressourcen.

Für all diese Dinge gibt es aber weder im stationären noch im ambulanten Sektor ausreichende personelle Ressourcen oder eine adäquate Vergütung. Wünschenswert ist es daher, dass für die auch in Zukunft zu erwartende hohe Zahl minderjähriger Flüchtlinge die Rahmenbedingungen für eine adäquate medizinische Versorgung mit strukturierten Erst- und Vorsorgeuntersuchungen entwickelt werden.

HILFREICHES MATERIAL UND LINKS

- Informationen zu Impfungen des Robert Koch-Instituts, jährlich publiziert im Epidemiologischen Bulletin 4, zuletzt: www.rki.de/DE/Themen/Infektionskrankheiten/Impfen/Staendige-Impfkommission/Empfehlungen-der-STIKO/Empfehlungen/Impfkalender.html
- Übersicht über die in einzelnen Ländern empfohlenen Impfungen:
  - ECDC: https://vaccine-schedule.ecdc.europa.eu/
  - WHO: https://apps.who.int/immunization_monitoring/globalsummary/schedules

- Internationale Perzentilen: WHO child growths standards based on length/height, weight and age: www.who.int/tools/child-growth-standards (16)
- Bremer Gesundheitsheft: www.gesundheitsamt.bremen.de/fluechtlinge-15222?wdLOR=c09AA024E-4241-0846-AC6D-B6C95465D9C0&web=1
- Medizinische Maßnahmen bei immigrierenden Kindern und Jugendlichen – Aktualisierung vom 28.2.2018 (Empfehlungen der Kommission für Infektionskrankheiten und Impfragen sowie der Kommission für Globale Kindergesundheit der Deutschen Akademie für Kinder- und Jugendmedizin [DAKJ]): www.buendnis-kjg.de/stellungnahmen/medizinische-massnahmen-bei-immigrierenden-kindern-und-jugendlichen-langversion/
- Stellungnahme der Deutschen Akademie für Kinder- und Jugendmedizin (DAKJ) zur Situation von unbegleiteten minderjährigen Flüchtlingen (2018): www.buendnis-kjg.de /stellungnahmen/stellungnahme-der-deutschen-akademie-fuer-kinder-und-jugendmedizin-dakj-zur-situation-von-unbegleiteten-minderjaehrigen-fluechtlingen/
- Stellungnahme der Kommission Globale Kindergesundheit der Deutschen Akademie für Kinder- und Jugendmedizin (DAKJ) zur pädiatrischen Gesundheitsversorgung von minderjährigen Flüchtlingen und Asylbewerbern (2016): www.buendnis-kjg.de/stellungnahmen/paediatrische-gesundheitsversorgung-von-minderjaehrigen-fluechtlingen-und-asylbewerbern/
- Hinweise des Robert Koch-Instituts für den Öffentlichen Gesundheitsdienst (ÖGD) und zur Meldung nach IfSG verpflichtete Personen und Einrichtungen zum Management von Ausbrüchen in Gemeinschaftsunterkünften von Geflüchteten (2024): www.rki.de/DE/Content/GesundAZ/F/Flucht/Management_Ausbruch.html
- Stellungnahme des Robert Koch-Instituts zur Untersuchung von Tuberkulose bei asylsuchenden Kindern und Jugendlichen unter 15 Jahren (2015): www.rki.de/DE/Content/InfAZ/T/Tuberkulose/Tuberkulose-Screening_Kinder.html
- Impfaufklärungsvideo in verschiedenen Sprachen: www.refudocs.de/startseite/
- Erklärung wichtiger Aspekte der Tuberkulose: www.explaintb.org/app-3/
- Überblick über BCG-Impfschemata in einzelnen Ländern: www.bcgatlas.org

BEGRÜNDUNG DER VORGESCHLAGENEN SCREENING-UNTERSUCHUNGEN

Blutbild

Untersuchungen bei Kindern und Jugendlichen Flüchtlingen in Deutschland (27) und Kanada (28) ergaben übereinstimmend eine Prävalenz von rund 22 % für Anämien (Hämoglobin unterhalb des altersentsprechenden Referenzwerts). Das höchste Risiko einer Anämie besteht bei Kindern < 5 Jahren sowie schwangeren Frauen (29). Ursächlich für das erhöhte Risiko einer Anämie bei Flüchtlingen sind in erster Linie ein unzureichender Ernährungsstatus (Eisenmangel) sowie Hämoglobinopathien (u. a. Thalassämie, Sichelzellerkrankung), Infektionserkrankungen (z. B. intestinale Helminthosen, Schistosomiasis) und andere chronische Erkrankungen (30). Es ist bekannt, dass Anämien bei schwangeren Frauen einen Risikofaktor für Frühgeburtlichkeit und niedrigeres Geburtsgewicht darstellen (31). Darüber hinaus werden bei Kindern negative Auswirkungen auf die neurologische Entwicklung diskutiert (32).

Anämien sind durch ein Blutbild einfach und sicher zu diagnostizieren und in vielen Fällen nachfolgend auch einfach behandelbar. Daher wird die Bestimmung eines Blutbilds nach Ankunft für alle Flüchtlinge im Kindes- und Jugendalter empfohlen.

Eine Eosinophilie (> 500–1000/µl; Grenzwert in der Literatur nicht eindeutig definiert) im peripheren Blut sollte zum Anlass genommen werden, die Diagnostik zum Nachweis oder Ausschluss einer Filariose, einer Infektion mit Schistosomen, Zwergfadenwurm (Strongyloides spp.), Zwergbandwurm (Hymenolepis spp.) und/oder intestinalen Helminthen zu erwägen und gegebenenfalls mit dem parasitologischen Labor abzusprechen. Anzumerken ist hier, dass die Datenlage zu dem diagnostischen Wert der Eosinophilie bei minderjährigen Flücht-

lingen begrenzt ist. Insgesamt scheint die Spezifität und Sensitivität der Eosinophilie hinsichtlich parasitärer Erkrankungen begrenzt zu sein (20, 33). Eine Stuhldiagnostik auf intestinale Parasitosen sollte nicht routinemäßig, sondern nur bei klinischem Verdacht durchgeführt werden.
Eine Diagnostik auf Hämoparasitosen, wie Malaria oder Leishmaniose, wird ebenfalls nur bei Auftreten von Symptomen empfohlen.

Tuberkulose

Begründet wird die medizinische Notwendigkeit eines routinemäßigen Screenings mit der erhöhten Prävalenz der Tuberkulose innerhalb von Risikopopulationen wie Flüchtlingen und Migranten speziell aus Hochendemiegebieten.
Bei in den vergangenen Jahren in Deutschland durchgeführten Untersuchungen lag die Rate positiver IGRA-Testergebnisse unter minderjährigen Flüchtlingen in Deutschland im Bereich 6,8 % (Kinder bis 15 Jahre [34]) bis 13,9 % (unbegleitete minderjährige Flüchtlinge [35]).
Zum Vergleich beträgt liegt die Tuberkuloseinzidenz in der deutschen Allgemeinbevölkerung bei ca. 6/100.000.
Interessanterweise zeigten die in Deutschland erfolgten Untersuchungen eine vergleichbare Prävalenz der latenten Tuberkulose bei Kindern aus bekannten Hoch- (z. B. Afghanistan) und Niedrigprävalenzländern (z. B. Syrien; [34]). Hier kann es im Rahmen der Flucht und unter erschwerten Lebensbedingungen mit reduzierter Hygiene zu einer Tuberkuloseexposition gekommen sein.
In einem Review, der die nationalen Prävalenzdaten mit jenen in Krisenregionen verglich, konnte zudem gezeigt werden, dass die Raten in Krisenregionen 2- bis 20-fach erhöht sind (36). Aufgrund dieser Erkenntnisse erscheint es sinnvoll und pragmatisch, bei der Durchführung eines Tuberkulosescreenings keinen Unterschied zwischen Kindern und Jugendlichen aus Herkunftsländern mit hoher und niedriger Tuberkuloseprävalenz zu machen.
In die Abwägung eines routinemäßigen Tuberkulosescreenings muss mit einbezogen werden, dass das Risiko einer Tuberkuloseübertragung durch Kinder deutlich geringer ist als durch Erwachsene (auch wenn Ansteckungen durch sputumnegative Kinder und durch Sauglinge in Einzelfällen beschrieben sind). Andererseits ist das Risiko, bei einer Tuberkuloseinfektion eine aktive Tuberkulose zu entwickeln, in den ersten Lebensjahren deutlich erhöht. Insbesondere bei jungen Kindern kann das Erkennen einer latenten Tuberkulose mit nachfolgender Chemoprävention somit schwere Krankheitsverläufe verhindern. Schließlich haben Kinder und Jugendliche aufgrund ihres noch jungen Alters eine längere Lebensspanne, in der sich eine latente Tuberkulose zu einer aktiven Erkrankung entwickeln kann. Das Screening auf eine Tuberkulose kann somit die Erkrankung beim individuellen Patienten verhindern und gleichzeitig die Anzahl infektiöser Patienten in der Zukunft reduzieren. Wenn möglich sollten bei einem bekannten Expositionsereignis im Umfeld des Kindes die mikrobiologischen Informationen zum Indexfall erhoben werden. Insbesondere bei Kindern aus Gebieten mit einer höheren MDR-TB-Rate (z. B. der Ukraine) kann nur so eine adäquate Chemoprävention sichergestellt werden.
Angesichts des aktuellen Krieges in der Ukraine ist anzumerken, dass dort die Tuberkuloseinzidenz mit 73 Fällen/100.000 Einwohnern hoch ist. In der Ukraine treten auch häufig multiresistente Tuberkulosefälle (MDR-TB) auf (24–29 % bei Neudiagnosen bzw. 32–46 % bei vorbehandelten Personen [37]). Daher zählt die WHO die Ukraine zu den High Burden Countries für MDR-TB (38). Ebenso stellen Ko-Infektionen mit HIV ein relevantes Problem dar. Etwa 260.000 Menschen sind in der Ukraine mit HIV infiziert, was rund 0,6 % der Gesamtbevölkerung entspricht. In > 20 % der Fälle liegt bei einer Tuberkulose gleichzeitig eine HIV-Infektion vor (37). Grundsätzlich gilt es, eine rasche Weiterbehandlung von bereits diagnosti-

zierten und therapierten Kindern und Jugendlichen sowie Erwachsenen zu ermöglichen, da eine Unterbrechung der Behandlung den Therapieerfolg gefährdet und zu weiteren Medikamentenresistenzen führen kann.
Aktuelle Tuberkuloseinzidenzen werden jährlich im Tuberkulose-Report der WHO publiziert (38) und sind auch als App verfügbar (39).
Detaillierte Informationen zur Testung sowie der Therapie der Tuberkulose im Kindes- und Jugendalter finden sich in der AWMF-S2k-Leitlinie zur „Diagnostik, Prävention und Therapie der Tuberkulose im Kindes- und Jugendalter“ (17).

Hepatitis B

Eine chronische Hepatitis B (HBs-Ag-Positivität) ließ sich in verschiedenen Untersuchungen bei 3,3 % (Erwachsene ab 15 Jahre [40]) bzw. 7,7 % (unbegleitete minderjährige Flüchtlinge [20]) nachweisen. Die Prävalenz eines positiven HBs-Ag-Nachweises ist dabei stark herkunftsabhängig und liegt bei Flüchtlingen aus Afrika südlich der Sahara häufig bei > 10 %, während bei Flüchtlingen aus dem Irak, aus Syrien und Afghanistan Prävalenzen zwischen etwa 1 % und 4 % berichtet wurden (40). Zum Vergleich liegt die HBs-Ag-Prävalenz in der deutschen Allgemeinbevölkerung bei 0,4 % (41), bei Kindern ist eine noch niedrigere Prävalenz zu erwarten.
Insgesamt besteht somit bei allen derzeitigen Flüchtlingsgruppen eine im Vergleich zur deutschen Allgemeinbevölkerung erhöhte HBs-Ag-Prävalenz. Bei Kindern und Jugendlichen mit chronischer Hepatitis-B-Infektion besteht eine Indikation zu regelmäßiger Überwachung der Infektiosität und Leberfunktion. In bestimmten Fällen ist eine antivirale Therapie angezeigt. Als weitere Konsequenz wird der Hepatitis-B-Impfstatus bei engen Kontaktpersonen serologisch überprüft und gegebenenfalls komplettiert. Eine Metaanalyse ergab, dass ein HBV-Screening bei Erwachsenen und Kindern aus Ländern mit erhöhter HBV-Prävalenz mit anschließender Behandlung und präventiver Impfung enger Kontaktpersonen kosteneffektiv ist (42).
Aufgrund der je nach Alter und Herkunftsland gering bis stark erhöhten Wahrscheinlichkeit einer chronischen Hepatitis-B-Infektion, des einfachen serologischen Nachweises mittels HBs-Ag sowie der daraus resultierenden therapeutischen Konsequenz wird die Bestimmung des HBs-Ag für alle Flüchtlinge im Kindes- und Jugendalter empfohlen.
Anzumerken ist, dass die Wahrscheinlichkeit einer Hepatitis-B-Infektion für bestimmte Flüchtlingsgruppen (v. a. junge Kinder aus Syrien und dem Irak) vermutlich gegenüber der deutschen Allgemeinbevölkerung nur leicht erhöht ist (43). Allerdings liegen hierzu nur beschränkt Daten vor und es wird auch in Zukunft kaum möglich sein, für alle Altersgruppen, Herkunftsländer und Fluchtwege konkrete und aktuelle Daten zur HBs-Ag-Prävalenz zu erhalten. Aus pragmatischen Gründen scheint somit eine generelle Screening-Empfehlung gerechtfertigt.

Hepatitis C

Die Prävalenz eines positiven Hepatitis-C-Antikörper-Nachweises (Anti-HCV) lag in einer deutschen Untersuchung bei Flüchtlingen und Asylsuchenden über alle Altersstufen bei 1,2 %, bei insgesamt 0,7 % war HCV-RNA und somit eine chronische Hepatitis C nachweisbar (44). In einer Metaanalyse lag die Anti-HCV-Prävalenz über alle Altersstufen bei 1,9 %, bei Kindern bei 0,6 % (45). Die Prävalenz der Hepatitis C steigt somit mit zunehmendem Alter an und ist zudem stark herkunftsabhängig, mit den höchsten Infektionsraten in Ländern Afrikas und Asiens (45). Die Prävalenz der Hepatitis-C-Infektion lag bei vorangegangenen Untersuchungen in der deutschen Allgemeinbevölkerung bei 0,3 % (46) und somit unterhalb der Prävalenz in den verschiedenen Flüchtlingsgruppen.
Kinder mit einer chronischen Hepatitis C sind häufig für lange Zeit asymptomatisch. Nach perinataler Infektion besteht die Chance einer Spontanheilung, bei Kindern > 3 Jahre wird

diese jedoch unwahrscheinlich (47). In den letzten Jahren gab es wesentliche Fortschritte in der antiviralen Therapie der Hepatitis C mit vom Serotyp abhängigen Heilungsraten von > 95 %. Bei Kindern besteht eine Zulassung für antivirale Medikamente ab dem Alter von 3 Jahren (Stand März 2022). Daher wird empfohlen, die Bestimmung von Anti-HCV insbesondere Flüchtlingen aus Hochprävalenzländern anzubieten. Hierzu gehören beispielsweise zahlreiche afrikanische Länder sowie weite Gebiete des Nahen und Mittleren Ostens (u. a. Ägypten, aber auch Syrien und Pakistan).

HIV

Die Seroprävalenz von HIV-Antikörpern lag in deutschen Untersuchungen bei erwachsenen Flüchtlingen bei 0,25 % (48) bzw. 0,4 % bei unbegleiteten minderjährigen Flüchtlingen (20). Die größte Untersuchung mit mehr als 95.000 Personen wurde an erwachsenen Flüchtlingen durchgeführt. Hier war der Antikörper-Suchtest bei 0,7 % positiv, nachfolgend wurde bei 0,3 % eine HIV-Infektion diagnostiziert. Insgesamt entsprach die HIV-Prävalenz bei den untersuchten Flüchtlingen weitgehend der bekannten Prävalenz der Herkunftsländer. So wurde bei Flüchtlingen aus Ländern mit niedriger HIV-Prävalenz in 0,03 % (Syrien) bzw. 0,05 % (Afghanistan) eine HIV-Infektion festgestellt, während die Prävalenz bei Herkunft aus Afrika südlich der Sahara deutlich höher lag (40). Ein erhöhtes Infektionsrisiko besteht zudem bei Flüchtlingen, insbesondere jungen Frauen, mit Sekundärmigration, also nach einem Aufenthalt in einem Transitland (49).
Zum Vergleich liegt die HIV-Prävalenz in der deutschen Allgemeinbevölkerung bei etwa 0,1 %. Aktuell sind mehr als die Hälfte aller HIV-positiven Minderjährigen in Europa Migranten. In dieser Gruppe liegt der Beginn einer antiretroviralen Therapie in einem späteren Lebensalter und es zeigt sich ein Trend zu höherer Progression zu AIDS und Todesfällen im Vergleich zu in Europa geborenen Kindern- und Jugendlichen (50).
Zusammenfassend besteht für minderjährige Flüchtlinge aus Hochprävalenzländern (insbesondere Subsahara-Afrika, aber auch Osteuropa) sowie für bestimmte Risikogruppen eine erhöhte Wahrscheinlichkeit einer HIV-Infektion und ein besonderes Risiko für eine zu späte Therapie der Erkrankung. Die Gelegenheit einer Untersuchung nach Ankunft in Deutschland sollte zum Anlass genommen werden, allen minderjährigen Flüchtlingen, insbesondere bei Herkunft aus Hochprävalenzländern, ein HIV-Screening anzubieten.

Schistosomiasis

Weltweit ist die Schistosomiasis eine häufige Erkrankung. Es wird geschätzt, dass mehr als 200 Mio. Menschen infiziert sind. Über 90 % der Infektionen treten in Afrika südlich der Sahara bzw. entlang des Nils auf. Neben Afrika ist die intestinale Schistosomiasis auch in Teilen Asiens und Südamerikas vertreten (u. a. östliches Brasilien, Venezuela, Yemen, China, Laos, Kambodscha, Philippinen, Sulawesi in Indonesien). Die urogenitale Form der Schistosomiasis *(Schistosoma haematobium)* ist mit minimalen Ausnahmen ausschließlich auf den afrikanischen Kontinent begrenzt.
Bei einer Untersuchung an 164 unbegleiteten minderjährigen Flüchtlingen (hiervon > 90 % aus Afrika südlich der Sahara) wurde eine intestinale Schistosomiasis bei rund 7 % und eine urogenitale Schistosomiasis bei rund 6 % in Stuhl- bzw. Urinproben nachgewiesen (20). Die Rate einer positiven Schistosomiasis-Serologie als Hinweis auf eine chronische oder bereits ausgeheilte vorangegangene Infektion lag in einer deutschen Untersuchung bei minderjährigen Flüchtlingen aus Afrika südlich der Sahara bei rund 25 % (51), in einer Untersuchung aus Italien bei > 90 % (52).
Die Schistosomiasis kann oral mit Praziquantel einfach und sicher behandelt werden. Unbehandelt besteht die Gefahr schwerwiegender Organkomplikationen. Daher wird ein Screening

aller Flüchtlinge aus Ländern Afrikas südlich der Sahara oder entlang des Nils bzw. mit Herkunft aus Endemiegebieten mittels einer Schistosomiasis-Serologie empfohlen. Der Nachweis spezifischer Antikörper ist dann entsprechend der aktuellen AWMF-Leitlinie abzuklären (19).

Strongyloidose

Die Strongyloidose ist eine weltweit häufige Parasitose, die v.a. in tropischen und subtropischen Gebieten auftritt. Die Infektion kann durch Autoinfektion über Jahrzehnte überwiegend asymptomatisch persistieren. Bei Immunsuppression kann sich jedoch ein lebensbedrohliches Krankheitsbild entwickeln (53, 54).

Bei 119 Stuhluntersuchungen von unbegleiteten minderjährigen Flüchtlingen wurde in 0,8 % der Fälle eine Strongyloidose festgestellt (20). In einer Metaanalyse wurde die Rate positiver Serologiebefunde mit rund 10 % aller Flüchtlinge angegeben, mit der höchsten Rate (16,8 %) bei Herkunft aus Ländern Afrikas südlich der Sahara (43).

Die Strongyloidose wird mit Ivermectin behandelt, wodurch bei erstmaliger Therapie Heilungsraten von rund 80 % erzielt werden (55).

Da die chronische Infektion bei Menschen ohne schwere Vorerkrankungen fast immer asymptomatisch bleibt, erscheint ein generelles Screening aller Flüchtlinge nicht gerechtfertigt. Bei Risikopersonen, insbesondere bei Vorliegen einer HIV-Erkrankung oder bei bzw. vor geplanter Immunsuppression sollte eine gezielte Untersuchung mittels Serologie sowie spezieller parasitologischer und molekularbiologischer Stuhldiagnostik durchgeführt werden.

Venerische Syphilis *(Treponema pallidum)*

Bei Kindern ist insbesondere die konnatale Syphilis von klinischer Bedeutung. Es wird geschätzt, dass jährlich mehr als 1 Mio. Fälle konnataler Syphilis auftreten (56). Eine vertikal übertragene Syphilis kann zu Aborten und Frühgeburtlichkeit führen. Bei infizierten Neugeborenen besteht ein weites Spektrum klinischer Symptome, nicht selten sind infizierte Neugeborene aber asymptomatisch. Auch bei primär asymptomatischen Neugeborenen kann sich im Verlauf eine konnatale Syphilis spät klinisch manifestieren. Diese Lues connata tarda ist definiert durch das Auftreten klinischer Symptome im Alter > 2 Jahre und manifestiert sich an einer Vielzahl von Organen, u.a. als Keratitis und sensorineurale Schwerhörigkeit.

Durch eine Behandlung der Schwangeren sowie durch eine frühzeitige Behandlung der infizierten Säuglinge in den ersten 3 Lebensmonaten kann die klinische Manifestation der Lues connata meist erfolgreich verhindert werden.

Die Seroprävalenz von *Treponema-pallidum*-Antikörpern lag bei Untersuchungen an Flüchtlingen in Deutschland bei 0,13 % (alle Altersgruppen [48]). Dabei kann der Screening-Test nicht zwischen venerischen und nichtvenerischen Treponematosen (z.B. Frambösie, Pinta) unterscheiden. Deswegen erfordert ein positiver Screening-Test eine weitere Abklärung. Aktuelle Daten zur Prävalenz der Syphilis bei minderjährigen Flüchtlingen liegen nicht vor.

Aufgrund dieses Mangels an Daten und der eingeschränkten Therapieeffektivität bei Kindern älter als 3 Monate wird kein generelles Screening auf *Treponema pallidum* empfohlen. Stattdessen soll entsprechend den Mutterschaftsrichtlinien eine gezielte Untersuchung von Schwangeren durchgeführt werden. Zudem sollten behandelnde Ärzte die Möglichkeit einer konnatalen Syphilis bei minderjährigen Flüchtlingen bei entsprechenden Symptomen bedenken.

Chagas-Krankheit *(Trypanosoma cruzi)*

Die Chagas-Krankheit ist in Lateinamerika endemisch, die Verbreitung reicht vom Süden der USA bis in den Norden von Argentinien und Chile (57). Die höchsten Erkrankungsraten werden aus Bolivien berichtet, hier kann eine Infektion mit *T. cruzi* bei etwa 15 % der schwangeren Frauen (58) und etwa 60 % der Personen mit Herzerkrankungen nachgewiesen werden (59).

Bei Kindern ist besonders die konnatale Chagas-Erkrankung relevant. Etwa 1–10 % der Neugeborenen von infizierten schwangeren Frauen entwickeln eine konnatale Infektion. Als klinische Manifestation treten ein niedriges Geburtsgewicht, Anämien sowie selten schwere neurologische und respiratorische Komplikationen auf (60).
Ein Screening von Migranten aus Lateinamerika wird in **Spanien** durchgeführt. Hierbei zeigte sich eine *T.-cruzi*-Prävalenz von rund 6 % (61). Neugeborene infizierter Mütter werden auf das Vorliegen einer konnatalen Infektion untersucht. Im Falle einer konnatalen Infektion besteht eine Behandlungsindikation mit Benznidazol oder Nifurtimox (62). Die Therapie ist gut verträglich und effektiv mit serologischen Heilungsraten von > 90 % (62, 63). Eine ökonomische Analyse aus den USA zeigte, dass ein generelles maternales Screening bereits bei sehr geringer mütterlicher Prävalenz und niedrigen vertikalen Transmissionsraten eine kostensparende Maßnahme darstellt (64). Aus diesen Gründen erscheint ein generelles Screening von Mädchen und Frauen im gebärfähigen Alter aus Lateinamerika (insbesondere Bolivien) sinnvoll.
Die chronische Chagas-Erkrankung manifestiert sich klinisch üblicherweise Jahre bis Jahrzehnte nach der Infektion durch eine Kardiomyopathie, seltener durch gastrointestinale Erkrankungen (z. B. Achalasie). Die Frage, ob eine frühe Behandlung einer Infektion die spätere Entwicklung der chronischen Chagas-Erkrankung verhindern kann, ist aufgrund der langen Zeit zwischen Erstinfektion und der Manifestation chronischer Erkrankung schwer zu beantworten. Generell wird jedoch davon ausgegangen, dass eine Behandlung möglichst frühzeitig nach der Primärinfektion erfolgen sollte.
Kinder im Alter von 7 bis 12 Jahren verlieren nach Behandlung mit Benznidazol zu mehr als 50 % Antikörper gegen *T. cruzi,* jedoch nur 5 % in der Plazebogruppe (65). Aus diesem Grund wird eine generelle Screening-Empfehlung für Kinder und Jugendliche aus Endemiegebieten ausgesprochen.

Zystizerkose

Die Zystizerkose, die durch Larven des Schweinebandwurms *(Taenia solium)* verursacht wird, ist in vielen Gebieten Asiens, Afrikas südlich der Sahara sowie in Zentral- und Südamerika endemisch (21). Hohe Prävalenzen intrazerebraler Verkalkungen als Zeichen einer Neurozystizerkose finden sich v. a. in ländlichen Gebieten (66). Dort ist die Neurozystizerkose auch eine häufige Ursache von Epilepsie.
Allerdings entwickelt vermutlich nur ein kleiner Teil der infizierten Personen neurologische Symptome (67). Zudem gibt es, bei dünner Datenlage, keinen Nachweis für einen positiven Effekt eines generellen serologischen Screenings bei asymptomatischen Personen (68). Daher ist ein generelles Screening derzeit nicht empfohlen. Sinnvoll ist eine gezielte Diagnostik bei entsprechenden neurologischen Symptomen.

Zystische Echinokokkose *(Echinococcus granulosus)*

Die zystische Echinokokkose ist endemisch u. a. im Nahen Osten, in Gebieten in Afrika südlich der Sahara sowie in Südamerika.
Infektionen des Menschen entstehen durch die Ingestion infektiöser Eier, die üblicherweise von Hunden ausgeschieden werden. Nach der Infektion entwickeln sich über einen Zeitraum von üblicherweise Jahren Zysten in verschiedenen Geweben. Betroffen sind hierbei am häufigsten die Leber sowie die Lunge.
Die Infektion ist zunächst asymptomatisch, bei Infektion im Kindes- und Jugendalter treten klinische Symptome zumeist erst im Erwachsenenalter auf.
Screening-Methode der Wahl zur Detektion der zystischen Echinokokkose ist eine Sonografie des Abdomens, die serologische Untersuchung weist im Vergleich eine niedrige Sensitivität auf (69, 70).

Allerdings liegen keine belastbaren Daten zur Prävalenz der zystischen Echinokokkose bei minderjährigen Flüchtlingen vor. Zudem erscheint ein generelles Screening mittels Sonografie wenig praktikabel. Daher kann derzeit kein generelles Screening empfohlen werden

Screening auf multiresistente Erreger (MRE)

Screening-Untersuchungen auf multiresistente Erreger (MRE) umfassen methicillinresistente *Staphylococcus aureus* (MRSA) sowie multiresistente gramnegative Erreger (MRGN). Innerhalb Europas nimmt die MRE-Prävalenz tendenziell von Norden nach Süden zu (71). Dadurch ist auch bei Flüchtlingen, die aus Ländern mit erhöhter MRE-Prävalenz nach Deutschland kommen mit einer vermehrten Kolonisation durch MRE zu rechnen. Besondere Risikofaktoren sind vorangegangene Krankenhausaufenthalte bzw. Kontakt zum Gesundheitssystem in Hochprävalenzländern.
Zur MRE-Prävalenz bei minderjährigen Flüchtlingen liegen mehrere Untersuchungen bei stationär behandelten Patienten in Deutschland vor. Hierbei wurden MRE-Prävalenzen von rund 33 % (72) sowie in einer anderen Untersuchung eine MRGN-Prävalenz von rund 41 % festgestellt (73). Die Prävalenz von MRE liegt bei minderjährigen Flüchtlingen somit deutlich höher als in der deutschen Allgemeinbevölkerung (73). Weitere europäische Studien an Flüchtlingen sowohl im Kindes- (74) als auch im Erwachsenenalter (75) bestätigen die erhöhte Prävalenz von MRE. Mit zunehmender Dauer des Aufenthalts in Deutschland ist eine Abnahme der MRE-Prävalenz zu beobachten (73).In einer aktuell zirkulierenden Information der Bundeswehr, erstellt in Zusammenarbeit mit dem Nationalen Referenzzentrum für gramnegative Krankenhauserreger (persönliche Kommunikation R. Bialek), wird die Häufigkeit von Resistenzen gegen Carbapeneme (4MRGN) bei Bakterienisolaten von Patienten in Gesundheitseinrichtungen in der Ukraine im Jahr 2020 mitgeteilt. Danach wiesen 5 % der *E.-coli*-Isolate, 54 % der *Klebsiella pneumoniae* und 77 % der Isolate von Acinetobacter spp. eine Resistenz gegen Carbapeneme auf. Der optimale Ort zum Screening auf Bakterien der Gattung Acinetobacter wurde bislang nicht ermittelt. Studien von Ausbruchsgeschehen zeigen jedoch, dass die Nachweisrate Infizierter durch Untersuchungen von Hautabstrichen signifikant erhöht werden kann. In Anbetracht der o. a. Häufigkeit von Acinetobacter spp. 4MRGN wurde das MRE-Screening um einen kombinierten Abstrich der Innenseite der Wangen, der Haut beider Axillae und beider Leisten sowie des Rektums erweitert. Da die Abstriche im Labor auf MRGN unabhängig von der Spezies untersucht werden, beinhaltet dieser kombinierte Abstrich das MRE-Screening mittels isoliert entnommenem Rektalabstrich, der damit entfällt

VERFAHREN DER KONSENSBILDUNG

Stellungnahme der Deutschen Gesellschaft für Pädiatrische Infektiologie (DGPI e. V.), der Gesellschaft für Tropenpädiatrie und Internationale Kindergesundheit (GTP e. V.), des Berufsverbandes der Kinder- und Jugendärzte (BVKJ e. V.) und der Deutschen Gesellschaft für Kinder- und Jugendmedizin (DGKJ e. V.)

Unter Mitarbeit von Vertretern der folgenden Fachgesellschaften und Organisationen:
- Berufsverband der Ärztinnen und Ärzte des Öffentlichen Gesundheitsdienstes (BVÖGD)
- Deutsche Gesellschaft für Kinderchirurgie (DGKCH)
- Deutsche Gesellschaft für Gynäkologie und Geburtshilfe (DGGG)
- Deutsche Gesellschaft für Allgemeinmedizin und Familienmedizin (DEGAM)
- Bündnis Kinder- und Jugendgesundheit e. V. (früher Deutsche Akademie für Kinder- und Jugendmedizin, DAKJ)

- Deutsche Gesellschaft für Tropenmedizin, Reisemedizin und Globale Gesundheit (DTG)
- Deutsche Gesellschaft für Globale und Tropenchirurgie e. V. (DTC)
- Pädiatrisch Infektiologische Gruppe Schweiz (PIGS)

Federführender Autor
Johannes Pfeil (im Auftrag der DGPI)

Autorinnen/Autoren
Kholoud Assaad (DGPI), Ulrich von Both (DGPI, DAKJ), Aleš Janda (DGPI, DGKJ), Christa Kitz (GTP), Robin Kobbe (DGPI, GTP), Mirjam Kunze (DGGG), Judith Lindert (DGKCH, GTP, DTC), Nicole Ritz (PIGS), Stefan Trapp (BVKJ), Markus Hufnagel (DGPI, DGKJ)

Unter Mitarbeit von:
Ralf Bialek (DGPI), Roland Fressle (BVKJ), Johannes Liese (DGPI, DGKJ), Arne Simon (DGPI), August Stich (DTG)

ADRESSEN

Autorinnen/Autoren

Dr. med. Kholoud Assaad
Gesundheitsamt Rhein-Neckar-Kreis
Kurfürsten-Anlage 38–40
69115 Heidelberg

PD Dr. med. Ulrich von Both
Abteilung für Pädiatrische Infektiologie
Dr. von Haunersches Kinderspital
Lindwurmstr. 4
80337 München

MU Dr. Aleš Janda, MSc, PhD
Universitätsklinik für Kinder- und Jugendmedizin
Eythstr. 24
89075 Ulm

Prof. Dr. med. Markus Hufnagel
Sektion Pädiatrische Rheumatologie und Klinische Infektiologie
Klinik für Allgemeine Kinder- und Jugendmedizin
Kinder- und Jugendklinik
Universitätsklinikum Freiburg
Breisacher Str. 62
79106 Freiburg

Dr. med. Christa Kitz
Praxis für Kinder- und Jugendmedizin
Erwin-Vornberger-Platz 2
97209 Veitshöchheim

PD Dr. med. Robin Kobbe
Zentrum für Innere Medizin
Institut für Infektionsforschung und Impfstoffentwicklung
Universitätsklinikum Hamburg-Eppendorf
Martinistr. 52
20246 Hamburg

PD Dr. med. Mirjam Kunze
Klinik für Frauenheilkunde
Universitätsklinikum Freiburg
Hugstetter Str. 55
79106 Freiburg

Dr. med. Judith Lindert
Klinik für Kinderchirurgie
Universitätsklinikum Schleswig-Holstein
Ratzeburger Allee 160
23538 Lübeck

PD Dr. med. Johannes Pfeil
Praxis für Kinder- und Jugendmedizin
Schnellerstr. 2
74193 Schwaigern

Prof. Dr. med. Nicole Ritz
Luzerner Kantonsspital
Kinderspital
Spitalstr.
6000 Luzern 16
Schweiz

Dr. med. Stefan Trapp
Praxis für Kinder- und Jugendmedizin
Huchtinger Heerstr. 26
28259 Bremen

LITERATUR

Die Literatur zu diesem Beitrag finden Sie unter:
https://register.awmf.org/de/leitlinien/detail/048-017.

B NEONATOLOGIE UND PÄDIATRISCHE INTENSIVMEDIZIN

Juni 2025

Inhaltsverzeichnis

C STOFFWECHSEL-KRANKHEITEN

Inhaltsverzeichnis

E ENDOKRINOLOGIE

Juni 2025

Inhaltsverzeichnis

E1 Kleinwuchs

G. Binder, J. Wölfle

MESSUNG DER KÖRPERHÖHE/-LÄNGE

Die Feststellung eines Kleinwuchses setzt die korrekte Messung der Körperlänge bzw. -höhe voraus.

Die Körperlänge von Säuglingen und Kleinkindern unter 2 Jahren wird im Liegen in einer Messschale oder mit einem Messstab durchgeführt. Dabei braucht es 2 Personen: Die eine hält den Kopf in gerader Stellung an einem Ende des Messaufbaus, während die andere die Beine des Kindes in Streckung bringt, die Füße rechtwinklig anbeugt und die Messung am Fußende ausführt.

Die Körperhöhe von Kindern über 2 Jahre wird im Stehen mit einem fest an der Wand angebrachten Stadiometer auf festem Untergrund gemessen. Dabei sollte Folgendes beachtet werden: Fersen, Gesäß und Schulter berühren die Wand, die Beine sind durchgestreckt, die eng nebeneinanderstehenden Füße berühren in voller Länge den Boden, der Kopf ist gerade ausgerichtet und wird am Kinn vom Untersucher unterstützend gehalten.

Die Messwerte sollen zur Beurteilung in aktuelle populationsspezifische und geschlechtsbezogene Perzentilkurven eingetragen werden.

DEFINITION DES KLEINWUCHSES

Alle Kinder, deren Körperhöhe oder -länge unterhalb des 3. Perzentils ihres Alterskollektivs liegt, sind per Definition kleinwüchsig. Dieses statistische Kriterium erfüllen bei Benutzung aktueller Referenzdaten 3 % aller deutschen Kinder. Kleinwuchs kann bei Geburt vorliegen oder entsteht später durch zu langsames oder zu früh endendes Wachstum.

Wachstumsstörungen im engeren Sinne verursachen eine **Progression** des Kleinwuchses und manifestieren sich durch pathologisches Wachstum mit verminderter Wachstumsgeschwindigkeit (< 25. Perzentil der Wachstumsgeschwindigkeit). Sehr viel häufiger ist der Kleinwuchs ohne Progression, wie z. B. der familiäre Kleinwuchs, der eine Normvariante des kindlichen Wachstums darstellt (10). Auch zur Beurteilung der Wachstumsgeschwindigkeit sollen geeignete Perzentilkurven verwendet werden.

Tab. E1-1 Wachstumsgeschwindigkeiten (cm/Jahr)

Alter (in Jahren)	Jungen	Mädchen
8		5,5 ± 0,8
9		5,1 ± 0,8
10	4,9 ± 0,7	4,7 ± 0,8
11	4,6 ± 0,7	4,6 ±0,8
12	4,2 ± 0,7	5,3 ± 0,8
13	4,5 ± 0,7	
14	4,5 ± 0,7	
15	4,7 ± 0,7	

Bei präpubertären Kindern und Jugendlichen mit dem anamnestischen und/oder klinischen Verdacht auf eine konstitutionelle Verzögerung von Wachstum und Pubertät sollen im Alter von 8–12 Jahren bei Mädchen und 10–15 Jahren bei Jungen die Referenzwerte für die Wachstumsgeschwindigkeit aus der AWMF-Leitlinie „Diagnostik des Wachstumshormonmangels im Kindes- und Jugendalter" (1) angewandt werden (➤ Tab. E1-1).

URSACHEN

Wesentliche Ursachen des Kleinwuchses (15) sind

1. Idiopathischer Kleinwuchs (inkl. familiärer Kleinwuchs)
2. Konstitutionelle Verzögerung von Wachstum und Pubertät
3. Intrauteriner Kleinwuchs (Small for Gestational Age [SGA] ohne Aufholwachstum)
4. Chromosomale Störungen mit Aneuploidie
   a. Ullrich-Turner-Syndrom
   b. Down-Syndrom etc.
5. Syndromale Erkrankungen
   a. Noonan-Syndrom
   b. Silver-Russell-Syndrom
   c. Prader-Willi-Syndrom
   d. DiGeorge-Syndrom (velokardiofaziales Syndrom) etc.
6. Skelettdysplasien (sehr häufig mit disproportioniertem Kleinwuchs)
   a. Achondroplasie
   b. Hypochondroplasie
   c. Spondyloepiphysäre Dysplasie
   d. Dyschondrosteose etc.
7. Malnutrition
8. Organische Ursachen einer Wachstumsstörung
   a. Kardiale Ursachen
   b. Pulmonale Ursachen
   c. Lebererkrankungen
   d. Gastrointestinale Erkrankungen
   e. Renale Ursachen
   f. Chronische Anämien
   g. Muskuläre und neurologische Erkrankungen
   h. Chronisch-entzündliche Erkrankungen
9. Endokrine Erkrankungen
   a. Wachstumshormonmangel
   b. Cushing-Syndrom
   c. Hypothyreose
   d. Leprechaunismus
   e. Diabetes mellitus (Mauriac-Syndrom)
   f. Laron-Syndrom (Wachstumshormonrezeptor-Defekt) und andere Störungen der WH-IGF-I-Achse
10. Metabolische Störungen
   a. Störungen des Kalzium-/Phosphat-Metabolismus
   b. Störungen des Kohlenhydrat-Metabolismus
   c. Störungen des Lipid-Metabolismus
   d. Störungen des Aminosäuren- und Proteinstoffwechsels
   e. Störungen des Knochenstoffwechsels

11. Psychosoziale Ursachen
    a. Psychosoziale Deprivation
    b. Anorexia nervosa
    c. Depression
12. Iatrogene Ursachen
    a. Hoch dosierte systemische Glukokortikoid-Therapie
    b. Hoch dosierte lokale Glukokortikoid-Therapie (Inhalationen, intestinale Klysmen etc.)
    c. Schädel- und Ganzkörperbestrahlung
    d. Chemotherapie

ZUWEISUNGSKRITERIEN FÜR DIE WEITERFÜHRENDE DIAGNOSTISCHE ABKLÄRUNG BEIM SPEZIALISTEN

Das Wachstum von Kindern wird im Rahmen der Vorsorgeuntersuchungen regelmäßig kontrolliert. Folgende Charakteristika sollten Anlass zu einer weiterführenden Diagnostik beim Spezialisten sein (➤ Tab. E1-2 [4]):

Tab. E1-2 Charakteristika für weiterführende Diagnostik

Kinder 0–3 Jahre	
Abweichung von der familiären Zielgröße* ohne Zeichen von Aufholwachstum	Körperlänge/-höhe – Zielgröße < –1,6 SDS**
Schwerer Kleinwuchs	Körperlänge/-höhe < –2,5 SDS
Kinder 3–10 Jahre	
Abweichung von der familiären Zielgröße	Körperhöhe – Zielgröße < –1,6 SDS
Schwerer Kleinwuchs	Körperhöhe < –2,5 SDS
Perzentilkreuzendes Wachstum	Körperhöhenverlust von 1,0 SDS über jeden Zeitraum

* Zielgröße: Mittelwert der Körperhöhen der Eltern +/– 6,5 cm (Korrektur für Geschlecht)
** SDS = Standard Deviation Score; Berechnungstools im Internet: z. B. www.pedz.de

Kleinwüchsige Kinder nach SGA-Geburt, mit syndromalen Aspekten oder disproportioniertem Körperbau sollten unabhängig von den o. g. Kriterien beim Spezialisten vorgestellt werden.

DIAGNOSTIK

Die diagnostische Abklärung des Kleinwuchses sollte von einem pädiatrischen Endokrinologen durchgeführt werden.

Zur Einordnung des Kleinwuchses sollten folgende anamnestische und klinische Daten erhoben werden (die Zahlen beziehen sich auf die Nummerierung der o. g. Ursachen):

- **Ad 1:** Messung der Körperhöhen der Eltern und Geschwister; Berechnung der familiären Zielgröße.
- **Ad 2:** Untersuchung der pubertären Entwicklung des Kindes und Erfragen einer verspäteten Pubertätsentwicklung bei Eltern und älteren Geschwistern, Bestimmung des Knochenalters (Röntgenbild der linken Hand). Bei Bedarf: Berechnung der Endgrößenprognose.

- **Ad 3:** Geburtsmaße; Länge oder Gewicht < –2 SD-Score = SGA per Definition. Bei phänotypischen Hinweisen auf eine genetische Ursache Abklärung mit geeigneter genetischer Analytik; in Einzelfällen kann insbesondere bei Kindern mit syndromalem Kleinwuchs ein klinisches Scoring-System hilfreich sein.
- **Ad 4 und 5:** Vorhandensein von Major-, Minoranomalien oder mentaler Retardierung; Chromosomenanalyse bei Mädchen zum Ausschluss des Ullrich-Turner-Syndroms obligat. Bei Bedarf: gezielte molekulargenetische Diagnostik.
- **Ad 6:** Disproportionen des Skeletts? Messung von Spannweite, Sitzhöhe und Kopfumfang. Bei Bedarf: radiologische Untersuchungen von Schädel, Spina und Röhrenknochen; gezielte molekulargenetische Diagnostik.
- **Ad 7:** Körpergewicht, Kalkulation des BMI, Ernährungsanamnese.
- **Ad 8:** Eingehende internistische Untersuchung und bei Bedarf Blutentnahme zur Bestimmung der folgenden Parameter: Differenzialblutbild, CRP, BSG, Ferritin, Eisen (Anämie, Infektion, Zöliakie, Mukoviszidose); GPT, GOT, γ-GT, AP, Albumin (Hepatopathie); Kreatinin, Harnstoff, Na, K, Ca, Ph, Astrup, Urin-Stix (Nephropathie); IgA-Anti-Endomysium, IgA-Anti-Transglutaminase, Gesamt-IgA (Zoeliakie); bei IgA-Mangel: Anti-Transglutaminase-IgG. Bei Bedarf: Sonografie des Abdomens.
- **Ad 9:** Pathologische Wachstumsgeschwindigkeit? Struma? IGF-1, IGFBP-3 (Wachstumshormonmangel); TSH, fT4 (Hypothyreose). Bei Bedarf: weitere endokrinologische Funktionsdiagnostik und Bildgebung.
- **Ad 10:** Spezifische Stoffwechseldiagnostik bei Verdacht.
- **Ad 11:** Interaktion zwischen Kind und Eltern, Familienanamnese.
- **Ad 12:** Eigenanamnese bezüglich ärztlicher (Vor-)Behandlungen.

THERAPIE

Die endokrinologische Therapie des Kleinwuchses sollte von einem pädiatrischen Endokrinologen durchgeführt werden.

Rekombinantes Wachstumshormon (rhGH)

Erkrankungen mit progredientem Kleinwuchs bedürfen einer spezifischen Therapie. Bei nachgewiesenem Wachstumshormonmangel (s. spezifische AWMF-S2e-Leitlinie zur „Diagnostik des Wachstumshormonmangels im Kindes- und Jugendalter“) erfolgt die Substitution mit rekombinantem Wachstumshormon. Anerkannte Indikationen für eine pharmakologische Therapie mit Wachstumshormon sind das Ullrich-Turner-Syndrom, das Prader-Willi-Syndrom, die Niereninsuffizienz, der SHOX-Mangel-Kleinwuchs (Dyschondrosteose), das Noonan-Syndrom (6) und der intrauterine Kleinwuchs; Letzterer allerdings nur, wenn bestimmte auxologische Vorgaben erfüllt sind.

Lang wirksames rekombinantes Wachstumshormon (lang wirksames rhGH)

Seit Anfang 2022 sind erste lang wirksame Wachstumshormonpräparate auf dem deutschen Markt zugelassen. Die beiden bislang zugelassenen langwirksamen rhGH-Präparate waren in der klinischen Prüfung dem herkömmlichen rekombinanten Wachstumshormon nicht unterlegen (3, 13). Lang wirksame rhGH-Präparate haben den Vorteil, dass sie nur einmal wöchentlich injiziert werden müssen. Die klinische Erfahrung mit diesen neuen Medikamenten ist gering, v. a. was die Langzeitwirksamkeit und -sicherheit angeht. Im Unterschied zum herkömmlichen rhGH bewirkt das lang wirksame rhGH wöchentlich fluktuierende IGF-1-Serumkonzentrationen, entfernt sich damit von der IGF-1-Physiologie und macht die Bewertung von IGF-1-Messungen unter Therapie abhängig vom Zeitpunkt der Medikamentengabe.

Rekombinanter Insulin-like Growth Factor 1 (rhIGF-1)

Rekombinantes humanes IGF-1 ist zur Behandlung von Patienten mit schwerem **primärem IGF-1-Mangel** zugelassen (2). Der schwere primäre IGF-I-Mangel ist ein sehr seltenes, nicht eindeutig charakterisiertes Krankheitsbild. Es wird für die Zulassung des Medikaments wie folgt definiert: Es liegt eine Wachstumsstörung mit schwerem Kleinwuchs (Körperhöhe < –3 SDS) vor, die Wachstumshormonsekretion ist normal oder erhöht, und der IGF-1-Serumwert liegt unterhalb des 3. Perzentils. Vor der Diagnose des schweren primären IGF-I-Mangels sollten andere Ursachen für niedrige IGF-1-Serumwerte in Anwesenheit normaler oder erhöhter Wachstumshormonsekretion ausgeschlossen werden – wie z. B. der Mangel an Sexualhormonen bei Hypogonadismus, die konstitutionelle Verzögerung von Wachstum und Pubertät, eine akute oder chronische Mangelernährung, chronische organische Erkrankungen, schwere Leberfunktionsstörungen, die Adipositas oder ein schlecht eingestellter Diabetes mellitus. In Abstimmung mit EMA und BfArM wies der Hersteller 2019 in einem Rote-Hand-Brief auf eine sorgfältige Indikationsstellung hin, insbesondere da der Einsatz von Mecasermin kontraindiziert ist bei Kindern und Jugendlichen mit aktiver oder V. a. Neoplasie sowie bei Befunden/Vorerkrankungen, die das Risiko für benigne oder maligne Neoplasien erhöhen.

C-natriuretisches Peptid-Analogon Vosoritid

Seit Oktober 2021 ist ein Analogon des C-natriuretischen Peptids mit dem Namen Vosoritid für die Behandlung des Knochen-Kleinwuchses von Kindern mit Achondroplasie zugelassen (8, 11). Das Medikament bewirkt eine Modulation der NPR- und FGFR3-Signaltransduktion. Die Behandlung von Kindern mit Achondroplasie bewirkte eine moderate anhaltende Wachstumsbeschleunigung bei guter Verträglichkeit in den veröffentlichten Arzneimittelstudien; Studiendaten zu erreichten Erwachsenenkörperhöhen liegen noch nicht vor.

Klinische Studien mit **Aromataseinhibitoren** der 3. Generation mit dokumentierten Erwachsenenkörperhöhen haben **keinen** Körperhöhenzugewinn bei Kindern mit idiopathischem Kleinwuchs ergeben, obgleich eine Retardierung des Knochenalters (und damit eine Verbesserung der vorhergesagten Endgröße) erreicht werden konnte (12, 14). Zum jetzigen Zeitpunkt sind daher entsprechende Therapieansätze als experimentell (klinische Studien) zu bewerten, insbesondere so lange potenziell unerwünschte Effekte auf Lipidstoffwechsel, Knochenentwicklung und -dichte nicht ausgeschlossen sind (5).

In den vergangenen Jahren wurden mehrere potenzielle Interventionsoptionen für ossären Kleinwuchs identifiziert (7, 9, 16). Auf der Basis tierexperimenteller Daten wurde ein potenzieller Längenzuwachs unter Einsatz von Antihistaminika (Meclozin), Tyrosinkinaseinhibitoren oder Statinen diskutiert. Zum jetzigen Zeitpunkt sind diese Therapieansätze experimentell: Von einem Off-Label-Einsatz dieser für andere Indikationen zugelassenen Medikamente (Statine, Antihistaminka) wird dringend abgeraten.

Kinderpsychologische Mitbetreuung

Neben einer ausführlichen Beratung durch den Kinderarzt oder pädiatrischen Endokrinologen kann im Einzelfall eine kinderpsychologische Mitbetreuung eine Hilfestellung für den Patienten und dessen Eltern darstellen. Ziele einer solchen Intervention sind u. a., den Adaptationsprozess mit dem Merkmal Kleinwuchs zu unterstützen und persönliche Ressourcen bei der merkmalsbedingten Stressbewältigung zu verbessern. Die Selbsthilfe ist im Bundesverband Kleinwüchsige Menschen und ihre Familien e. V. (BKMF) organisiert.

VERFAHREN ZUR KONSENSBILDUNG

Leitlinie der Deutschen Gesellschaft für pädiatrische und adoleszente Endokrinologie und Diabetologie (DGPAED) in Zusammenarbeit mit der Deutschen Gesellschaft für Kinder- und Jugendmedizin e. V. (DGKJ)

Autoren

Gerhard Binder, Tübingen (DGKED) und Joachim Wölfle, Erlangen (DGKJ)

Version: 3.0
Erstveröffentlichung: 01/2010
Überarbeitung: 03/2023
Nächste Überprüfung geplant: 03/2028

ADRESSEN

Autoren

Prof. Dr. Gerhard Binder
Kinderheilkunde III
Neuropädiatrie, Allgemeinpädiatrie, Diabetologie, Endokrinologie, Sozialpädiatrie
Universitätsklinikum Tübingen
Hoppe-Seyler-Str. 1
72076 Tübingen

Prof. Dr. Joachim Wölfle
Kinder- und Jugendklinik
Uniklinikum Erlangen
Loschgestr. 15
91054 Erlangen

LITERATUR

1. Binder G, Kratzsch J, Pfäffle R, Wölfle J. S2-Leitlinie. Diagnostik des Wachstumshormonmangels im Kindes- und Jugendalter, 2021. https://register.awmf.org/de/leitlinien/detail/174-002
2. Collett-Solberg PF, Misra M; Drug and Therapeutics Committee of the Lawson Wilkins Pediatric Endocrine Society. The role of recombinant human insulin-like growth factor-I in treating children with short stature. J Clin Endocrinol Metab 93(1): 10–18, 2008
3. Deal CL, Steelman J, Vlachopapadopoulou E et al. Efficacy and Safety of Weekly Somatrogon vs Daily Somatropin in Children With Growth Hormone Deficiency: A Phase 3 Study. J Clin Endocrinol Metab 107(7): e2717–e2728, 2022
4. Grote FK, van Dommelen P, Oostdijk W et al. Developing evidence-based guidelines for referral for short stature. Arch Dis Child Mar 93(3): 212–217, 2008
5. Hero M1, Toiviainen-Salo S, Wickman S et al. Vertebral morphology in aromatase inhibitor-treated males with idiopathic short stature or constitutional delay of puberty. J Bone Miner Res 25(7): 1536–1543, 2010
6. Horikawa R, Ogata T, Matsubara Y et al. Long-term efficacy and safety of two doses of Norditropin® (somatropin) in Noonan syndrome: a 4-year randomized, double-blind, multicenter trial in Japanese patients. Endocr J 67(8): 803–818, 2020
7. Komla-Ebri D, Dambroise E, Kramer I et al. Tyrosine kinase inhibitor NVP-BGJ398 functionally improves FGFR3-related dwarfism in mouse model. J Clin Invest 126(5): 1871–1884, 2016
8. Lorget F, Kaci N, Peng J et al. Evaluation of the therapeutic potential of a CNP analog in a Fgfr3 mouse model recapitulating achondroplasia. Am J Hum Genet 91(6): 1108–1114, 2012
9. Matsushita M1, Hasegawa S, Kitoh H et al. Meclozine Promotes Longitudinal Skeletal Growth in Transgenic Mice with Achondroplasia Carrying a Gain-of-Function Mutation in the FGFR3 Gene. Endocrinology 156(2): 548–554, 2014

10. Ranke MB. Towards a consensus on the definition of idiopathic short stature. Horm Res 45 Suppl 2: 64–66, 1996
11. Savarirayan R, Tofts L, Irving M et al. Once-daily, subcutaneous vosoritide therapy in children with achondroplasia: a randomised, double-blind, phase 3, placebo-controlled, multicentre trial. Lancet 396(10252): 684–692, 2020
12. Shulman DI, Francis GL, Palmert MR et al. Use of aromatase inhibitors in children and adolescents with disorders of growth and adolescent development. Pediatrics 121(4): e975–983, 2008
13. Thornton PS, Maniatis AK, Aghajanova E et al. Weekly Lonapegsomatropin in Treatment-Naïve Children With Growth Hormone Deficiency: The Phase 3 heiGHt Trial. J Clin Endocrinol Metab 106(11): 3184–3195, 2021
14. Varimo T, Toiviainen-Salo S, Raivio T et al. Letrozole Monotherapy in Pre- and Early-Pubertal Boys Does Not Increase Adult Height. Front Endocrinol (Lausanne) 10: 201, 2019
15. Wit JM. International Classification of Pediatric Endocrine Diagnoses. Horm Res Paediatr 86(3): 212–214, 2016
16. Yamashita A, Morioka M, Kishi H et al. Statin treatment rescues FGFR3 skeletal dysplasia phenotypes. Nature 513(7519): 507–511, 2014

E2 Hochwuchs

G. Binder, J. Wöfle

MESSUNG DER KÖRPERHÖHE/-LÄNGE

Die Feststellung eines Hochwuchses setzt die korrekte Messung der Körperlänge bzw. -höhe voraus.

Die Körperlänge von Säuglingen und Kleinkindern unter 2 Jahren wird im Liegen in einer Messschale oder mit einem Messstab durchgeführt. Dabei braucht es 2 Personen: Die eine hält den Kopf in gerader Stellung an einem Ende des Messaufbaus, während die andere die Beine des Kindes in Streckung bringt, die Füße rechtwinklig anbeugt und die Messung am Fußende ausführt.

Die Körperhöhe von Kindern über 2 Jahre wird im Stehen mit einem fest an der Wand angebrachten Stadiometer auf festem Untergrund gemessen. Dabei sollte Folgendes beachtet werden: Fersen, Gesäß und Schulter berühren die Wand, die Beine sind durchgestreckt, die Füße berühren in voller Länge den Boden, der Kopf ist gerade ausgerichtet und wird am Kinn vom Untersucher unterstützend gehalten.

Die Messwerte sollen zur Beurteilung in aktuelle populationsspezifische und geschlechtsbezogene Perzentilkurven eingetragen werden.

DEFINITION DES HOCHWUCHSES

Alle Kinder, deren Körperhöhe oder -länge oberhalb des 97. Perzentils ihres Alterskollektivs liegt, sind per Definition hochwüchsig. Dieses statistische Kriterium erfüllen bei Benutzung aktueller Referenzdaten 3% aller deutschen Kinder. Hochwuchs kann bei Geburt vorliegen (dann eher Makrosomie genannt) oder entsteht später durch zu schnelles oder zu spät endendes Wachstum.

Wachstumsstörungen im engeren Sinne verursachen eine **Progression** des Hochwuchses und manifestieren sich durch pathologisch beschleunigtes Wachstum mit dauerhaft erhöhter Wachstumsgeschwindigkeit (> 75. Perzentil). Zur Beurteilung der Wachstumsgeschwindigkeit sollen entsprechend geeignete Perzentilkurven verwendet werden. Sehr viel häufiger ist der Hochwuchs ohne Progression, der eine Normvariante des kindlichen Wachstums darstellt.

Die Diagnose des familiären Hochwuchses verlangt, dass die Körperhöhe des Kindes im familiären Zielbereich (familiäre Zielgröße +/− 8,5 cm) liegt. In diesem Fall ist meistens mindestens ein Elternteil auch hochwüchsig. Kinder mit familiärem Hochwuchs sind schon im jungen Kleinkindesalter hochwüchsig. Es ist zu beachten, dass sich jede dominant vererbte Hochwuchsstörung (z. B. das Marfan-Syndrom) als familiärer Hochwuchs präsentieren kann.

URSACHEN

Wesentliche Ursachen des Hochwuchses sind

1. Konstitutioneller Hochwuchs (familiär oder nichtfamiliär)
2. Konstitutionelle Akzeleration von Wachstum und Pubertät
3. Chromosomale Störungen mit Aneuploidie
   a. Klinefelter-Syndrom
   b. 47,XYY-Syndrom
   c. 47,XXX-Syndrom
   d. Fragiles X-Syndrom

4. Syndromale Erkrankungen
   a. Marfan-Syndrom
   b. Loeys-Dietz-Syndrom
   c. Sotos-Syndrom
   d. Beckwith-Wiedemann-Syndrom (ggf. mit Asymmetrie)
   e. Weaver-Syndrom
   f. Simpson-Golabi-Behmel-Syndrom
   g. PTEN-Hamartoma-Tumor-Syndrom
5. Endokrine Erkrankungen
   a. Wachstumshormonexzess (Gigantismus)
   b. Pubertas praecox
   c. Pseudopubertas praecox
   d. Adrenogenitales Syndrom
   e. Hyperthyreose
   f. Östrogenmangel/Östrogen-Insensitivität
6. Metabolische Störung
   a. Homozystinurie

DIAGNOSTIK

Die diagnostische Abklärung des Hochwuchses sollte von einem Kinder- und Jugendarzt oder pädiatrischen Endokrinologen durchgeführt werden.
Zur Einordnung des Hochwuchses sollten folgende anamnestische und klinische Daten erhoben werden (die Zahlen beziehen sich auf die Nummerierung der o.g. Ursachen):

- **Ad 1 und 2:** Messung der Körperhöhen der Eltern und Geschwister; Berechnung der familiären Zielgröße. Komplette Untersuchung des Kindes inklusive Erhebung der pubertären Reife. Durchführung einer Röntgenaufnahme der linken Hand und des Handgelenks zur Bestimmung des Knochenalters nach Greulich und Pyle und Berechnung der prospektiven Erwachsenenkörperhöhe nach den Tabellen von Bayley und Pinneau.

Bei auffälligem Wachstumsverlauf oder klinischen Hinweisen auf eine pathologische Ursache des Hochwuchses sollte ergänzend die nachfolgende Diagnostik durchgeführt werden:

- **Ad 3 und 4:** Chromosomenanalyse zum Ausschluss einer chromosomalen Aneuploidie oder molekulargenetische Diagnostik zum Nachweis einer Genmutation.
- **Ad 5:**

a) IGF-1 und IGFBP-3; GH-Suppressionstest (orale Glukosebelastung)
b) und c) Testosteron/Estradiol; GnRH-Test
d) 17-Hydroxyprogesteron, 11-Desoxycortisol; ACTH-Test
e) fT4, fT3, TSH

- **Ad 6:** Homocystein in Serum und Urin

THERAPIE

Die endokrine Therapie des Hochwuchses richtet sich nach der spezifischen Ursache. Es gilt der Verweis auf die spezifischen Leitlinien zu den jeweiligen Erkrankungen. Hier sollen Empfehlungen nur für die Therapie des **konstitutionellen Hochwuchses** (familiär oder nichtfamiliär) gegeben werden. Die Therapie sollte von einem pädiatrischen Endokrinologen durchgeführt werden.
Indikationen zur Therapie des konstitutionellen Hochwuchses sind in der Regel psychosoziale Probleme im Umfeld mit der Körperhöhe. Es gibt keinen Konsens, ob und wann eine Therapie indiziert ist. Die Entscheidung zur Hochwuchstherapie sollte immer von Patienten und Eltern ausgehen und setzt eine sorgfältige, individuelle Aufklärung durch den Arzt voraus.

Informationen über die Unsicherheit der Prognose sowie über Wirkung und Nebenwirkungen der Hochwuchstherapie sollten nach aktuellem Kenntnisstand erfolgen und schriftlich festgehalten werden. Die Erziehungsberechtigten und die/der Betroffene sollten eine Einwilligungserklärung unterzeichnen.

Hoch dosierte Testosteronenantat-Therapie von hochwüchsigen Jungen

Bei Jungen mit einer Prognose der Erwachsenenkörperhöhe > 202 cm kann nach sorgfältiger Abwägung eine medikamentöse Wachstumshemmung mit 500 mg Testosteronenantat i. m. alle 14 Tage erwogen werden, die bis zum Erreichen der Erwachsenenkörperhöhe (Wachstumsrate < 1 cm/Jahr) fortzusetzen ist. Der in Studien geschätzte, mittlere Effekt der Körperhöhenminderung durch diese Therapie sind ca. 5 cm, sofern die Behandlung vor Erreichen eines Knochenalters von 14,5 Jahren begonnen wird. Bei einem höheren Knochenalter ist die Behandlung nicht mehr effektiv und sollte unterbleiben. Fertilitätsstörungen nach dieser Behandlung sind nicht bekannt.

Hoch dosierte Ethinylestradiol-Therapie von hochwüchsigen Mädchen

Bei Mädchen mit einer Prognose der Erwachsenenkörperhöhe > 185 cm kann nach sorgfältiger Abwägung eine medikamentöse Wachstumshemmung mit 0,1 mg Ethinylestradiol p. o. täglich erwogen werden, die bis zum Erreichen der Erwachsenenkörperhöhe (Wachstumsrate < 1 cm/Jahr) fortzusetzen ist. Die Behandlung muss zur Zyklusregulation und Antiproliferation der Gebärmutterschleimhaut mit einem Gestagen (z. B. Medroxyprogesteronacetat 10 mg p. o. täglich) monatlich für 10–14 Tage ergänzt werden. Der in Studien geschätzte, mittlere Effekt der Körperhöhenminderung sind ca. 5 cm, sofern die Behandlung vor Erreichen eines Knochenalters von 13,0 Jahren begonnen wird. Bei einem höheren Knochenalter ist die Behandlung nicht mehr effektiv und sollte unterbleiben.

3 unabhängige Studien aus Holland und Australien haben eine verminderte Fruchtbarkeit bei therapierten hochwüchsigen Frauen im Vergleich zu unbehandelten hochwüchsigen Frauen festgestellt: Die therapierten Frauen waren häufiger in der Kinderwunschsprechstunde und benötigten längere Zeit bis zur Konzeption. Der Anteil der Frauen, die nicht schwanger werden konnten, war bei den Behandelten ebenfalls größer.

Experimentell: Hemmung der Wachstumshormonsekretion mit Somatostatin-Analoga

Die Behandlung mit Somatostatin-Analoga wurde in 2 kleinen prospektiven Studien untersucht; die erzielten mittleren Effekte auf die Erwachsenenkörperhöhe waren gering (3,8 cm) oder nicht vorhanden (–0,1 cm). Häufige Nebenwirkungen waren Cholezystolithiasis, transitorische Diarrhö und Bauchschmerzen. Aus der Analyse dieser experimentellen Daten kann keine Empfehlung für diese Therapie abgeleitet werden.

Epiphyseodese der knienahen Wachstumsfugen

Dies ist eine Alternative zur pharmakologischen Behandlung, die an ausgewiesenen orthopädischen Zentren durchgeführt werden kann und genauso wirksam ist wie die medikamentöse Therapie. Sie kommt vor allem infrage, wenn die medikamentöse Behandlung aufgrund ihres Risikoprofils abgelehnt wird. Nebenwirkungsprofil: Häufig sind postoperative Knieschmerzen. Selten sind Wundinfektion, Achsenfehlstellung oder Beinlängendifferenz. Eine Disproportion des Körperbaus entsteht durch den Eingriff nicht.

Jugendpsychologische Mitbetreuung

Neben einer ausführlichen Beratung durch den Kinder- und Jugendarzt oder pädiatrischen Endokrinologen sollte im Einzelfall eine kinderpsychologische Mitbetreuung als Hilfestellung für den Patientin und die Eltern erfolgen, insbesondere bei Betroffenen mit erkennbarer oder erwarteter psychosozialer Belastung infolge der überdurchschnittlichen Körperhöhe. Ziele einer solchen Intervention sind u. a., den Adaptationsprozess zu unterstützen und persönliche Ressourcen bei der merkmalsbedingten Stressbewältigung zu verbessern.

VERFAHREN ZUR KONSENSBILDUNG

Leitlinie der Deutschen Gesellschaft für pädiatrische und adoleszente Endokrinologie und Diabetologie (DGPAED) in Zusammenarbeit mit der Deutschen Gesellschaft für Kinder- und Jugendmedizin e. V. (DGKJ)

Autoren

Gerhard Binder, Tübingen (DGKED) und Joachim Wölfle, Erlangen (DGKJ)

Version: 2.0
Erstveröffentlichung: 01/2011
Überarbeitung: 02/2023
Nächste Überprüfung geplant: 02/2027

ADRESSEN

Autoren

Prof. Dr. Gerhard Binder
Kinderheilkunde III
Neuropädiatrie, Allgemeinpädiatrie, Diabetologie, Endokrinologie, Sozialpädiatrie
Universitätsklinikum Tübingen
Hoppe-Seyler-Str. 1
72076 Tübingen

Prof. Dr. Joachim Wölfle
Kinder- und Jugendklinik
Uniklinikum Erlangen
Loschgestr. 15
91054 Erlangen

LITERATUR

1. Binder G, Grauer ML, Wehner AV et al. Outcome in tall stature. Final height and psychological aspects in 220 patients with and without treatment. Eur J Pediatr 156(12): 905–910, 1997
2. Carel J-C, Blumberg J, Bougeard-Julien M et al. Long-acting lanreotide in adolescent girls with constitutional tall stature. Horm Res 71(4): 228–236, 2009
3. Drop SL, De Waal WJ, De Muinck Keizer-Schrama SM. Sex steroid treatment of constitutionally tall stature. Endocr Rev 19(5): 540–558, 1998
4. Goedegebuure WJ, Jonkers F, Boot AM et al. Long-term follow-up after bilateral percutaneous epiphysiodesis around the knee to reduce excessive predicted final height. Arch Dis Child 103(3): 219–223, 2018
5. Hendriks AE, Drop SL, Laven JS, Boot AM. Fertility of tall girls treated with high-dose estrogen, a dose-response relationship. J Clin Endocrinol Metab 97(9): 3107–3114, 2012
6. Hendriks AE, Laven JS, Valkenburg O et al. Fertility and ovarian function in high-dose estrogen-treated tall women. J Clin Endocrinol Metab 96(4) :1098–1105, 2011
7. Lemcke B, Zentgraf J, Behre HM et al. Long-term effects on testicular function of high-dose testosterone treatment for excessively tall stature J Clin Endocrinol Metab 81(1): 296–301, 1996
8. Noordam C, van Daalen S, Otten BJ. Treatment of tall stature in boys with somatostatin analogue 201–995: effect on final height. Eur J Endocrinol 154(2): 253–257, 2006
9. Venn A, Bruinsma F, Werther G et al. Oestrogen treatment to reduce the adult height of tall girls: long-term effects on fertility. Lancet 364(9444): 1513–1518, 2004

E10 Diagnostik des Wachstumshormonmangels im Kindes- und Jugendalter (S2e)

G. Binder, J. Kratzsch, R. Pfäffle, J. Wölfle

ZIEL DER LEITLINIE

Die Unterscheidung des Wachstumshormonmangels von den häufigen Normvarianten des Wachstums im Kindes- und Jugendalter, die mit Kleinwuchs einhergehen, ist schwierig. Das diagnostische Vorgehen zum Nachweis eines Wachstumshormonmangels war in der Vergangenheit Gegenstand zahlreicher Kontroversen.
Das Fehlen eines Goldstandards für die Diagnose des Wachstumshormonmangels erschwert erheblich die Beurteilung der Verlässlichkeit der Wachstumshormonstimulationstests. Die Reproduzierbarkeit der Testergebnisse ist mangelhaft. Darüber hinaus ist das Ergebnis einer Wachstumshormon-Laborbestimmung sehr abhängig von der gewählten Messmethode und die Bewertung des Messwerts ist absolut abhängig vom gewählten **Cut-off.**
Diese Sachverhalte bedingen ein hohes Risiko für falsch positive Resultate der biochemischen Testung der Wachstumshormonsekretion. Das zentrale Ziel dieser Leitlinie ist, auf dem Boden der vorhandenen Evidenz und im Konsensusverfahren klare Einschlusskriterien für die Diagnostik des Wachstumshormonmangels im Kindes- und Jugendalter zu benennen, die dazu geeignet sind, die Rate falsch positiver Testresultate zu reduzieren. Darüber hinaus sollen Empfehlungen für eine Vereinheitlichung der Test- und Messverfahren gegeben werden.
Diese Leitlinie wurde in der Überzeugung erstellt, dass Kinder und Jugendliche von einer pädiatrischen Versorgung, die nach diesen Empfehlungen erfolgt, profitieren.

EINLEITUNG

Der Wachstumshormonmangel im Kindes- und Jugendalter hat eine geschätzte Prävalenz von 1 : 4000 bis 1 : 30.000 (1–3). Bei der überwiegenden Mehrzahl der betroffenen Kinder ist die Ursache des Wachstumshormonmangels idiopathisch. Die seltenen monogenetischen Formen des Wachstumshormonmangels werden autosomal-dominant oder -rezessiv vererbt und können isoliert oder in Kombination mit anderen hypophysären Hormonausfällen auftreten. Morphologische Fehlbildungen des Gehirns können mit einem Wachstumshormonmangel assoziiert sein, ausgeprägte morphologische Fehlbildungen der Hypophyse selbst sind es fast immer. Die Hypophyse und/oder der Hypothalamus können durch Trauma, Infektion, infiltrative (entzündliche oder tumoröse) Erkrankungen, kraniale Bestrahlung oder chirurgische Eingriffe so geschädigt werden, dass ein Wachstumshormonmangel erworben wird, der häufig mit anderen hypophysären Ausfällen kombiniert ist.
Die Diagnostik des Wachstumshormonmangels ist ein facettenreicher Prozess, der initial eine gründliche klinische und auxologische (das Körperwachstum betreffende) Untersuchung mit radiologischen und biochemischen Tests kombiniert.

WER SOLL GETESTET WERDEN

Vor der Testung der Wachstumshormonsekretion sollen andere endokrine, organische, chromosomale, syndromale, metabolische, ossäre und psychosoziale Ursachen der Wachstumsstörung ausgeschlossen werden (EK IV [19]). Die verschiedenen Ursachen einer nicht durch einen Wachstumshormonmangel verursachten Wachstumsstörung sind in ➤ Tab. E10-1 benannt.

Tab. E10-1 Ursachen einer nicht durch einen Wachstumshormonmangel verursachten Wachstumsstörung in Anlehnung an die International Classification of Pediatric Endocrine Diagnoses (www.icped.org)

Primäre Wachstumsstörungen	
Klinisch definierte Syndrome (syndromaler Kleinwuchs)	• Turner-Syndrom • Noonan-Syndrom und andere Rasopathien • Prader-Willi-Syndrom • Silver-Russell-Syndrom • DiGeorge-Syndrom • Down-Syndrom • Neurofibromatose Typ 1 etc.
Small for Gestational Age (SGA) ohne Aufholwachstum	
Skelettdsyplasien (disproportionierter Kleinwuchs)	• Achondroplasie • Hypochondroplasie • Spondyloepiphysäre Dysplasie • Dyschondrosteose (SHOX-Mangel) etc. • Störungen des Knochenstoffwechsels
Sekundäre Wachstumsstörungen	
Malnutrition	
Organische Ursachen einer Wachstumsstörung	• Kardiale Ursachen • Pulmonale Ursachen • Lebererkrankungen • Gastrointestinale Erkrankungen • Renale Ursachen • Chronische Anämien • Muskuläre und neurologische Erkrankungen • Chronisch-entzündliche Erkrankungen
Andere Störungen der GH-IGF-1-Achse	• Bioinaktives GH • GH-Rezeptor- oder Signaltransduktionsdefekt • ALS-Mangel • Primärer IGF-1-Mangel • IGF-1-Resistenz
Andere hormonelle Erkrankungen	• Cushing-Syndrom • Hypothyreose • Leprechaunismus • Diabetes mellitus (Mauriac-Syndrom)
Metabolische Störungen	• Störungen des Kalzium-/Phosphat-Metabolismus • Störungen des Kohlenhydrat-Metabolismus • Störungen des Lipid-Metabolismus • Störungen des Aminosäuren- und Proteinstoffwechsels
Psychosoziale Ursachen	• Deprivation • Anorexia nervosa • Depression
Iatrogene Ursachen	• Hoch dosierte systemische Glukokortikoid-Therapie • Hoch dosierte lokale Glukokortikoid-Therapie • Ganzkörperbestrahlung • Chemotherapie

Die ersten Hinweise auf einen Wachstumshormonmangel sind in der Regel durch auxologische und klinische Befunde zu erhalten: Wachstumshormonmangel im Kindes- und Jugendalter soll primär durch auxologische und klinische Parameter diagnostiziert werden, die sekundär durch laborchemische und radiologische Parameter ergänzt werden sollen (EK IV [19]).
Für die Bewertung auxologischer Parameter kann das ICP-Modell (ICP = Infancy-Childhood-Puberty) von Karlberg herangezogen werden, in dem die 3 Wachstumsphasen des Säuglingsalters (Infancy), der Kindheit (Childhood) und der Pubertät (Puberty) mit ihrer unterschiedlichen Wachstumsdynamik dargestellt werden (4).
Für die Interpretation von Wachstumsdaten sollen Perzentilenkurven verwandt werden, die populationsspezifisch und zeitgemäß sind (z. B. die Referenzdaten von Prader et al., Brandt und Reinken, Hesse oder Kromeyer-Hauschild et al.). Grundsätzlich kann man davon ausgehen, dass „normales Wachstum" ab dem 3. Lebensjahr perzentilparallel im elterlichen Zielgrößenbereich verläuft. Normvarianten werden nach der Geburt und in der Säuglingszeit im Sinne des Catch-up- oder Catch-down-Wachstums und während der Pubertät bei der konstitutionellen Verzögerung oder Akzeleration von Wachstum und Pubertät beobachtet (5, 6).
Die Zielgröße nach Tanner wird als die mittlere Körperhöhe beider Eltern, zu der bei Jungen 6,5 cm addiert und von der bei Mädchen 6,5 cm subtrahiert werden, definiert. Der Streubereich der zweifachen Standardabweichungen wird mit ± 8,5 cm angegeben (7), er definiert die obere und untere Grenze des Perzentilbereichs der Zielgröße.

Auxologische und klinische Kriterien für die Verdachtsdiagnose des Wachstumshormonmangels nach der Geburt und in der Säuglingszeit (Infancy)

Die schwere rezidivierende Hypoglykämie und die protrahierte konjugierte Hyperbilirubinämie des Neugeborenen sowie der Mikropenis des neugeborenen Jungen können Hinweis auf einen Wachstumshormonmangel, meist im Zusammenhang mit dem Ausfall anderer hypophysärer Hormone, sein. Die Ausfälle können die ACTH- und Kortisolsekretion oder die TSH- und Schilddrüsenhormonausschüttung betreffen. In der Hypoglykämiediagnostik des Neugeborenen müssen daher immer auch das Wachstumshormon und das Cortisol bestimmt werden. Diese kombinierte Hypophyseninsuffizienz manifestiert sich bei schweren Fällen schon kurz nach der Geburt, bei geringerer Ausprägung in den ersten beiden Lebensjahren (8, 9).
Die Körperlänge des Neugeborenen ist zu diesem Zeitpunkt in der Regel nicht auffällig. Ein auffällig verlangsamtes Wachstum wird meist erst nach 6–12 Monaten beobachtet (9).
In manchen Fällen führen auch klinische Zeichen wie z. B. die Hypoglykämie des Neugeborenen, das Syndrom des einzelnen mittleren Schneidezahns oder der Pendelnystagmus als Hinweis auf eine septooptische Dysplasie zur Diagnose des Wachstumshormonmangels.

Auxologische und klinische Kriterien für die Verdachtsdiagnose des Wachstumshormonmangels in der Kindheit (Childhood)

Die Indikation für die Diagnostik des Wachstumshormonmangels in der Kindheit ist der pathologische Wachstumsverlauf. Nach anfänglich meist normalem Wachstum im elterlichen Zielgrößenbereich wird im Verlauf von 1–3 Jahren eine verminderte Wachstumsgeschwindigkeit mit einem Abfall der Körperhöhe unter den Zielgrößenbereich beobachtet (10). Diese Veränderung weist auf einen Wachstumshormonmangel, v. a. im präpubertären Zeitraum der Kindheit hin (10). Kinder mit einem Wachstumshormonmangel entwickeln im Verlauf einen proportionierten Kleinwuchs.
Bei einer verminderten Wachstumsgeschwindigkeit in den ersten 3 bis 4 Lebensjahren muss auch ein normales Catch-down- Wachstum differenzialdiagnostisch in Erwägung gezogen werden. Diese Kinder sind bei der Geburt groß für das Gestationsalter (LGA = Large for Gestational Age) und/oder für die Körperhöhe der Eltern bzw. den elterlichen Zielgrößenbereich.

Postpartal ist die Wachstumsgeschwindigkeit vermindert (Catch-down-Wachstum), das Wachstum ist nicht perzentilparallel. Am Ende dieser Phase des Catch-down-Wachstums liegt die Körperhöhe dieser Kinder in dem elterlichen Zielgrößenbereich, die Wachstumsgeschwindigkeit ist dann altersentsprechend normal (6).
Grundsätzlich ist ein pathologischer Wachstumsverlauf unabhängig von der Körperhöhe, d.h. Kinder mit einem pathologischen Wachstumsverlauf müssen nicht notwendigerweise kleinwüchsig sein. Ihre Körperhöhe kann auch im Normbereich des 3. bis 97. Perzentils liegen. Dies gilt insbesondere für Kinder, bei denen ein Kraniopharyngeom oder ein anderer ZNS-Tumor als Ursache des Wachstumshormonmangels diagnostiziert wird.

> Zur Berechnung der Wachstumsgeschwindigkeit soll das Wachstum über mindestens 6 Monate, vorzugsweise über 12 Monate, beobachtet werden (EK IV [19]).

Neben einem pathologischen Wachstumsverlauf kann auch eine auffällige Körperhöhe außerhalb des Zielgrößenbereichs der Eltern auf einen Wachstumshormonmangel hinweisen. Hier soll bei fehlenden früheren Wachstumsdaten der weitere Wachstumsverlauf über 6–12 Monate beobachtet werden, um dann bei perzentilflüchtigem Wachstum eine weitere Diagnostik einzuleiten.

Auxologische und klinische Kriterien für die Verdachtsdiagnose des Wachstumshormonmangels in der Pubertät

Die Indikation für einen Wachstumshormon-Stimulationstest richtet sich auch in der Pubertät nach den in der Kindheit festgelegten Kriterien.
Bei einem Abweichen der Körperhöhe von dem zuvor eingehaltenen Perzentil oder einer Körperhöhe unterhalb des elterlichen Zielgrößenbereichs zum Zeitpunkt der normalerweise einsetzenden Pubertät ist die wichtigste Differenzialdiagnose die „konstitutionelle Verzögerung von Wachstum und Pubertät".
Die Diagnose der konstitutionellen Verzögerung von Wachstum und Pubertät ist immer eine Verdachtsdiagnose bis zu dem Zeitpunkt, an dem die Pubertät spontan einsetzt. Die endgültige Diagnose kann daher erst gestellt werden, wenn nach den Daten der Züricher longitudinalen Wachstumsstudie (11, 12) bei Jungen nach dem Alter von 13,6 Jahren die Pubertät spontan beginnt, und zwar mit einer Zunahme des Hodenvolumens über 3 ml (Orchidometer nach Prader [12]). Bei Mädchen sollte nach dem Alter von 13,3 Jahren die Pubertät spontan mit einer Brustentwicklung des Tannerstadiums B2 einsetzen (11). Zusätzlich muss in den nachfolgenden klinischen Untersuchungen eine spontane Weiterentwicklung der Pubertätsmerkmale bis zur vollen Geschlechtsreife dokumentiert werden.
Die konstitutionelle Verzögerung von Wachstum und Pubertät ist eine Normvariante des Wachstums und der Pubertätsentwicklung, die sowohl bei kleinwüchsigen, hochwüchsigen und normal großen Jugendlichen auftreten kann (5). Die Häufigkeit der konstitutionellen Verzögerung von Wachstum und Pubertät beträgt definitionsgemäß etwa 3 %. In vielen Fällen weisen anamnestische Angaben auf die Diagnose hin, da nicht selten auch Eltern oder ältere Geschwister eine konstitutionelle Verzögerung von Wachstum und Pubertät haben können. In seltenen Fällen können auch Kinder und Jugendliche mit Tumoren des Zentralnervensystems (z.B. Kraniopharygeom) einen ähnlichen Wachstumsverlauf zeigen.
Das Wachstum von Jugendlichen mit einer konstitutionellen Verzögerung von Wachstum und Pubertät ist zum Zeitpunkt des normalen pubertären Wachstumsschubs vermindert, sodass ein Abweichen der Körperhöhe von dem früheren perzentilparallelen Wachstum eintreten muss. Die meisten der heute verwendeten Wachstumskurven zeigen Körperhöhen, die sich auf einen normalen Pubertätsbeginn und einen normalen pubertären Wachstumsschub beziehen. Sie zeigen in der Regel nicht den Wachstumsverlauf von Jugendlichen an, die später

in die Pubertät eintreten. Eine Ausnahme sind die Wachstumskurven von Tanner für nordamerikanische Kinder und Jugendliche (13).

Wachstumsgeschwindigkeit

Die Wachstumsgeschwindigkeit der Jugendlichen mit konstitutioneller Verzögerung von Wachstum und Pubertät muss daher mit den für diese Gruppe vorliegenden Referenzwerten verglichen werden.

Hierzu liegen synthetische Referenzwerte von Rikken und Wit vor (14), die gut mit den publizierten Querschnittsdaten für die Altersgruppe der 8- bis 10-jährigen Jungen und der 10- bis 12-jährigen Mädchen übereinstimmen, nicht aber mit aktuellen Untersuchungen an älteren Jungen mit konstitutioneller Verzögerung von Wachstum und Pubertät, da sie die tatsächlich erhobenen Wachstumsgeschwindigkeiten dieser Gruppe unterschätzen (84).

Daher sollte die Wachstumsgeschwindigkeit von Jugendlichen mit konstitutioneller Verzögerung von Wachstum und Pubertät in der Altersgruppe von 8–10 Jahren (Jungen) bzw. 10–12 Jahren (Mädchen) unter Verwendung der Wachstumsgeschwindigkeiten von Rikken und Wit bewertet werden (14). Bei älteren präpubertären Jugendlichen sollte die Beurteilung der Wachstumsgeschwindigkeit unter Verwendung der Daten von Tanner et al. (13), Du Caju et al. (85), Butenandt und Kunze (86) und Binder et al. (84) erfolgen (EK III). Diese Empfehlungen sind die Grundlage für die in ➤ Tab. E10-2 angegebenen Wachstumsgeschwindigkeiten von präpubertären Adoleszenten.

Eine Indikation für eine Wachstumshormonmangeldiagnostik sollte für Jugendliche mit konstitutioneller Verzögerung von Wachstum und Pubertät erst gestellt werden, wenn die Wachstumsgeschwindigkeit unter die für diese Gruppe mit –1,0 SD angegebene altersentsprechende mittlere präpubertäre Wachstumsgeschwindigkeit abfällt (➤ Tab. E10-2).

Tab. E10-2 Wachstumsgeschwindigkeiten (cm/Jahr) bei präpubertären Jungen im Alter von 10 bis 15 Jahren und bei präpubertären Mädchen im Alter von 8 bis 12 Jahren, Mittelwert und 1 SD (Zahlen basieren auf den Referenzen [13, 14, 84–86].)

Alter (in Jahren)	Jungen	Mädchen
8		5,5 ± 0,8
9		5,1 ± 0,8
10	4,9 ± 0,7	4,7 ± 0,8
11	4,6 ± 0,7	4,6 ±0,8
12	4,2 ±0,7	5,3 ± 0,8
13	4,5 ± 0,7	
14	4,5 ± 0,7	
15	4,7 ± 0,7	

Kriterien für eine durch einen Wachstumshormonmangel bedingte Wachstumsstörung im Kindesalter

Der auxologische Verdacht auf eine durch einen Wachstumshormonmangel bedingte Wachstumsstörung besteht, wenn

- die Körperhöhe nach anfänglich normalem perzentil-parallelen Wachstum unter den Perzentilbereich der Zielgröße abfällt

oder

- die Körperhöhe bei fehlenden früheren Wachstumsdaten unterhalb des Perzentilbereichs der Zielgröße liegt und sich bei nachfolgenden Untersuchungen weiter von dem Perzentilbereich der Zielgröße und/oder des zuletzt erreichten Perzentils entfernt

oder

- die über einen Zeitraum von wenigstens 6 Monaten, am besten aber 12 Monaten, gemessene Wachstumsgeschwindigkeit unterhalb der 25. Wachstumsgeschwindigkeits-Perzentile liegt (EK IV [19]).

Dabei ist folgende Ausnahme zu beachten:
Bei präpubertären Kindern und Jugendlichen mit dem anamnestischen und/oder klinischen Verdacht auf eine konstitutionelle Verzögerung von Wachstum und Pubertät sollen im Alter von 8–12 Jahren bei Mädchen und im Alter von 10–15 Jahren bei Jungen die gruppenspezifischen Referenzwerte für die Wachstumsgeschwindigkeit aus ➢ Tab. E10-2 angewendet werden (EK III [14, 84–86]). Eine Wachstumsgeschwindigkeit von mehr als einer Standardabweichung unterhalb des Mittelwerts dieser Referenz (-1 SDS) entspricht näherungsweise dem 25. Perzentil.

Ausschluss von Normvarianten des Kleinwuchses vor Durchführung des Wachstumshormon-Stimulationstests

Eine Körperhöhe unterhalb des 3. Perzentils stellt definitionsgemäß einen Kleinwuchs dar, bedeutet aber nicht, dass notwendigerweise eine Wachstumsstörung vorliegt. In vielen Fällen handelt es sich um eine Normvariante der Körperhöhe mit regelgerechtem perzentilparallelem Wachstum – wie z. B. beim familiären Kleinwuchs – oder um eine Normvariante der Körperhöhe mit perzentilflüchtigem Wachstum bei einem Kleinwuchs mit konstitutioneller Verzögerung von Wachstum und Pubertät.
Eine „Wachstumsstörung“ mit verminderter Wachstumsgeschwindigkeit oder ein Abfall der Körperhöhe unter das initiale Perzentil bedeuten nicht, dass notwendigerweise eine pathologische Wachstumsstörung vorliegt, wie dies z. B. beim postnatalen Catch-down-Wachstum des hypertrophen Neugeborenen einer diabetischen Mutter der Fall ist oder bei der präpubertären Verlangsamung der Wachstumsgeschwindigkeit bei Jungen und Mädchen mit einer konstitutionellen Verzögerung von Wachstum und Pubertät gesehen wird.

Radiologische Kriterien für die Verdachtsdiagnose des Wachstumshormonmangels

Für die Diagnostik des Wachstumshormonmangels soll die Bestimmung des Skelettalters nach Greulich und Pyle (15) oder nach Tanner et al. (16) zum Nachweis einer Reifungsverzögerung gegenüber dem chronologischen Alter verwandt werden, die im Alter zwischen 4 und 7 Jahren in der Regel mehr als ein Dreivierteljahr, im Alter über 7 Jahre mehr als 1 Jahr beträgt, entsprechend einer Reifungsverzögerung > 1 SD (EK IV [19]).
In begründeten Einzelfällen kann die Kernspintomografie der Hypothalamus-Hypophysen-Region zur Diagnostik eines Wachstumshormonmangels herangezogen werden. Morphologische Veränderungen wie die schwere Hypoplasie oder die Aplasie der Adenohypophyse, die Ektopie der Neurohypophyse und die Unterbrechung des Hypophysenstiels geben deutliche Hinweise auf das Vorliegen eines Wachstumshormonmangels.
Bei dokumentiertem Wachstumshormonmangel soll die Kernspintomografie der Hypothalamus-Hypophysen-Region zum Ausschluss eines Kraniopharyngeoms, eines anderen Tumors des Zentralnervensystems oder einer hypophysären Fehlbildung durchgeführt werden.

WIE SOLL INITIAL GETESTET WERDEN

Vor der Durchführung invasiver und aufwendiger Wachstumshormon-Stimulationstests soll die Messung der Konzentrationen von Insulin-like Growth Factor 1 (IGF-1) und/oder v.a. im Säuglings- und frühen Kleinkindalter von Insulin-like Growth Factor Binding Protein-3 (IGFBP-3) im Serum oder Plasma erfolgen (EK IV [17–27, 87–90]).

Im Säuglings- und frühen Kleinkindesalter sollte die Messung von IGFBP-3 gegenüber der IGF-1-Messung vorgezogen werden. Während die physiologischen IGF-1-Serumkonzentrationen in diesem Alter bis an die Nachweisgrenze des Immunoassays heranreichen, kann die IGFBP-3-Messung auch in niedrigen Konzentrationen sehr präzise erfolgen (EK III [87, 88]). Bei älteren Kindern und bei Jugendlichen empfiehlt sich für den Wachstumshormonmangelnachweis die Messung von IGF-1 wegen seiner höheren diagnostischen Sensitivität im Vergleich zu IGFBP-3 (EK III [89, 90]).

Voraussetzungen für die IGF-1- und IGFBP-3-Messung

Dabei ist zu bedenken, dass auch andere Erkrankungen und Normvarianten des Wachstums mit einer Verminderung der Konzentrationen von IGF-1 und/oder IGFBP-3 einhergehen können. Hierzu gehören u.a.:

- Hypothyreose
- Mangel an Sexualhormonen bei Hypogonadismus
- Konstitutionelle Verzögerung von Wachstum und Pubertät
- Akute oder chronische Mangelernährung
- Chronische organische Erkrankungen
- Schwere Leberfunktionsstörungen
- Adipositas
- Schlecht eingestellter Diabetes mellitus
- Sekundäre Wachstumshormonresistenz im Rahmen anderer Erkrankungen (17–20, 24, 28).

IGF-1- und IGFBP-3-Assays

Bei der Bestimmung von IGF-1 und IGFBP-3 soll eine Messmethode (z.B. Immunoassay) verwendet werden, für die auf die jeweilige Methode bezogene alters-, geschlechts- und, wenn möglich, pubertätsstadienbezogene Referenzwerte vorliegen. Im Fall von IGF-1 soll der Bestimmung mit immunologischen Verfahren eine Abtrennung oder Blockierung von IGF-Bindungsproteinen vorausgehen. Die Vergleichbarkeit der Messergebnisse verschiedener Bestimmungsmethoden von IGF-1 und IGFBP-3 ist nicht gewährleistet (17, 24), obwohl mittlerweile ein IGF-1-Referenzstandard zur Verfügung steht (EK IV [77]).

Bewertung der IGF-1- und IGFBP-3-Messergebnisse

IGF-1- und/oder IGFBP-3-Werte < –2 SDS bezogen auf das chronologische Alter machen nach Ausschluss der o.g. Ursachen (➤ Abschnitt „Voraussetzungen für die IGF-1- und IGFBP-3-Messung“) eine Störung der Wachstumshormon-IGF-1-Achse wahrscheinlich (s. Tabellen 2a und 2b im Anhang des Leitlinienreports[1]). IGF-1- und IGFBP-3-Werte > –1 SDS machen einen Wachstumshormonmangel unwahrscheinlich, schließen ihn jedoch nicht vollständig aus (29–53).

Deshalb sollen Wachstumshormon-Stimulationstests bei Patienten mit den im ➤ Abschnitt „Kriterien für eine durch einen Wachstumshormonmangel bedingte Wachstumsstörung im Kindesalter“ genannten auxologischen und klinischen sowie den im ➤ Abschnitt „Radiologische

[1] Den Leitlinienreport und alle weiteren Informationen finden Sie unter https://register.awmf.org/de/leitlinien/detail/174-002.

Kriterien für die Verdachtsdiagnose des Wachstumshormonmangels" genannten radiologischen Kriterien durchgeführt werden, die niedrige IGF-1- und/oder IGFBP-3-Werte (< –1 SDS) haben, wenn die im ➤ Abschnitt „Voraussetzungen für die IGF-1- und IGFBP-3-Messung" genannten alternativen Ursachen ausreichend berücksichtigt wurden.

WIE SOLL GETESTET WERDEN

Der Nachweis eines Wachstumshormonmangels setzt die Messung von Wachstumshormon im Serum oder Plasma voraus (51). Eine einmalige basale Bestimmung des Wachstumshormons sollte nicht durchgeführt werden, da die pulsatile Ausschüttung von Wachstumshormon starke physiologische Konzentrationsschwankungen dieses Hormons verursacht, sodass Einzelbestimmungen nicht aussagekräftig sind (EK IV [19]).

Voraussetzungen für die Durchführung von Wachstumshormon-Stimulationstests

Nur wenn die o.g. auxologischen und klinischen Kriterien sowie verminderte Konzentrationen von IGF-1 und/oder IGFBP-3 einen Wachstumshormonmangel wahrscheinlich machen, sollen im Kindes- und Jugendalter zur Sicherung der Verdachtsdiagnose in der Regel 2 verschiedene Wachstumshormon-Stimulationstests an 2 separaten Tagen durchgeführt werden (EK IV [19]). Ausnahmen dieser Regel sind Patienten mit erhöhtem Hypoglykämierisiko wie Säuglinge und junge Kleinkinder, Kinder mit dem V.a. einen sehr schweren Wachstumshormonmangel oder Kinder mit einer Epilepsie. In diesen besonderen Fällen können 2 Arginin-Stimulationstests an 2 separaten Tagen diagnostisch verwendet werden (EK IV [91]).
Bei Kindern, die die auxologischen, klinischen, laborchemischen und radiologischen Kriterien nicht erfüllen, sollten keine Wachstumshormon-Stimulationstests durchgeführt werden (54–56). Siehe hierzu den diagnostischen Algorithmus (➤ Abb. E10-1; EK IV [19]).
Bei Vorliegen

- einer Aplasie der Adenohypophyse und/oder einer ektop lokalisierten Neurohypophyse,
- eines Zustands nach Resektion der Hypophyse,
- eines Zustands nach Durchtrennung des Hypophysenstiels,
- eines monogenen Wachstumshormonmangels (GH-1, GHRHR, PROP-1, POU1F1 [Pit-1] u.a. gut charakterisierte Gendefekte; [58]),
- eines **eindeutigen** Nachweises des Mangels an 2 anderen hypophysären Hormonen

kann zur Sicherung der Verdachtsdiagnose auch nur 1 einziger Wachstumshormon-Stimulationstest durchgeführt werden (EK III [57, 59]; EK IV [19]).
Kinder, die sich unmittelbar vor der Pubertät befinden, haben physiologisch eine geringere stimulierte Wachstumshormonausschüttung im Vergleich zu jüngeren oder pubertierenden Kindern (61–63). Die Indikation zur Testung bei präpubertären Kindern (Mädchen Tanner-Stadium B1, Jungen Hodenvolumen < 4 ml) sollte nur gestellt werden, wenn die Wachstumsgeschwindigkeit bei präpubertären Jungen im Alter von 10–15 Jahren und bei präpubertären Mädchen im Alter von 8–12 Jahren > 1 SD unterhalb der altersentsprechenden Wachstumsgeschwindigkeit liegt (➤ Tab. E10-2; [14]).
Bei diesen präpubertären Kindern kann der übliche **Cut-off** nur dann verwendet werden, wenn dem Wachstumshormonstimulationstest ein Priming mit Sexualsteroiden vorausgegangen ist (62, 63). Deshalb soll ein Priming mit Sexualsteroiden vor Wachstumshormon-Stimulationstests bei präpubertären Jungen im Alter ≥ 10 Jahre und bei präpubertären Mädchen im Alter ≥ 8 Jahre durchgeführt werden, da nur dann der übliche Cut-off Gültigkeit hat (EK Ib [62]). Das Priming sollte bei Jungen mit der Verabreichung von 50 mg Testosteronenantat i.m. einmalig 7 Tage vor der Testung und beim Mädchen mit der täglichen Gabe von 1 mg Estradiolvalerat p.o. in den letzten 3 Tagen vor der Testung durchgeführt werden (EK IIb [63]).

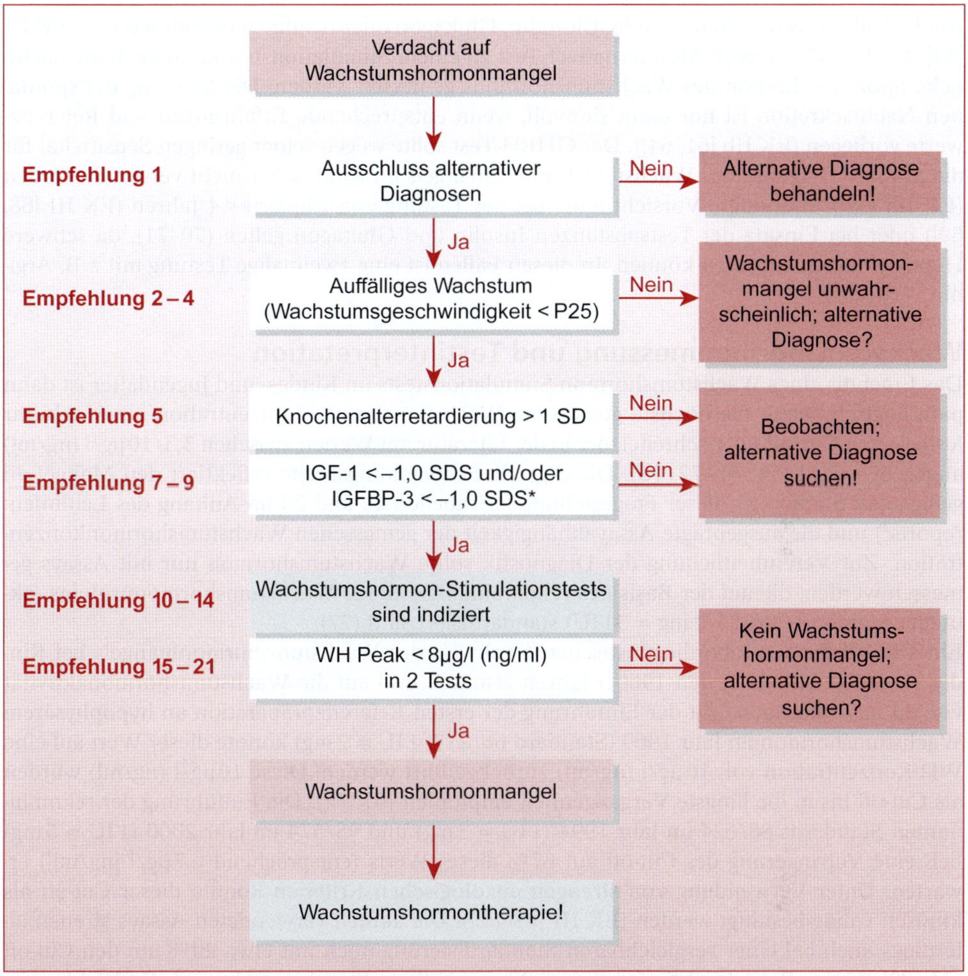

Abb. E10-1 Algorithmus für Kinder und Jugendliche mit V. a. Wachstumshormonmangel
Die Empfehlungen sind in der Kurzfassung der Leitlinie genannt (https://register.awmf.org/assets/guidelines/174-002k_S2e_Diagnostik-des-Wachstumshormonmangels-im-Kindes-und-Jugendalter_2022-04.pdf).
* **Cave!** Kinder mit konstitutioneller Verzögerung von Wachstum und Pubertät haben spezielle Referenzwerte für die Wachstumsgeschwindigkeit und die IGF-1- und IGFBP-3-Werte. Der WH-Cut-off von 8 µg/l (ng/ml) gilt für diese spezifische Gruppe nur nach Priming mit Sexualsteroiden.

Gesunde Kinder mit überdurchschnittlichem BMI (> 0 SDS) haben physiologischerweise eine geringere stimulierte Wachstumshormonausschüttung als schlanke Kinder (78–80).

Testdurchführung

Der Test soll nach mindestens 6-stündigem nächtlichem Fasten morgens am nüchternen, ruhenden Kind unter standardisierten Bedingungen und sorgfältiger Überwachung durchgeführt werden (EK IV [19]). Idealerweise ist die venöse Kanüle für die Testung bereits am Vorabend des Tests zu legen. Ist dies nicht möglich, empfiehlt sich eine erste diagnostische Blutentnahme direkt nach Anlage der Testkanüle, da bereits dann häufig eine erhöhte Wachstumshormonkonzentration gemessen werden kann, die die folgenden Messwerte übertrifft. Ist dies der Fall, sollte dieser Messwert in die Beurteilung des Testergebnisses einbezogen werden (EK III [92]).

Als Testsubstanzen sollten Arginin, Clonidin, Glukagon oder Insulin verwandt werden (EK III [54]; EK IIb [55, 64–66]). Als alternativer Test zu einem Stimulationstest kann auch die nächtliche Spontansekretion des Wachstumshormons gemessen werden. Die Messung der spontanen Nachtsekretion ist nur dann sinnvoll, wenn entsprechende Erfahrungen und Referenzwerte vorliegen (EK IIb [61, 64]). Der GHRH-Test sollte wegen seiner geringen Sensitivität für die primäre Diagnose des Wachstumshormonmangels im Kindesalter nicht verwandt werden (EK IIb [67]). Besondere Vorsicht muss bei der Testung von Kindern < 4 Jahren (EK III [68, 69]) oder bei Einsatz der Testsubstanzen Insulin und Glukagon gelten (70–71), da schwere Hypoglykämien auftreten können. In diesen Fällen ist eine zweimalige Testung mit z. B. Arginin vertretbar.

Wachstumshormonmessung und Testinterpretation

Das Ergebnis eines Wachstumshormon-Stimulationstests im Kindes- und Jugendalter ist dann pathologisch, wenn die höchste gemessene Wachstumshormonkonzentration einen arbiträr festgelegten **Cut-off** unterschreitet, der in der Literatur mit Werten zwischen 3,3–10 µg/l (ng/ml) angegeben wird (54, 61, 72, 73). Diese große Schwankungsbreite reflektiert den Mangel an geeigneten Studien zu dieser Fragestellung (s. Tabellen 2c und 2d im Anhang des Leitlinienreports[2]) und die ausgeprägte Assayabhängigkeit der gemessenen Wachstumshormonkonzentration. Zur Vereinheitlichung der Diagnostik sollte Wachstumshormon nur mit Assays gemessen werden, die auf der Basis des rekombinanten 22-kD-Wachstumshormonproteins (aktueller Standard 98/574, 1 mg = 31 IU) standardisiert sind (77).

Ein **Cut-off** für den labordiagnostischen Nachweis des Wachstumshormonmangels bei Kindern wurde erstmals in den 1960er-Jahren ermittelt und auf die Wachstumshormonaktivität von 20 mU/l bezogen. Mit der Einführung der ersten Referenzpräparation an hypophysärem Wachstumshormon im Jahr 1969 (Standard 66/217; 1 IU = 2 mg) konnte dieser Wert auf eine WH-Konzentration von 10 µg/l (ng/ml) zurückgeführt werden. Diese 10 µg/l (ng/ml) wurden als Cut-off bis in die jüngste Vergangenheit empfohlen (61, 72). Die Einführung der rekombinanten Standards 88/624 im Jahr 1994 (1 IU = 3 mg) und 98/574 im Jahr 2000 (1 IU = 3 mg) ließ eine Verringerung des Cut-off auf 67 % dieses Werts (entsprechend 6,7 µg/l [ng/ml]) erwarten. Unter Verwendung von strengen auxologischen Kriterien konnte dieser Cut-off als klinisch valide bestätigt werden (EK III [81–82]). Die aktuell verwendeten Assays streuen allerdings auch bei einer vergleichbaren Standardisierung noch mit etwa 20 % um den Cut-off (74, 82). Unter Berücksichtigung dieses 20-prozentigen Streubereichs wird die Wahl eines Cut-off von 8 µg/l (ng/ml) mit den aktuellen Messmethoden empfohlen.

Das Ergebnis eines Wachstumshormon-Stimulationstests im Kindes- und Jugendalter soll dann als normal gewertet werden, wenn die höchste vor und innerhalb der eigentlichen Testperiode gemessene Wachstumshormonkonzentration 8 µg/l (8 ng/ml) überschreitet. Dieser Cut-off setzt die Messung mit einem Assay voraus, der den Standard 98/574 (1 mg = 3 IU) für rekombinantes Wachstumshormon als Kalibrator verwendet (EK III [81, 82, 92]). Unter der arbiträren Festlegung des Cut-off von 8 µg/l (ng/ml) und bei Erfüllung der Eingangskriterien für die Testung ist von einer Sensitivität eines einzelnen Tests von ca. 80 % und einer Spezifität von ca. 80 % auszugehen.

Bezüglich der in dieser Leitlinie genannten Laboruntersuchungen wird auf die gültigen Richtlinien der Bundesärztekammer zur Qualitätssicherung laboratoriumsmedizinischer Untersuchungen verwiesen (www.bundesaerztekammer.de/themen/aerzte/qualitaetssicherung/richtlinien-leitlinien-empfehlungen-stellungnahmen).

---

[2] Den Leitlinienreport und alle weiteren Informationen finden Sie unter https://register.awmf.org/de/leitlinien/detail/174-002.

DIAGNOSE DES WACHSTUMSHORMONMANGELS

Die Diagnose des Wachstumshormonmangels soll nur dann gestellt werden, wenn bei Erfüllung der o.g. auxologischen, klinischen, radiologischen und laborchemischen Kriterien 2 pathologische Wachstumshormon-Stimulationstests vorliegen (EK IV [19]).

Beim Vorliegen eines der im ➤ Abschnitt „Voraussetzungen für die Durchführung von Wachstumshormon-Stimulationstests" genannten zusätzlichen Kriterien (z.B. Aplasie der Adenohypophyse und/oder ektop lokalisierte Neurohypophyse) ist ein einziger pathologischer Wachstumshormon-Stimulationstest ausreichend, um die Diagnose eines Wachstumshormonmangels zu sichern (EK IV [19]).

Die Verdachtsdiagnose eines Wachstumshormonmangels soll im Fall von einem normalen Testergebnis oder 2 normalen Testergebnissen verworfen und nach alternativen Ursachen der Wachstumsstörung gesucht werden (EK IV [19]). Bei Persistenz der Wachstumsstörung (auxologische, klinische, laborchemische und radiologische Kriterien für einen Wachstumshormonmangel sind erfüllt) und dem Vorliegen normaler Wachstumshormon-Stimulationstests kann der Nachweis einer pathologischen spontanen Wachstumshormon-Nachtsekretion die Diagnose eines Wachstumshormonmangels im Rahmen einer sogenannten neurosekretorischen Dysfunktion begründen (EK III [75])

Eine Wiederholung der Wachstumshormon-Stimulationstests (Retestung) kann 12 Monate nach normalen Testergebnissen durchgeführt werden, wenn beim Fehlen einer anderen hinreichenden Erklärung der Wachstumsstörung weiterhin der dringende Verdacht auf einen Wachstumshormonmangel besteht (EK IV [19]).

BESONDERHEITEN FÜR DAS NEUGEBORENEN- UND SÄUGLINGSALTER

Im Neugeborenen- und Säuglingsalter ist der Wachstumshormonmangel häufig mit einer pathologischen Hypoglykämieneigung, einem Ikterus prolongatus und einem Mikropenis assoziiert.

Wachstumshormon-Stimulationstests sollen im Neugeborenen- und Säuglingsalter nicht angewandt werden, da sie für dieses Alter nicht etabliert sind (EK IV [19]).

Eine basale Wachstumshormonkonzentration < 7 µg/l (ng/ml) in der 1. Lebenswoche (Serum, Plasma oder Trockenblut der Neugeborenen-Screeningkarte) bei Neugeborenen mit einer Reife > 34 SSW macht einen Wachstumshormonmangel sehr wahrscheinlich, wenn die klinische Symptomatik zu diesem Hormonmangel passend ist (EK IIb [83, 93]).

Im Säuglingsalter sollten eine basale Messung von IGFBP-3 und 3 oder 4 basale Messungen von Wachstumshormon im Serum oder Plasma erfolgen. Ein IGFBP-3-Wert < 2,0 SDS macht einen Wachstumshormonmangel wahrscheinlich (EK III [60]). Alternativ kann die asservierte Neugeborenen-Screeningkarte zur Messung von Wachstumshormon im Trockenblut verwendet werden (EK IIb [83]).

Bei Neugeborenen sollte die Kernspintomografie der Hypothalamus-Hypophysen-Region primär zur Diagnostik eines Wachstumshormonmangels herangezogen werden, da morphologische Veränderungen wie die Aplasie der Adenohypophyse, die Ektopie der Neurohypophyse oder die Unterbrechung des Hypophysenstiels deutliche Hinweise auf das Vorliegen eines Wachstumshormonmangels geben (EK IV [19]).

RETESTUNG IN DER ADOLESZENZ – DIAGNOSTIK AM ENDE DES WACHSTUMS IN DER ADOLESZENZ

Bei Kindern und Jugendlichen mit Wachstumshormonmangel soll am Ende des Wachstums nach Absetzen der Wachstumshormontherapie untersucht werden, ob ein schwerer Wachstumshormonmangel des Erwachsenenalters vorliegt (Retestung). Ausgenommen sind Adoleszenten mit schwerem angeborenem Panhypopituitarismus oder schwerem erworbenem Panhypopituitarismus. Diese Patienten sollten ohne Pause und ohne erneute Diagnostik weiterbehandelt werden (EK IV [94, 95]).
Vor jeder Retestung soll die Wachstumshormontherapie mindestens 1 Monat, besser aber 3 Monate ruhen (EK IV [94, 95]).
Bei Patienten mit hoher Prätestwahrscheinlichkeit für einen schweren Wachstumshormonmangel des Erwachsenenalters reicht der alleinige Nachweis einer IGF-1-Serumkonzentration < –2,0 SDS zur Bestätigung der Diagnose (EK IV [94]). Dazu gehören Patienten mit schwerem GH-Mangel, der eine monogene Ursache hat, der assoziiert ist mit mindestens 2 zusätzlichen hypophysären Hormonausfällen, der verbunden ist mit einer signifikanten Hypophysenfehlbildung oder der nach operativen Eingriffen oder zerebraler Bestrahlung entstanden ist (EK IV [94]).
Bei allen übrigen Patienten (niedrige Prätestwahrscheinlichkeit für einen schweren Wachstumshormonmangel des Erwachsenenalters) sollen zusätzlich zur IGF-1-Messung der GHRH-Arginin-Test oder der Insulin-Hypoglykämie-Test eingesetzt werden (EK IV [94, 95]). Ein schwerer Wachstumshormonmangel des Erwachsenenalters sollte bei dieser Patientengruppe dann diagnostiziert werden, wenn nach Absetzen der Wachstumshormontherapie die IGF-1-Serumkonzentration < –2,0 SDS abfällt und zusätzlich ein für die Retestung anerkannter Wachstumshormon-Stimulationstest pathologisch ist (EK IV [94]).
Die im Folgenden genannten Wachstumshormon-Cut-offs setzen die Messung mit einem Assay voraus, der den Standard 98/574 (1 mg = 3 IU) als Kalibrator für rekombinantes Wachstumshormon verwendet. Im Idealfall sollte sich der pädiatrische Endokrinologe mit dem weiterbehandelnden Erwachsenenendokrinologen über die Auswahl des Wachstumshormon-Stimulationstests verständigen, damit nach der Transition keine erneute Retestung erforderlich ist.
Das Ergebnis des GHRH-Arginin-Tests im Adoleszentenalter soll dann als normal gewertet werden, wenn die höchste gemessene Wachstumshormonkonzentration 16 µg/l (ng/ml) überschreitet (EK IIa [96–100]). Dieser Grenzwert berücksichtigt die Streuung der Messungen der aktuellen Assays. Wenn möglich, sollte ein am verwendeten Wachstumshormonassay validierter Grenzwert gewählt werden. Übergewichtige Adoleszenten haben eine geringere maximale Wachstumshormonkonzentration in diesem Test (EK III [99]).
Bei Einsatz des Insulin-Hypoglykämie-Tests sind die spezifischen Risiken und Kontraindikationen zu beachten. Das Ergebnis des Insulin-Hypoglykämie-Tests im Adoleszentenalter soll dann als normal gewertet werden, wenn die höchste gemessene Wachstumshormonkonzentration 5 µg/l (ng/ml) überschreitet (EK IV [94, 101]). Übergewicht vermindert die Ausschüttung von Wachstumshormon auch im Insulin-Hypoglykämie-Test.
Ist das Ergebnis von IGF-1-Messung und Wachstumshormon-Stimulationstest diskordant, kann die Diagnose eines schweren Wachstumshormonmangels im Erwachsenenalter nicht gestellt werden. In diesem Fall empfehlen sich klinische und endokrinologische Folgeuntersuchung sowie gegebenenfalls die Stimulation mit dem Insulin-Hypoglykämie-Test, falls der unauffällige Stimulationstest der GHRH-Arginin-Test war (EK IV [94]).

VERFAHREN ZUR KONSENSBILDUNG

Leitlinie der Deutschen Gesellschaft für pädiatrische und adoleszente Endokrinologie und Diabetologie (DGPAED) in Zusammenarbeit mit der Deutschen Gesellschaft für Endokrinologie e.V. (DGE), der Deutschen Gesellschaft für Kinder- und Jugendmedizin e.V. (DGKJ) und der Deutschen Gesellschaft für Klinische Chemie und Laboratoriumsmedizin e.V. (DGKL).

Autor
Gerhard Binder, Tübingen (DGKED)

Version: 3.0
Erstveröffentlichung: 2008
Überarbeitung: 11/2021
Nächste Überprüfung geplant: 11/2026

ADRESSEN

Autoren

Prof. Dr. Gerhard Binder
Kinderheilkunde III
Neuropädiatrie, Allgemeinpädiatrie, Diabetologie, Endokrinologie, Sozialpädiatrie
Universitätsklinikum Tübingen
Hoppe-Seyler-Str. 1
72076 Tübingen

Prof. Dr. rer. nat. Jürgen Kratzsch
Institut für Laboratoriumsmedizin, Klinische Chemie und Molekulare Diagnostik
Universitätsklinikum Leipzig
Paul-List-Str. 13–15
04103 Leipzig

Prof. Dr. med. Roland Pfäffle
Klinik und Poliklinik für Kinder und Jugendliche
Universitätsklinikum Leipzig
Liebigstr. 20a
04103 Leipzig

Prof. Dr. med. Joachim Wölfle
Kinder- und Jugendklinik
Uniklinikum Erlangen
Loschgestr. 15
91054 Erlangen

LITERATUR

Die Literatur zu diesem Beitrag finden Sie unter:
https://register.awmf.org/de/leitlinien/detail/174-002.

E16 Adrenogenitales Syndrom (AGS) im Kindes- und Jugendalter

W. Bonfig, O. Blankenstein, H. Claahsen, N. Reisch, D. Schnabel, S.A. Wudy

DEFINITION UND BASISINFORMATION

Unter dem adrenogenitalen Syndrom (AGS) wird eine Gruppe von autosomal-rezessiv vererbten Störungen der Nebennierenrinde zusammengefasst, die alle durch einen Enzymmangel in der adrenalen Steroidsynthese verursacht werden. Dabei kommt es in der Regel zu einer Nebennierenrindeninsuffizienz mit Kortisolmangel und oftmals zu einer Variante der Geschlechtsentwicklung durch erhöhte oder erniedrigte Nebennierenandrogene (➤ Tab. E16-1). Bei den Defekten handelt es sich um den 21-Hydroxylase-Mangel *(CYP21A2)*, den 11ß-Hydroxylase-Mangel *(CYP11B2)* den 3ß-Hydroxysteroid-Dehydrogenase-Defekt *(HSD3B2)*, den StAR-Protein-Defekt *(STAR)*, den P450SCC-Mangel *(CYP11A1)*, den 17-Hydroxylase-Mangel *(CYP17A1)* und den P450-Oxidoreduktase-Mangel *(POR)*. Ein Kortisolmangel mit **verminderter** Androgensynthese führt bei XY-Individuen zu einer Untervirilisierung wie z. B. bei Enzymdefekten, die durch Mutationen in den Genen *CYP11A1, StAR, HSD3B, CYP17A1* oder *POR* verursacht sind. Einen Kortisolmangel und eine **erhöhte** Androgenkonzentration findet man beim 21-Hydroxylase-Mangel *(CYP21A2)*, beim 11ß-Hydroxylase-Mangel *(CYP11B2)* und bei XX-Individuen beim 3ß-HSD-Mangel *(HSD3B2)*.

Bei der Mehrzahl der Patienten mit AGS liegt ein 21-Hydroxylase-Mangel (95 %) oder ein 11ß-Hydroxylase-Mangel (ca. 4–5 %) vor, die anderen Störungen treten sehr selten auf. **In dieser Leitlinie fokussieren wir deshalb auf den klassischen 21-Hydroxylase-Mangel *(CYP21A2)*. Darum wird im weiteren Text bei Verwendung des Terminus „AGS" nur auf das 21-Hydroxylase-Mangel-AGS Bezug genommen.**

Das AGS mit 21-Hydroxylase-Mangel wird in eine **klassische** und eine **nicht klassische Form** eingeteilt. Bei der **klassischen Form** kommt es bei weiblichen Feten zu einer pränatalen Virilisierung des Genitales mit unterschiedlicher Ausprägung. Zusätzlich erfolgt eine Einteilung in einen 21-Hydroxylase-Mangel **mit Salzverlust** und in einen **einfach virilisierenden** 21-Hydroxylase-Mangel. Klinisch sind die Übergänge je nach Restaktivität der 21-Hydroxylase jedoch fließend.

Beim **nicht klassischen** AGS liegt eine Restaktivität der 21-Hydroxylase vor, die zwischen 20 % und 50 % liegt. Daher kommt es in der Regel nicht zu einer pränatalen Virilisierung von weiblichen Feten. Der milde Enzymdefekt bleibt normalerweise bis in das frühe Schulalter asymptomatisch. Danach kann es zum Auftreten einer prämaturen Pubarche, Akne und Wachstumsbeschleunigung und Knochenalterakzeleration kommen. Das nicht klassische AGS wird auch oft erst im Erwachsenenalter diagnostiziert, wenn bei betroffenen Frauen eine Oligomenorrhö, Hirsutismus und unerfüllter Kinderwunsch auftreten. Nicht immer ist eine Therapieindikation gegeben.

PATHOPHYSIOLOGISCHE GRUNDLAGEN

Die häufigste Form des Nebennierenenzymdefekts ist der 21-Hydroxylase-Mangel durch homozygote oder compound-heterozygote Mutationen im *CYP21A2*-Gen. Die 21-Hydroxylase ist in der Zona glomerulosa in der Aldosteronsynthese für die Umsetzung von Progesteron zu 11-Desoxykortikosteron und in der Zona fasciculata in der Kortisolsynthese für die Umsetzung von 17-OH-Progesteron zu 11-Desoxykortisol verantwortlich (➤ Abb. E16-1). Wichtigs-

Tab. E16-1 Charakteristische klinische und laborchemische Befunde bei verschiedenen klassischen AGS-Formen

	21-Hydroxylase (klass. AGS)		11ß-Hydroxylase	StAR	P450SCC-Mangel	3ß-HSD	17-Hydroxylase/ 17–20-Lyase	Oxidoreduktase
Gen	*CYP21A2*		*CYP11B1*	*STAR*	*CYP11A1*	*HSD3B2*	*CYP17A1*	*POR*
Genlokus	6p21.3		8q24.3	8p11.2	15q24.1	1p13.1	10q24.3	7q11.2
Häufigkeit	1 : 11.000–15.000		1 : 160.000	Selten	Selten	Selten	Selten	Selten
Variante der Geschlechtsentwicklung	XX-Individuen		XX-Individuen	XY-Individuen	XY-Individuen	XX-/XY-Individuen	XY-Individuen	XX-/XY-Individuen
Salzverlust	+	-	-	+	+	+	-	-
Blutdruck	↓	±	↑	↓	↓	(↓)	↑	±
Serum-Natrium	↓	±	±/↑	↓	↓	↓	±/↑	±
Serum-Kalium	↑	±	±/↓	↑	↑	↑	↓	±
FeNa (Urin)	↑	±	(↓)	↑	↑	↑	±/↓	±
Serum-Renin	↑	±/↑	↓	↑	↑	↑	↓	±
Glukokortikoide	↓	↓	↓	↓	↓	↓	(↓)	(↓)
Mineralokortikoide	↓	±	DOC ↑ Aldo ↓	↓	↓	↓	DOC ↑, B ↑	±
Androgene	↑	↑	↑	↓	↓	↓	↓	↓
Serum-Metabolite	17OHP ↑ 21-Desoxykortisol ↑, T ↑, Aldo ↓, Δ4A ↑		DOC ↑, S ↑, T ↑, Aldo ↓	Keine	Keine	DHEAS ↑ Pregnenolon ↑ 17-OH-Pregnenolon ↑	P ↑, DOC ↑, B ↑, T ↓, F ↓, 17OHP ↓	17OHP ↑, P ↑
Harn-Metabolite	Pregnantriol ↑ Pregnantriolon ↑		THDOC ↑ THS ↑	Keine	Keine	Pregnentriol ↑ THE ↓	TH-DOC ↑, THB ↑, Pregnandiol ↑	Pregnantriol ↑, THB ↑

Legende: ± = unverändert; + = ja; - = nein; ↑ erhöht; ↓ erniedrigt
STAR = Steroidogenic Acute Regulatory Protein; 17OHP = 17-Hydroxyprogesteron, P = Progesteron; DHEA = Deydroepiandrosteron; Δ4A = Androstendion, T = Testosteron; Aldo = Aldosteron, F = Kortisol, DOC = 11-Desoxykortikosteron, S = 11-Desoxykortisol, B = Kortikosteron, TH-DOC = Tetrahydro-DOC; TH-S = Tetrahydro-S; TH-B = Tetrahydro-B; THE = Tetrahydrokortison

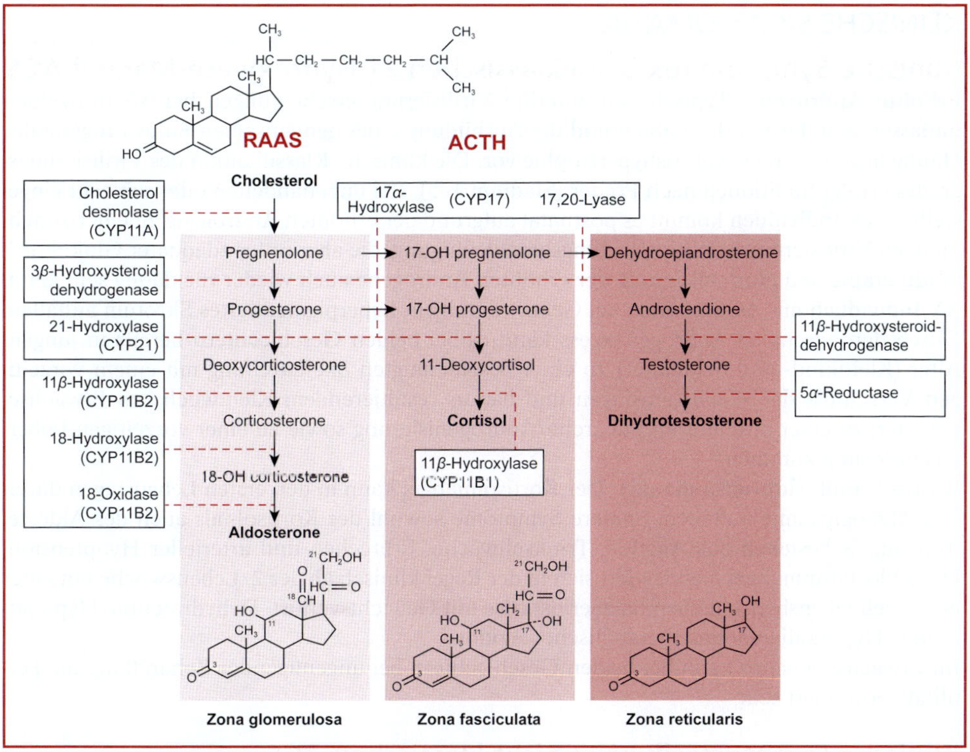

Abb. E16-1 Steroidsynthese in der Nebennierenrinde
RAAS = Renin-Angiotensin-Aldosteron-System

te Biomarker sind das 17-OH-Progesteron (17OHP), das vor dem Enzymblock akkumuliert, und Androstendion (A).

Anhand der Restaktivität des Enzyms wird das AGS mit einem 21-Hydroxylasedefekt traditionell in eine **klassische** und **nicht klassische** Form eingeteilt. Die klassische Form wird wiederum in eine Variante mit Salzverlust und eine Variante ohne Salzverlust (sog. einfach virilisierende Form) eingeteilt. Die Übergänge zwischen den klinischen Formen sind fließend.

1. Klassisches AGS mit Salzverlust: Bei dieser Form besteht 0–1 % Restaktivität des 21-Hydroxylase-Enzyms. Es kommt zu einer Kortisol- und Aldosteron-Defizienz mit einer vermehrten Produktion von adrenalen Vorläuferhormonen vor dem Enzymblock sowie erhöhter Androgenproduktion.
2. Klassisches AGS ohne Salzverlust (*Syn.:* einfach virilisierendes AGS): Hierbei ist eine Restaktivität von 2–5 % nachweisbar. Die Kinder haben in der Regel keinen klinisch manifesten Aldosteron-Mangel, jedoch einen Kortisolmangel und eine erhöhte Produktion von adrenalen Androgenen.
3. Nicht klassisches AGS: Bei dieser Form besteht eine Restenzymaktiviät von ca. 20–50 %. Die Aldosteronproduktion ist nicht eingeschränkt und die Kortisolproduktion ist nicht oder nur leicht beeinträchtigt. Es besteht jedoch eine gering erhöhte adrenale Androgenproduktion. Eine Virilisierung des Genitales bei weiblichen Neugeborenen liegt nicht vor.

KLINISCHE SYMPTOMATIK

Klinische Symptomatik beim klassischen 21-Hydroxylase-Mangel-AGS

Erhöhte Androgene: Typische intrauterine Virilisierungserscheinungen bei XX-Individuen umfassen eine Fusion der Labien und die Ausbildung eines gemeinsamen Sinus urogenitalis. Häufig liegt auch eine Klitorishypertrophie vor. Die klinische Klassifikation des Virilisierungsgrades erfolgt traditionell nach Prader (Stadium 1–5). Bei unbehandelten oder schlecht eingestellten XX-Individuen kommt es postnatal aufgrund der erhöhten Androgene zu einer zunehmenden Virilisierung und Entwicklungsbeschleunigung, die aber unter adäquater Glukokortikoidtherapie und Normalisierung der erhöhten Androgene auch wieder rückläufig sein kann. XY-Individuen mit AGS können bei Geburt durch ein hyperpigmentiertes Skrotum auffallen. Durch den adrenalen Androgenexzess kann es bei beiden Geschlechtern bereits in jungem Alter (Kleinkind- und Schulalter) zu einer beschleunigten Skelettreifung mit einem vorzeitigen Verschluss der Wachstumsfugen und daraus resultierendem Kleinwuchs im Erwachsenenalter, zu einer prämaturen Pubarche/Androgenisierung sowie zu einer vorzeitigen Pubertätsauslösung kommen.

Kortisol- und Aldosteronmangel: Der Kortisolmangel kann in den ersten Lebenstagen durch eine Hypoglykämie auffallen. Spätere Symptome sowohl des Kortisol- als auch des Aldosteronmangels bestehen aus Apathie, Trinkschwäche, Erbrechen und arterieller Hyoptension. Der Aldosteronmangel manifestiert sich in der Regel klinisch ab der 2. Lebenswoche mit einer potenziell lebensbedrohlichen Salzverlustkrise mit Gewichtsverlust, Dehydratation, Hyponatriämie, Hyperkaliämie und metabolischer Azidose.

Im Erwachsenenalter kann bei beiden Geschlechtern bei ungenügender Behandlung die Fertilität vermindert sein.

Klinische Symptomatik beim nicht klassischen AGS

Beim nicht klassischen AGS liegen in der Regel bei Geburt keine Genitalauffälligkeiten vor. Die meisten Symptome sind von einer leicht erhöhten Androgenproduktion der Nebenniere abzuleiten. Die Symptome werden bei Mädchen oft schneller bemerkt. Klinische Symptome eines nicht klassischen AGS entwickeln sich meistens nach dem 5. Lebensjahr und können bei beiden Geschlechtern eine prämature Pubarche und Knochenalterakzeleration sein.

Bei weiblichen Jugendlichen können Zyklusunregelmäßigkeiten und im Verlauf auch eine verminderte Fertilität auftreten. Nicht immer ist eine Therapieindikation gegeben. Dies gilt insbesondere für betroffene Jungen, da diese häufig wenig bis asymptomatisch sind. Das Auftreten von testikulären adrenalen Resttumoren (TART) ist bei Männern mit nicht klassischem AGS nur in Einzelfällen beschrieben.

Die überwiegende Mehrzahl der Menschen mit nicht klassischem AGS wird im Kindesalter **nicht** klinisch auffällig. Bis zu 40 % der symptomatischen Patienten weisen einen suboptimalen Kortisolanstieg im ACTH-Test auf.

DIAGNOSTIK

Neugeborenen-Screening

Seit 2005 ist das klassische AGS vom Typ des 21-Hydroxylase-Mangels in Deutschland Bestandteil des gesetzlichen Neugeborenenscreenings. Durch eine frühzeitige Diagnosestellung kann die lebensbedrohliche Salzverlustkrise des Neugeborenen verhindert und bei Mädchen eine falsche Geschlechtszuweisung vermieden werden. Durch die alleinige Bestimmung von 17OHP können nur klassische 21-Hydroxylase-Defekte sicher erkannt werden.

Im Neugeborenenscreening wird das 17OHP quantitativ mittels kompetitivem Immunoassay (DELFIA) bestimmt. Fötalzonensteroide können insbesondere bei Frühgeborenen zu Kreuzreaktion mit dem Antikörper und damit zu falsch positiven Befunden führen. Die Verwendung gewichts- und/oder gestationsalterabhängiger 17OHP-Cut-offs ist erforderlich. Bei gestressten Neugeborenen kann es zusätzlich zu falsch positiven Screeningbefunden kommen. Zu falsch negativen Befunden kann es bei peripartaler mütterlicher oder kindlicher Glukokortikoidtherapie kommen.

Durch die massenspektrometrische Bestimmung von 17OHP, Kortisol und Metaboliten können 90 % der falsch positiven Befunde vermieden werden. Die GC-MS Harnsteroidmetabolomanalyse erfasst Fötalzonensteroide sowie weitere typische neonatale Steroidhormonmetaboliten und ist daher in der Diagnosestellung definitiv.

In der Literatur sind einzelne Screeningversager bei der Mutation p.Ile173Asn (I172N), die meistens mit einem einfach virilisierenden AGS einhergeht, beschrieben.

Empfehlung 1
Bei einem deutlich auffälligen Screeningbefund (17-OH-P im Screening > 90 nmol/l bei reifen eutrophen Neugeborenen) sollen eine umgehende Konfirmationsdiagnostik und Elektrolytkontrolle noch am selben Tag veranlasst werden. In den meisten Fällen erfolgt die Konfirmationsdiagnostik und Therapieeinleitung unter stationären Bedingungen (➤ Abb. E16-2).

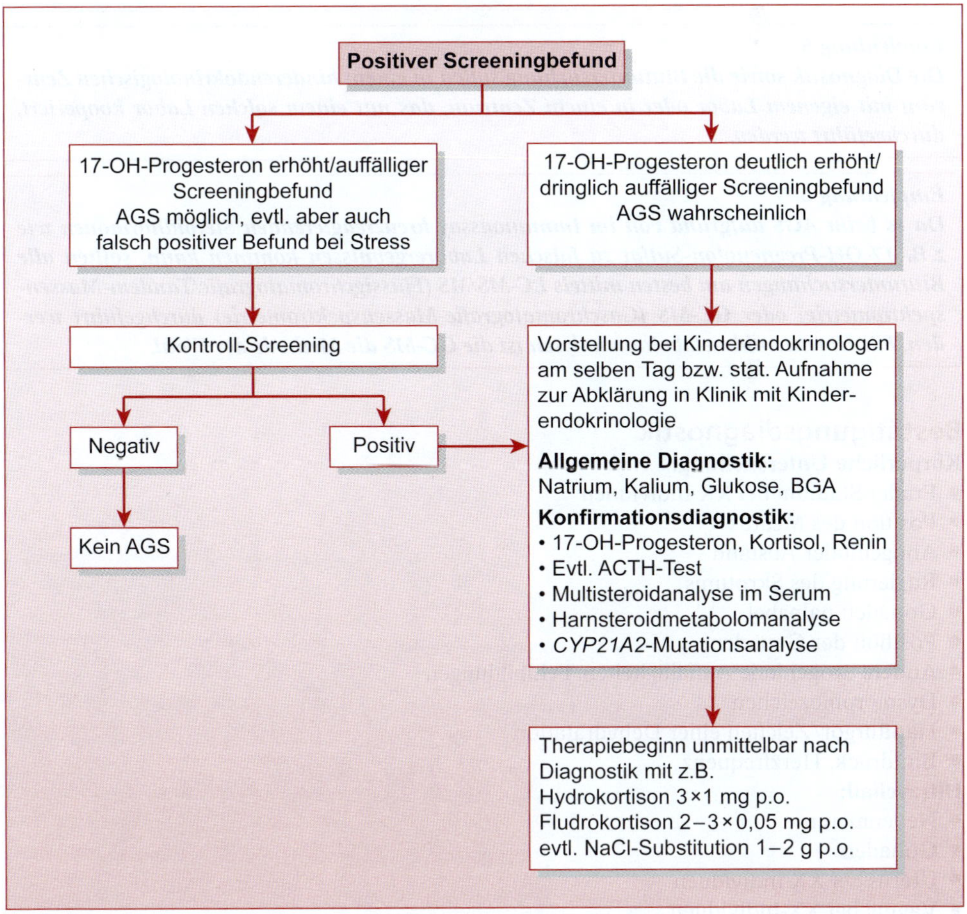

Abb. E16-2 Beispiel für das Vorgehen bei positivem AGS-Screeningbefund bei einem **eutrophen Reifgeborenen**

Empfehlung 2
Die Konfirmationsdiagnostik soll immer eine Bestimmung des Blutzuckers, der Elektrolyte, der Renin-Konzentration sowie eine Bestimmung von Kortisol, 17OHP und weiteren androgenen Vorstufen beinhalten.

Empfehlung 3
Wenn verfügbar, sollte durch ein Steroidprofil im Serum (LC-MS/MS oder GC-MS) und/oder Harn (GC-MS) die Diagnosesicherung und Differenzierung des Nebennierenenzymdefekts erfolgen.
Ist das AGS laborchemisch bestätigt, sollte eine Mutationsanalyse des CYP21A2-Gens durchgeführt werden. Liegt ein positiver genetischer Befund beim Kind vor, soll auch bei den Eltern eine genetische Untersuchung zur allelischen Zuordnung und für die Möglichkeit einer genetischen Beratung veranlasst werden.

Empfehlung 4
Die Konfirmationsdiagnostik soll innerhalb von 48 Stunden abgeschlossen werden, da sonst die Familie verunsichert wird und das Kind gefährdet werden kann.

Empfehlung 5
Die Diagnostik sowie die Blutuntersuchung sollen in einem kinderendokrinologischen Zentrum mit eigenem Labor oder in einem Zentrum, das mit einem solchen Labor kooperiert, durchgeführt werden.

Empfehlung 6
Da es beim AGS aufgrund von im Immunoassay kreuzreagierenden Steroidhormonen wie z.B. 17-OH-Pregnenolon-Sulfat zu falschen Laborergebnissen kommen kann, sollten alle Blutuntersuchungen am besten mittels LC-MS/MS (Flüssigchromatografie/Tandem-Massenspektrometrie) oder GC-MS (Gaschromatografie-Massenspektrometrie) durchgeführt werden. Für Harnsteroidmetabolomanalysen ist die GC-MS die Methode der Wahl.

Bestätigungsdiagnostik

Körperliche Untersuchung:

- Prader-Stadium bei XX-Individuen
- Position des Meatus
- Anogenitaler Abstand
- Rugierung des Skrotums
- Gonaden palpabel
- Position der Gonaden
- Andere urogenitale Auffälligkeiten/Fehlbildungen
- Dysmorphiezeichen
- Hautturgor/Zeichen einer Dehydratation
- Blutdruck, Herzfrequenz

Ultraschall:

- Nebennieren
- Gonaden
- Uterus bei XX-Individuen
- Vagina bei XX-Individuen

Labordiagnostik:
Als Biomarker im Serum sind das 17-OH-Progesteron (17OHP) und das Androstendion (A) zu sehen. 17OHP kann außer dem in ➤ Abb. E16-1 dargestellten klassischen Weg auch über den sog. Backdoor Pathway unter Umgehung der Zwischenmetabolite Androstendion und Testosteron zu Dihydrotestosteron umgewandelt werden. Dieser alternative Backdoor Pathway scheint v. a. pränatal und im Säuglingsalter eine wichtige Rolle im Rahmen der Androgensynthese beim AGS durch einen 21-Hydroxylase-Mangel zu spielen. Ein weiterer sehr spezifischer Biomarker ist das 21-Desoxykortisol (21DF), das 11-hydroxylierte Produkt von 17OHP, das bei gesunden Menschen in der Regel kaum nachweisbar ist, bei Patienten mit 21-Hydroxylase-Mangel jedoch erhöht ist.
In den ersten 2 Lebenstagen sind 17OHP-Werte noch bei allen Neugeborenen hoch und sinken dann deutlich ab. Das 17OHP resultiert bei Neugeborenen überwiegend aus der materno-plazentaren Zirkulation, sodass es beim gesunden Neugeborenen zu einem postnatalen Absinken kommt. Im Gegensatz dazu steigen die erhöhten 17OHP-Werte bei Neugeborenen mit unbehandeltem AGS im Verlauf noch weiter an (➤ Tab. E16-2).
Für Frühgeborene gelten höhere 17OHP Normwerte, sodass 17OHP-Screeningwerte unter Berücksichtigung des Gestationsalters interpretiert werden müssen.

Tab. E16-2 Labordiagnostik

Diagnostik	Bemerkungen
Serum-Natrium/-Kalium	
Blutzucker	
Blutgasanalyse	
Renin oder PRA (Plasma-Renin-Aktivität)	**Cave:** Referenzwerte für Neugeborene beachten!
(ACTH)	Muss bei NG nicht erhöht sein! Falls bereits >250 pg/ml erhöht: Hinweis auf klassisches AGS
Serum-(Plasma-)17OHP	LC-MS/MS, GC-MS, RIA nach Extraktion und/oder Chromatografie
Serum-(Plasma-)Androstendion	
Harnsteroidmetabolomanalyse (Harnsteroidprofil)	Spontanurin ausreichend, GC-MS
Serum-(Plasma-)Multisteroidanalyse	Im Serum, LC-MS/MS oder GC-MS
CYP21A2-Genetik	Zur Diagnosebestätigung Genotyp-Phänotyp-Abschätzung **Bei positivem Befund:** Elternuntersuchung zur allelischen Zuordnung der Mutation und zur genetischen Beratung

Empfehlung 7
Alle Laborwerte sollen in einem Labor mit kinderendokrinologischer Expertise und altersentsprechenden Normwerten analysiert werden.

Spätere Diagnosestellung jenseits des Säuglingsalters

Wenn das klassische AGS bei 21-Hydroxylase-Mangel nicht im Neugeborenenscreening diagnostiziert wird, kann sich die Erkrankung durch Virilisierung, Entwicklungsbeschleunigung (Knochenalterakzeleration, Wachstumsspurt, frühzeitige Pubertätsentwicklung) oder durch eine Addison- oder Salzverlustkrise manifestieren.
Gebräuchliche Verfahren zur Diagnosestellung sind:

- Bestimmung von Kortisol, 17OHP, Plasma-Renin-Aktivität oder Renin-Konzentration, Elektrolyten und Glukose
- Gegebenenfalls ACTH-Test mit Bestimmung von Kortisol und 17-OH-Progesteron basal und 60 Minuten nach ACTH-Stimulation
- Harnsteroidmetabolomanalyse (Harnsteroidprofil) im Spontanurin oder im 24-h-Sammelurin (GC-MS)
- Multisteroidanalyse im Serum (LC-MS/MS gegebenenfalls auch in Kombination mit ACTH-Test oder GC-MS)
- Mutationsanalyse des *CYP21A2*-Gens
- Bestimmung des Knochenalters (Röntgen linke Hand dorsovolar) zur Evaluation einer Entwicklungsbeschleunigung

Diagnostik bei nicht klassischem AGS

- Bestimmung von 17OHP am Morgen (Zufalls-17OHP-Bestimmungen tagsüber können bei nicht klassischem AGS auch normal sein); bei jugendlichen Mädchen und Frauen mit regelmäßigen Menses: Bestimmung von 17OHP in der Follikularphase.
- ACTH-Test mit Bestimmung von 17OHP und Kortisol basal und 60 Minuten nach ACTH-Stimulation (bei ca. 40 % der Patienten liegt eine verminderte Kortisolreserve vor – max. Kortisol nach ACTH-Stimulation < 500 nmol/l bzw. < 18 µg/dl)
- Mutationsanalyse des *CYP21A2* Gens
- Bestimmung des Knochenalters (Röntgen linke Hand dorsovolar) zur Evaluation einer Entwicklungsbeschleunigung

THERAPIE

Therapie in der Neonatalperiode

a) Medikation (Neugeborene, Gewicht 2–5 kg)

- **Hydrokortison:**

> ***Empfehlung 8***
> ***In der Regel ist eine Erhaltungsdosis von 3-mal täglich 1 mg Hydrokortison in den ersten Lebensmonaten ausreichend und sollte nur in begründeten Fällen überschritten werden.*** Als Hydrokortison-Richtdosis gelten 10–15 mg/m²/Tag in 3 Einzeldosen.

- Es gibt auch den Ansatz, in den ersten 1–2 Lebenswochen auch höhere Hydrokortisondosen zu geben, um die erhöhten Androgene schneller zu normalisieren.
  Die Medikation wird in gleichmäßigen Abständen frühmorgens (zwischen 4 und 7 Uhr), am späten Mittag (zwischen 13 und 15 Uhr) und am Abend (zwischen 20 und 24 Uhr) gegeben. Im Laufe oder gegen Ende des 1. Lebensjahres ist oft eine entsprechende Hydrokortison-Dosiserhöhung notwendig.
  Für Säuglinge gibt es ein zugelassenes Hydrokortison-Granulat (Alkindi®) in den Wirkstärken 0,5 mg, 1 mg, 2 mg und 5 mg. Das Hydrokortison-Granulat ist geschmacksneutral, sollte jedoch mit ausreichend Flüssigkeit eingenommen werden. Bei der Verwendung von durch die Apotheke selbst hergestellten niedrig dosierten Hydrokortisonkapseln besteht das Risiko von Fehldosierungen!

- Für die Behandlung in Stresssituationen wird auf den ➤ Abschnitt „Stressbehandlung“ verwiesen.

Empfehlung 9
In der Neugeborenenperiode und im Säuglings- und Kindesalter sollte auf eine eventuelle Hypoglykämie-Neigung der Patienten geachtet werden. In diesen Fällen ist möglicherweise eine 4-mal tägliche Hydrokortisongabe hilfreich, um den Blutzucker zu stabilisieren.

- **Fludrokortison:**

Empfehlung 10
Bei allen Neugeborenen mit AGS soll neben der Hydrokortisontherapie zunächst auch eine Therapie mit Fludrokortison begonnen werden, da in 75 %–90 % ein salzverlierendes AGS vorliegt.

Da Säuglinge eine relative Mineralokortikoidresistenz aufweisen, werden in der Anfangsphase relativ hohe Fludrokortisondosen benötigt. Die Startdosis beträgt 150–200 µg/Tag (verteilt über 1–2 Gaben).

Empfehlung 11
Die Fludrokortisontherapie soll mit engmaschigen Renin-, Elektrolyt- und Blutdruckkontrollen überwacht und die Dosis entsprechend angepasst werden, wobei eine Renin-Suppression vermieden werden sollte.

Empfehlung 12
Wenn kein Anhalt für einen Salzverlust besteht, kann ein Fludrokortison-Auslassversuch diskutiert werden.

- **NaCl:**
  Oftmals erfolgt in den ersten Lebensmonaten eine NaCl-Substitution mit 1–2 g Kochsalz verteilt über den Tag zu den Mahlzeiten (z. B. einmolare Kochsalzlösung [= NaCl 5,85 %: 20 ml = 1,17 g NaCl] oder Kochsalzkapseln). Eine NaCl-Substitution wird aktuell nicht in allen kinderendokrinologischen Zentren in Deutschland durchgeführt und bislang gibt es hierzu keine eindeutige Datenlage.

b) Information und Schulung der Eltern
- Was ist AGS?
- Informationsmaterial (z. B. Informationsbroschüre der AGS-Initiative e. V.)
- Notfallausweis
- Erlernen der Medikamentengabe, inkl. Schulung der Hydrokortison-Notfallinjektion
- Verhalten im Krankheitsfall, Stressdosis/-therapie und Indikationen besprechen
- Erreichbarkeit der Klinik (Notfallnummer)
- Kontakt zu Patientenorganisation/Peer-Beratung

c) Psychologische Betreuung

Empfehlung 13
Eine psychologische Betreuung für die Eltern soll immer angeboten werden. Die psychologische Beratung sollte zumindest initial durchgeführt werden und sie soll auch im weiteren Verlauf verfügbar sein.
Im weiteren Verlauf soll auch Kindern und Jugendlichen eine psychologische Betreuung angeboten werden.

Therapie klassisches AGS nach der Neonatalperiode

Empfehlung 14
In der Wachstumsphase soll ausschließlich Hydrokortison zur Glukokortikoidsubstitution in Tablettenform oder als Granulat verwendet werden, da es innerhalb der Glukokortikoid-Substanzgruppe die geringste wachstumshemmende Wirkung besitzt.

Für Säuglinge und Kleinkinder gibt es ein niedrigdosiertes industriell gefertigtes Hydrokortison-Granulat (Alkindi®) in den Wirkstärken 0,5 mg, 1 mg, 2 mg und 5 mg. Das Hydrokortison-Granulat ist geschmacksneutral. Bei der Verwendung von durch die Apotheke selbst hergestellten niedrig dosierten Hydrokortisonkapseln besteht das Risiko von Fehldosierungen! Hydrokortisontabletten sind in der Wirkstärke von 10 mg erhältlich und können auch geteilt oder geviertelt werden (Hinweis: das Vierteln der Tabletten entspricht einem Off-Label-Gebrauch). Ab dem Alter von 12 Jahren stehen auch Hydrokortisonhartkapseln mit veränderter Wirkstofffreisetzung (Efmody®) in den Dosisstärken 5 mg und 10 mg zur Verfügung.

Empfehlung 15
Als Richtdosis für die AGS-Behandlung gilt eine Hydrokortison-Substitutionsdosis von 10–15 mg/m²/Tag. Das entspricht einer supraphysiologischen Hydrokortisondosis, um die adrenale Androgenproduktion zu supprimieren. Die Dosis soll jedoch individuell nach klinischen und laborchemischen Parametern angepasst werden. Die Behandlung soll durch einen Kinderendokrinologen erfolgen.

Traditionell wird die Hydrokortison-Tagesdosis auf 3 tägliche Gaben (frühmorgens, mittags, spätabends) aufgeteilt, wobei morgens die höchste Dosis verabreicht werden sollte. Es gibt aber auch Ergebnisse, die zeigen, dass die durchschnittliche Verteilung der Hydrokortison-Tagesdosis der Verteilung 40 % – 20 % – 40 % entspricht.

Empfehlung 16
Prinzipiell soll die Hydrokortison-Tagesdosis individualisiert angepasst und dabei die zirkadiane Rhythmik der Kortisolsekretion bedacht und möglichst imitiert werden.

Dabei können ein 17OHP-Tagesprofil im Speichel oder aus kapillärem Blut auf einer Filterpapierkarte oder ein 24-h-Harnsteroidprofil helfen. Ein lineares Wachstum und eine normale Knochenreifung stellen klinisch die besten Verlaufsparameter zur Beurteilung der metabolischen AGS-Einstellung dar. Eine länger dauernde Glukokortikoidüberdosierung führt zum iatrogen induzierten Cushing-Syndrom mit Wachstumsstörung.

Empfehlung 17
Patienten mit AGS sollen regelmäßig klinisch auf Symptome der Glukokortikoidüberdosierung und -unterdosierung untersucht werden.

Zeichen einer Glukokortikoidüberdosierung sind unterdurchschnittliche Wachstumsgeschwindigkeit/Wachstumsknick, Gewichtzunahme, Hypertonus und cushingoide Facies.
Eine Glukokortikoidunterdosierung führt zur Hyperandrogenämie mit Beschleunigung der Skelettreifung und des Wachstums sowie der körperlichen Entwicklung.
Im Säuglingsalter besteht eine gewisse Mineralokortikoidresistenz, sodass Neugeborene und Säuglinge relativ hohe Fludrokortisondosen benötigen, die im Verlauf eventuell reduziert werden müssen, um einen iatrogenen Hypertonus zu vermeiden. Ziel der Fludrokortisoneinstellung sind normale Elektrolyte, ein hochnormales Renin und ein normaler Blutdruck (gegebenenfalls auch Überprüfung mittels 24-h-Blutdruckmessung notwendig, falls V. a. Hypertonus).

Empfehlung 18
Wenn kein Anhalt für einen Salzverlust besteht, sollte entweder ein Fludrokortison-Auslassversuch diskutiert werden oder die Fludrokortisondosis im Verlauf reduziert werden. Unter Fludrokortisonbehandlung soll besonders auch auf einen iatrogen induzierten Hypertonus geachtet werden.

Empfehlung 19
Kinder mit AGS sollen sachgerecht und entwicklungsangemessen zur Erkrankung informiert werden. Eine begleitende psychologische Betreuung soll den Patienten und Eltern während der gesamten Betreuung zur Verfügung stehen. Spätestens im Jugendalter sollte bei XX-Individuen eine psychologische Vorstellung erfolgen.

Zur externen Qualitätssicherung in der Behandlung des AGS steht innerhalb der DGKED das DGKED-AGS-Register zur Verfügung. Die Erfassung dient neben der Qualitätssicherung des eigenen Behandlungszentrums der Verbesserung und Homogenisierung von Diagnostik und Therapie des AGS. Alle betreuten AGS-Patienten sollten idealerweise im nationalen AGS-Register erfasst werden.

Stressbehandlung

Empfehlung 20
Bei Fieber (Temperatur > 38,5 °C), Operationen, Narkosen, schwerer Krankheit oder Trauma muss eine Hydrokortison-Stressdosis verabreicht werden. Allgemein wird bei oraler Stressdosis die Verdoppelung bis Verfünffachung der normalen Hydrokortisondosis empfohlen, was 20–75 mg/m²/Tag Hydrokortison entspricht. Die Stressdosisanpassung erfolgt in Anpassung an die jeweilige Situation oral oder intravenös. Bei Erbrechen kann auch die Gabe von Prednison oder Prednisolon-Suppositorien zu 100 mg erfolgen (> Tab. E16-3***).***

Tab. E16-3 Hydrokortison-Stressdosis

	> 38,5 °C, leichte Erkrankung	> 39 °C	> 40 °C Schwere Erkrankung	Erbrechen
Hydrokortison	2-fach	3-fach	5-fach	Gabe wiederholen, bei anhaltendem Erbrechen, 100 mg Prednison oder Prednisolon-Supp. bzw. Notfallspritze und ärztliche Vorstellung
Fludrokortison	Dosis unverändert fortsetzen			

Empfehlung 21
Im Rahmen von größeren Operationen/Narkosen oder Intensivstationaufenthalten in kritisch krankem Zustand muss die Hydrokortison-Stressdosis intravenös verabreicht werden, wobei vor dem operativen Eingriff 100 mg Hydrokortison pro m² Körperoberfläche als Kurzinfusion über 30–60 Minuten gegeben und im Anschluss dieselbe Dosierung als Dauerinfusion über 24 Stunden infundiert werden soll. Sobald der Patient wieder oral Nahrung zu sich nehmen kann, kann die Behandlung auf eine orale Gabe von Hydrokortison in Stressdosis umgestellt werden.

Für die parenterale Mineralokortikoidsubstitution steht kein Präparat zur Verfügung; hier ist jedoch die mineralokortikoide Wirkung von Hydrokortison in der verwendeten Stressdosierung ausreichend. Detailliertere Empfehlungen zum Glukokortikoid-Stressmanagement finden sich auch in der AWMF-Leitlinie „(Primäre) Nebenniereninsuffizienz im Kindes- und Jugendalter", Version 1.0, 2020, AWMF-Register-Nr. 174-011. https://register.awmf.org/de/leitlinien/detail/174-011.

Empfehlung 22
Eine Erhöhung der Hydrokortisondosis bei mentalem Stress oder ungewöhnlichen Belastungen sollte individuell mit dem behandelnden Arzt besprochen werden. Eine klare Evidenz dazu existiert nicht.

Empfehlung 23
Manche Säuglinge und Kleinkinder mit klassischem AGS neigen aufgrund des Glukokortikoidmangels besonders in Krankheitsphasen zu Hypoglykämien. Eltern und Therapeuten sollten dafür sensibilisiert werden. Neben einer ausreichenden Hydrokortison-Stressdosis ist in solchen Fällen auch auf eine ausreichende Kohlenhydratzufuhr (z.B. glukosehaltige Getränke mit hohem glykämischem Index) zu achten! Gegebenenfalls kann dann auch eine Aufteilung der Hydrokortison-Tagesdosis auf 4 Gaben sinnvoll sein.

Empfehlung 24
Alle Patienten mit klassischem AGS sollen im Besitz eines gültigen Notfallausweises sein!

Es gibt einen standardisierten europäischen Glukokortikoidmangel-Notfallausweis, der bevorzugt verwendet werden sollte. Er ist als Kinderausgabe und als Ausgabe für Erwachsene erhältlich (➤ Abb. E16-3).

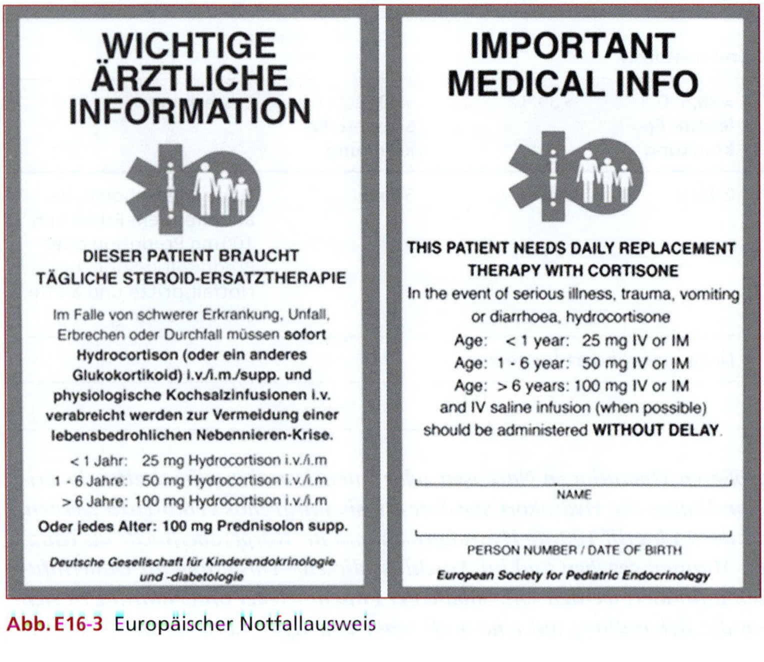

Abb. E16-3 Europäischer Notfallausweis

Im Notfall besteht die Notwendigkeit der parenteralen Injektion von Glukokortikoiden (Hydrokortison oder Prednison). Hierfür stehen Prednison/Prednisolon und Hydrokortison zur Verfügung. Wegen der besseren mineralokortikoiden Wirkung ist Hydrokortison zu favorisieren. Die Herstellung der Injektionslösung und die Verabreichung müssen im Vorfeld gezielt geschult und geübt werden.
Eine pharmakokinetische Studie bei Erwachsenen mit Nebenniereninsuffizienz hat gezeigt, dass auch eine subkutane Hydrokortisoninjektion ausreichend sein kann und dass der Wirkungseintritt bei subkutaner Injektion 11 Minuten länger dauert als bei intramuskulärer Injektion (Hahner et al. 2013). Untersuchungen bei Kindern und Jugendlichen liegen dazu nicht vor und es handelt sich bei der subkutanen Injektion um einen Off-Label-Gebrauch, worüber die Patienten aufgeklärt werden müssen. Allerdings ist auf Patientenseite die Akzeptanz einer subkutanen Injektion besser als bei intramuskulärer Injektion.

Empfehlung 25
Nach einer parenteralen Hydrokortisoninjektion und auch nach Gabe von Prednison oder Prednisolon-Suppositorien sollte eine ärztliche Vorstellung erfolgen.

Nebennierenkrise

Nebennierenkrisen treten mit einer Häufigkeit von ca. 5–8 Nebennierenkrisen pro 100 Patientenjahren auf. Patienten mit salzverlierendem AGS sind stärker gefährdet als Patienten mit einfach virilisierendem AGS.
Typische Triggersituationen sind fieberhafte Infektionserkrankungen, wobei eine Gastroenteritis die häufigste Ursache darstellt. Am häufigsten treten Nebennierenkrisen im Kleinkind- und Grundschulalter auf sowie im Alter zwischen 20 und 25 Jahren.
Zur Therapie der Nebennierenkrise sowie zur perioperativen Hydrokortisontherapie wird auf die AWMF-Leitlinie „(Primäre) Nebenniereninsuffizienz im Kindes- und Jugendalter“, Version 1.0, 2020, AWMF-Register-Nr. 174-011. https://register.awmf.org/de/leitlinien/detail/174-011 verwiesen.

Therapie nicht klassisches AGS

Statement 1
Prinzipiell orientiert sich die Behandlung des nicht klassischen AGS an der klinischen Symptomatik. Eine Behandlungsindikation mit Glukokortikoiden ergibt sich im Kindesalter bei signifikanter Entwicklungsbeschleunigung und Akzeleration des Knochenalters und dadurch später drohendem Kleinwuchs oder bei Auftreten einer Pseudopubertas praecox. Normalerweise liegen die Hydrokortisondosen bei der Behandlung des nicht klassischen AGS unter denen des klassischen AGS (im Bereich zwischen 5–7,5 mg/m^2/Tag), wobei auch beim nicht klassischen AGS die Hydrokortisondosis individualisiert angepasst werden muss und eine Übertherapie vermieden werden sollte.

Empfehlung 26
Die Vor- und Nachteile einer Glukokortikoidtherapie bei nicht klassischem AGS (Gefahr der Nebenniereninsuffizienz nach Langzeit-Glukokortikoidtherapie, regelmäßige medizinische Kontrollen) sollen mit Eltern und Patienten besprochen werden.

Empfehlung 27
Bei Glukokortikoidtherapie und bei Patienten mit suboptimalem Kortisolanstieg im ACTH-Test soll auch bei nicht klassischem AGS ein Notfallausweis ausgestellt werden.

Empfehlung 28
Bei suboptimalem Kortisolanstieg im ACTH-Test sollte die Empfehlung zur Hydrokortison-Stressdosis ausgesprochen werden.

Statement 2
Bei jugendlichen Mädchen mit nicht klassischem AGS kann sich durch Hirsutismus, unregelmäßige Zyklen und dem PCO-Syndrom ähnlichen Bild eine Behandlungsindikation mit Glukokortikoiden und/oder antiandrogenen Substanzen ergeben.

Empfehlung 29
Wenn einmal eine Therapie begonnen worden ist, sollte zu gegebenem Zeitpunkt bei klinischer Beschwerdefreiheit auch ein Therapieauslassversuch geplant werden.

Bei Patientinnen mit nicht klassischem AGS und primär hirsutistischen Beschwerden stellt die Glukokortikoidtherapie nur eine von mehreren Behandlungsmöglichkeiten dar.

Empfehlung 30
Alternative Behandlungskonzepte können beim nicht klassischen AGS auch antiandrogene orale Kontrazeptiva, verschiedene antiandrogene Substanzen, topische Therapeutika oder eine rein kosmetische Therapie darstellen.

Therapieüberwachung bei klassischem AGS

Zur adäquaten Therapie gehört eine engmaschige Therapieüberwachung alle 3–6 Monate, da es bei der Behandlung mit Glukokortikoiden leicht zu einer Über- oder Unterbehandlung kommen kann. Laborchemisch stehen unterschiedliche Methoden zur Therapieüberwachung zur Verfügung:

- Standardisierte Blutentnahme, idealerweise morgens mit Bestimmung von 17OHP, Androstendion, Testosteron, wobei keine komplette Suppression von 17OHP angestrebt wird.
- 17OHP in Speichel oder Trockenblut (Filterpapier).
- Harnsteroidmetabolomanalyse im 24-h-Sammelurin (Spontanurin, wenn Sammeln nicht möglich, z. B. Säugling) mittels GC-MS.
- Elektrolyte, Renin oder Plasma-Renin-Aktivität zur Beurteilung der Fludrokortisondosis, wobei eine Suppression vermieden werden sollte, um keinen iatrogenen Hypertonus zu induzieren. Daher wird für Renin als Zielbereich der obere Normbereich angestrebt.

Statement 3
Zur Therapieüberwachung stehen verschiedene klinische Parameter zur Verfügung: Dabei stehen im Kindes- und Jugendalter das Wachstum, das Gewicht, der Blutdruck und die altersentsprechende Entwicklung und Knochenreifung im Vordergrund.

Empfehlung 31
Alle Kinder mit AGS sollen im 1. Lebensjahr alle 3 Monate, im 2. Lebensjahr alle 4 Monate und danach alle 4–6 Monate in einem Zentrum mit einem Kinderendokrinologen vorgestellt werden und dabei sollen Größe, Gewicht und Blutdruck exakt bestimmt werden. Eine 24-h-Blutdruckmessung kann 1-mal jährlich und sollte bei ambulant erhöhtem Blutdruck durchgeführt werden.

Empfehlung 32
Ab dem Alter von zwei bis drei Jahren sollte bei perzentilenkreuzendem Wachstum oder bei vorzeitiger Pubertätsentwicklung das Knochenalter bestimmt werden. Das Knochenalter spiegelt die biologische Reifung wider. In einigen kinderendokrinologischen Zentren erfolgt die Knochenalterbestimmung auch jährlich.

Empfehlung 33
Bei überdurchschnittlicher Wachstumsgeschwindigkeit sollte eine Hydrokortisonunterdosierung ausgeschlossen werden, eine unterdurchschnittliche Wachstumsgeschwindigkeit sollte Anlass zur Überprüfung einer eventuell zu hohen Hydrokortisondosis geben.

Statement 4
Ein erhöhter Blutdruck sollte Anlass zur Überprüfung der Fludrokortisondosis sein.

Empfehlung 34
Prinzipiell sollen Kinder und Jugendliche mit AGS in kinderendokrinologischen Zentren mit entsprechender Expertise betreut werden. Eine interdisziplinäre Betreuung durch Kinderendokrinologen, Psychologen, Humangenetiker, Sozialarbeiter, Pädagogen sowie bei Bedarf auch durch Chirurgen, Urologen oder Gynäkologen sollte gewährleistet sein. In schwierigen Fällen sollte die Möglichkeit für entsprechende interdisziplinäre Fallkonferenzen bestehen.

Empfehlung 35
Die Eltern und die Patienten sollen regelmäßig zur Erkrankung und Therapie und zur Prävention von Nebennierenkrisen geschult werden. Transitionssprechstunden sollten etabliert sein.

Empfehlung 36
Laboranalysen sollen in einem kinderendokrinologischen Labor erfolgen, das die Untersuchungen gemäß dem EU-COST-Standard (Kulle et al. 2017) durchführt.

OPERATIVE EINGRIFFE AM UROGENITALSYSTEM

Da bei XX-Individuen mit AGS ein weiblicher Karyotyp mit intaktem innerem weiblichem Genitale (Uterus, Tuben, Ovarien) vorliegt und bei guter medikamentöser Einstellung zudem Fertilität gegeben ist, erfolgt in aller Regel eine weibliche Geschlechtszuordnung. Der gemeinsame Sinus urogenitalis wird vor diesem Hintergrund als eine zu korrigierende Fehlbildung durch den adrenal bedingten Androgeneinfluss gewertet. Allgemein wurde bislang die operative Trennung von Harn- und Geschlechtstrakt (Trennung von Harnröhre und Vagina) in den ersten beiden Lebensjahren empfohlen und als medizinisch indiziert angesehen. Die Indikation zur Operation wird aktuell jedoch kontrovers diskutiert. Zum optimalen Zeitpunkt der Operation bei stark virilisierten Mädchen (Prader-Stadium 3 oder höher) mit 21-Hydroxylase-Mangel liegen zurzeit keine Studien vor. Eine ausreichende Erfahrung des Operateurs spielt für das Operationsergebnis aber eine entscheidende Rolle. Verwendete Operationstechniken sind je nach Befund regionale Lappenplastiken, die Mobilisierung des Sinus urogenitalis, lokale Schwenklappen (bei distaler Vaginalstenose) und die partielle Resektion der Corpora cavernosa bei Klitoromegalie. Nach Expertenmeinung bietet eine frühe Operation möglicherweise im 1. Lebensjahr Vorteile, da das Genitalgewebe durch den Einfluss der erhöhten Steroidhormone noch elastischer ist. Bisherige Untersuchungen zeigen, dass operierte Patientinnen mit AGS mit der durchgeführten Operation größtenteils zufrieden sind (Almasri et al. 2018); dennoch stellen die vaginale Restenose und eine verminderte Empfindsamkeit der Klitoris

potenzielle Nebenwirkungen der Operation dar und sollten mit der Familie bei der Planung der angewendeten Operationstechnik diskutiert werden.
Welchen Einfluss eine frühe oder späte feminisierende Operation oder gar keine Operation auf die psychosexuelle Entwicklung der Patienten hat, ist bisher nicht untersucht.
Am 25.3.2021 hat der Deutsche Bundestag das Gesetz zum Schutz von Kindern mit Varianten der Geschlechtsentwicklung (§ 1631e Bürgerliches Gesetzbuch) beschlossen. Danach können die Eltern nicht mehr allein in operative Eingriffe an den inneren oder äußeren Geschlechtsmerkmalen des nicht einwilligungsfähigen Kindes mit einer Variante der Geschlechtsentwicklung einwilligen, wenn der Eingriff bis zu einer selbstbestimmten Entscheidung des Kindes aufgeschoben werden kann. Die Einwilligung erfordert eine Genehmigung des Familiengerichts, das seine Entscheidung aufgrund einer Stellungnahme einer interdisziplinären Kommission trifft. Der interdisziplinären Kommission gehören der behandelnde Arzt, eine weitere ärztliche Person, eine Person mit psychologischer, kinder- und jugendpsychotherapeutischer oder kinder- und jugendpsychiatrischer Berufsqualifikation und eine in Ethik ausgebildete Person an. Die ärztlichen Kommissionsmitglieder müssen unterschiedliche kinderheilkundliche Spezialisierungen aufweisen und dürfen nicht in derselben Einrichtung beschäftigt sein, darunter muss ein Facharzt für Kinder- und Jugendmedizin mit dem Schwerpunkt Kinderendokrinologie und -diabetologie sein. Alle Kommissionsmitglieder müssen Erfahrung im Umgang mit Kindern mit Varianten der Geschlechtsentwicklung haben.
Die befürwortende Stellungnahme der interdisziplinären Kommission muss folgende Mindestanforderungen enthalten:

- Bezeichnung der Kommissionsmitglieder und Informationen zu ihrer Befähigung.
- Alter des Kindes, Angabe zur Variante der Geschlechtsentwicklung.
- Bezeichnung des geplanten Eingriffs und die Indikation dafür.
- Gründe für die Befürwortung des Eingriffs durch die Kommission unter Berücksichtigung des Kindeswohls. Diskussion der Risiken des Eingriffs, Risiken einer Alternativbehandlung oder befürchtete Risiken bei Verzicht auf den Eingriff bzw. bei Verschiebung des Eingriffs bis zum Alter, in dem eine selbstbestimmte Entscheidungsfähigkeit gegeben ist.
- Dokumentation der Aufklärung und Beratung der Eltern zum Umgang mit Varianten der Geschlechtsentwicklung inklusive der Option der Peer-Beratung.
- Ausführung, ob die Peer-Beratungsperson die befürwortende Stellungnahme mitträgt, wenn die Peer-Beratungsperson auf Wunsch der Eltern von der Kommission beteiligt wurde.
- Ausführung, inwieweit das Kind in der Lage ist, sich eine Meinung zu bilden und zu äußern, ob es über den geplanten Eingriff und andere mögliche Lebensweisen mit dieser Variante der Geschlechtsentwicklung aufgeklärt und beraten wurde und ob der geplante Eingriff seinem Willen entspricht.

Die Stellungnahme muss von allen Mitgliedern der interdisziplinären Kommission unterschrieben sein.

Empfehlung 37
Die Entscheidung für oder gegen eine Operation zur Anpassung der äußeren Genitalien an das chromosomale und gonadale weibliche Geschlecht eines 46,XX-Kindes mit AGS vor dessen Entscheidungsfähigkeit sollte in der konkreten Situation des Kindes und seiner Familie und seiner psychosozialen Situation gemeinsam mit der Familie entschieden werden. Die rechtlichen Vorgaben sehen eine familiengerichtliche Genehmigung für eine Operation vor. Die familiengerichtliche Genehmigung kann in einem vereinfachten rein schriftlichen Verfahren erteilt werden, wenn eine interdisziplinäre Kommission aus betreuendem Arzt, Kinderendokrinologen, einer Person mit psychologischer/kinder- und jugendpsychotherapeutischer oder kinder- und jugendpsychiatrischer Qualifikation und einer in Ethik aus-, weiter-

oder fortgebildete Person ein befürwortendes Votum vorlegen. Die ärztlichen Kommissionsmitglieder müssen unterschiedliche kinderheilkundliche Spezialisierungen aufweisen, dürfen nicht an derselben Einrichtung beschäftigt sein und es muss ein Kinderendokrinologe vertreten sein. Sämtliche Kommissionsmitglieder müssen Erfahrung im Umgang mit Kindern mit Varianten der Geschlechtsentwicklung haben.
Wenn operative Maßnahmen erfolgen, sollen diese nur durch qualifizierte Operateure durchgeführt werden, die mit einem Kompetenzzentrum zusammenarbeiten.

Empfehlung 38
In den Entscheidungsprozess sollen Eltern, Kinderendokrinologe, Kinderurologe bzw. Kinderchirurg und Kinderpsychologe involviert sein. Eine Peer-Beratung sollte den Eltern angeboten werden.

Empfehlung 39
Wenn bei höherem Virilisierungsgrad eine Entscheidung gegen einen feminisierenden operativen Eingriff getroffen wird, sollten das Kind und die Eltern ebenfalls psychologisch begleitet werden und nicht nur, wenn die Entscheidung für eine Operation gefallen ist. Für die Begleitung sollte ein in der Thematik erfahrener Psychologe zur Verfügung stehen.

Empfehlung 40
Nach einem operativen Eingriff wird eine langfristige chirurgische Nachbetreuung empfohlen. Im Jugendalter sollte bei allen XX-Individuen eine gynäkologische Untersuchung erfolgen. Der Zeitpunkt und ob eine solche Untersuchung in einer Kurznarkose erfolgen soll, muss individuell entschieden werden und hängt von der psychosexuellen Reife der Patientin ab.

KOMPLIKATIONEN

Zu den akuten Komplikationen zählen die lebensbedrohliche Addison- und Salzverlustkrise, die bei im Verhältnis zum aktuellen Glukokortikoidbedarf unzureichender Gluko- und Mineralokortikoidsubstitution auftreten. Für solche Fälle soll jeder Patient im Besitz eines Notfallausweises sein.

Empfehlung 41
Menschen mit AGS und deren Bezugspersonen sollen in die notfallmäßige Hydrokortisoninjektion eingewiesen werden (s. auch ➤ Abschnitt „Stressbehandlung“ und ➤ Abschnitt „Nebennierenkrise“).

Zu den chronischen Komplikationen zählen v.a. metabolische (Übergewicht/Adipositas, Insulinresistenz) und kardiovaskuläre (Hypertonus, Dyslipidämie) Erkrankungen sowie Osteopenie/Osteoporose als potenzielle Folgen der Langzeit-Glukokortikoidtherapie.
Eine der häufigsten Komplikationen des AGS im Erwachsenenalter ist eine verminderte Fertilität sowohl bei Frauen als auch bei Männern. Die Fertilität ist insbesondere beim klassischen 21-Hydroxylase-Mangel mit Salzverlust reduziert. In der Literatur schwanken die Fertilitätsraten bei Frauen mit klassischem AGS zwischen 7 % und 90 %. Dies liegt u.a. am weiblichen Genitalstatus nach operativer Korrektur, einer persistierenden Hyperandrogenämie oder der Entwicklung polyzystischer Ovarien. Bei guter Einstellung kann auch eine der Normalbevölkerung vergleichbare Fertilität erzielt werden!
Bei Frauen mit schlechter medikamentöser Einstellung kann eine Erhöhung der adrenalen Androgene und Progestagene zu Zyklusstörungen und multiplen Ovarialzysten führen. Ne-

ben den hormonellen Ursachen sind auch psychologische Faktoren sowie Komplikationen der Genitalchirurgie mögliche Ursachen einer verminderten Fertilität.
Bei Männern sind die testikulären adrenalen Resttumoren (TART) als die häufigste Ursache der Infertilität zu sehen. Die Prävalenz liegt bei 30 %–95 %. Diese gutartigen Tumoren können bereits im Kindesalter nachgewiesen werden. Aufgrund ihrer Lage im Rete testis sind sie jedoch bis zu einer Größe von 2 cm nicht gut zu palpieren, deswegen empfiehlt sich das jährliche Screening per Ultraschall ab dem Pubertätsbeginn. Bei schlechter AGS-Einstellung kann auch schon ein sonografisches Screening vor dem Pubertätsbeginn sinnvoll sein.

Empfehlung 42
Bei Jungen mit klassischem AGS sollte ab dem Pubertätsbeginn ein jährliches Screening auf testikuläre adrenale Resttumoren (TART) per Ultraschall durchgeführt werden.

Durch die zentrale Lage der Tumoren kommt es im Lauf der Jahre zu einer obstruktiven Azoospermie. Die genaue Ätiologie der Tumoren ist noch nicht bekannt, man nimmt aber an, dass das Wachstum der Tumoren stimuliert wird durch eine Erhöhung des ACTH bei schlecht eingestellten Patienten.

Empfehlung 43
Bei vorhandenen Tumoren (TART) sollte die medikamentöse Behandlung engmaschig kontrolliert und optimiert werden.

Empfehlung 44
Bei bestehenden Tumoren (TART) sollte eine Spermienanalyse (Spermiogramm) sobald möglich angeboten werden und gegebenenfalls die Möglichkeit der Kryokonservation von Spermien in Betracht gezogen werden.

Empfehlung 45
Bei Frauen sind ovarielle adrenale Resttumoren sehr selten. Ein Screening ist nicht zu empfehlen.

Weitere Ursachen für eine Infertilität beim Mann sind ein hypogonadotroper Hypogonadismus bei schlechter medikamentöser Einstellung.

TRANSITION

Eine geregelte Übergabe an einen Erwachsenenendokrinologen ist für Menschen mit AGS unabdingbar. Gemeinsame Übergabesprechstunden zwischen pädiatrischen und internistischen Endokrinologen haben sich bewährt. Die primären Ziele der Erwachsenenendokrinologie sind die Vermeidung von Addison-Krisen und von Morbidität infolge Übertherapie (Gewichts- und Blutdruckprobleme bis zum metabolischen Syndrom, Osteoporose) sowie der Erhalt der Fertilität, eine befriedigende Sexualfunktion und gute Lebensqualität. Die Dauerbehandlung darf nicht unterbrochen oder gar abgebrochen werden. Detaillierte und wiederholte Instruktionen der Patienten sind erforderlich, damit diese bei Fieberanstieg, Infektbeginn oder akut auftretenden sonstigen Stresssituationen die erforderliche Dosiserhöhung sofort und selbstständig vornehmen können.

Empfehlung 46
Die Therapie soll beim AGS lebenslang fortgeführt werden. Sie soll konsequent bei beiden Geschlechtern fortgesetzt werden zur Vermeidung von Zyklusstörungen, Fertilitätsproblemen

oder dem Auftreten von Nebennieren- oder Hodentumoren (TART = testikuläre adrenale Resttumoren) und zur Vermeidung von potenziell lebensbedrohlichen Nebennierenkrisen.

Empfehlung 47
Im Rahmen der Transition sollte auch eine humangenetische Beratung für den Patienten stattfinden, da im Säuglingsalter meist die Eltern beraten wurden.

PERSONELLE AUSSTATTUNG

Empfehlung 48
Diagnostik und Therapie des AGS sollten in der Behandlung des AGS erfahrenen Zentren mit dem Schwerpunkt Kinderendokrinologie erfolgen. Dort sollten nach Möglichkeit zwei spezialisierte Kinderendokrinologen vorhanden sein, um Abwesenheitsvertretungen sicherzustellen. Bei entsprechender Expertise kann die Langzeitbetreuung auch beim niedergelassenen Kinderendokrinologen erfolgen.

Empfehlung 49
Ein spezielles pädiatrisch-endokrinologisches Labor mit etablierten pädiatrischen Referenzwerten oder eine Kooperation mit einem äquivalenten Labor sollte nachgewiesen sein.

Empfehlung 50
Das Behandlungszentrum sollte sowohl eine stationäre als auch ambulante Betreuungs- und Behandlungsmöglichkeit vorhalten. Das Zentrum sollte zudem die Möglichkeit der interdisziplinären Versorgung mit bestehenden Kooperationen mit in Genitalchirurgie erfahrenen Kinderchirurgen/Kinderurologen, Kinderpsychologen, Psychotherapeuten, klinischen Sozialarbeitern, Erwachsenenendokrinologen und Humangenetikern anbieten.

Empfehlung 51
Pro 100 Patienten mit AGS sollten in kinderendokrinologischen Zentren 1,0 VK-Stellen an Kinderendokrinologen vorhanden sein.

PSYCHOLOGISCHE ASPEKTE

Studien zum Geschlechtsrollenverhalten, zur Geschlechtsidentität und zur sexuellen Orientierung sowie deren Störungen bei klassischem 21-Hydoxylase-Mangel sind nur sehr begrenzt vorhanden. In Ländern mit eingeschränkten Behandlungsmöglichkeiten berichten bis zu 5 % der 46,XX-Frauen und bis zu 12 % der 46,XX-Männer mit klassischem 21-Hydroxylase-Mangel über Probleme mit der Geschlechtsidentität. Dabei scheint es jedoch keine Korrelation zwischen dem Schweregrad des genitalen Phänotyps und dem Vorhandensein von Problemen zu geben.

Statement 5
Wichtig ist, dass sich das behandelnde Team der potenziellen psychologischen Problematik bewusst ist und für die Bearbeitung der Probleme ein hierin erfahrener Psychologe zur Verfügung steht.

PATIENTENORGANISATION

Für den Informations- und Erfahrungsaustausch von Eltern und Patienten gibt es national sowie international gut organisierte AGS-Patientenorganisationen, z. B.:

- Deutschland: www.ags-initiative.de
- Niederlande: www.adrenals.eu
- Österreich: www.ags-oesterreich.at
- Schweiz: www.ags-initiative.ch
- Großbritannien: www.livingwithcah.com
- USA: www.caresfoundation.org

Die deutsche AGS-Eltern- und Patienteninitiative ist ein gemeinnütziger eingetragener Verein. Es finden sowohl regionale als auch überregionale Treffen statt, in deren Rahmen z. B. auch der Umgang mit der Notfallmedikation geübt wird. Die Initiative hat auch für die Patienten gut verständliches Informationsmaterial erarbeitet, das im Rahmen von medizinischen Erstgesprächen als hilfreiche schriftliche Zusammenfassung verwendet werden kann. Außerdem werden von der AGS-Initiative auch Notfallausweise und AGS-Gesundheitspässe zur Verfügung gestellt.

VERFAHREN ZUR KONSENSBILDUNG

Leitlinie der Deutschen Gesellschaft für Kinderendokrinologie und -diabetologie (DGKED) e. V. in Zusammenarbeit mit der Deutschen Gesellschaft für Kinder- und Jugendmedizin (DGKJ) e. V., der Deutschen Gesellschaft für Sozialpädiatrie und Jugendmedizin (DGSPJ) e. V., der Deutschen Gesellschaft für Endokrinologie (DGE) e. V. und der AGS-Eltern- und Patienteninitiative e. V.

Autorinnen/Autoren
Walter Bonfig, München (DGKED), federführend; Oliver Blankenstein, Berlin; Hedi L. Claahsen, Nijmegen; Nicole Reisch, München (DGE); Dirk Schnabel, Berlin (DGSPJ); Stefan A. Wudy, Gießen (DGKJ)

Version: 2.1
Erstveröffentlichung: 1/2010
Überarbeitung: 10/2021
Nächste Überprüfung geplant: 10/2026

ADRESSEN

Autorinnen/Autoren

Dr. med. Oliver Blankenstein
Charité – Universitätsmedizin Berlin
Campus Virchow-Klinikum (CVK)
Augustenburger Platz 1
13353 Berlin

Prof. Dr. med. Walter Bonfig
Kinderabteilung Klinikum Wels-Grieskirchen
Grieskirchner Str. 42
A-4600 Wels

MD PhD Hedi L. Claahsen
Radboudumc Amalia Children's Hospital
Geert Grooteplein Zuid 10
NL-6525 GA Nijmegen

Prof. Dr. med. Nicole Reisch
Medizinische Klinik und Poliklinik IV
LMU Klinikum
Ziemssenstr. 5
80336 München

Dr. med. Dirk Schnabel
Sozialpädiatrisches Zentrum
Charité – Universitätsmedizin Berlin
Augustenburger Platz 1
13353 Berlin

Prof. Dr. med. Stefan Wudy
Abteilung für Allgemeine Pädiatrie und Neonatologie
Universitätsklinikum Gießen
Feulgenstr. 10–12
35392 Gießen

LITERATUR

Die Literatur zu diesem Beitrag finden Sie unter:
https://register.awmf.org/de/leitlinien/detail/174-003.

H RHEUMATOLOGIE

Juni 2025

Inhaltsverzeichnis

I HÄMATOLOGIE

Inhaltsverzeichnis

Konsensus

Das von der Gesellschaft für Pädiatrische Onkologie und Hämatologie erstellte Manuskript wurde der Deutschen Gesellschaft für Kinderheilkunde zur Stellungnahme vorgelegt, die geäußerten Wünsche für Änderungen und Ergänzungen sind im jetzigen Text eingearbeitet. Weitere Einzelheiten zum Verfahren der Konsensusfindung sind am Ende der jeweiligen Leitlinie aufgeführt.

Herausgegeben von Prof. Ursula Creutzig für die Gesellschaft für Pädiatrische Onkologie und Hämatologie.

Die Mitglieder der jeweiligen Expertengruppen aus der GPOH und anderen Fachgesellschaften sind im Abschnitt zur Konsensusfindung bei den jeweiligen Leitlinien aufgeführt.

Juni 2025

I2 Thalassämien

H. Cario, S. Lobitz

WAS GIBT ES NEUES?

Die Leitlinie wurde zur besseren Übersichtlichkeit neu strukturiert.
Sämtliche Kapitel der Leitlinie wurden überprüft, gegebenenfalls angepasst und ergänzt.
Die aktuelle Leitlinie enthält einen neuen Abschnitt zur bei erwachsenen Patienten mit Thalassaemia major zugelassenen Therapie mit Luspatercept sowie einen neuen Abschnitt zur Gentherapie bei Thalassaemia major.
Das Kapitel zur Schwangerschaft bei Patientinnen mit β-Thalassaemia major wurde mit Verweis auf die aktuelle Onkopedia-Leitlinie der DGHO entfernt.

ALPHA-THALASSÄMIEN

Krankheitsbezeichnung: α-Thalassämie (ICD-10 D 56.0)

Definition und Basisinformation

Thalassämien bilden eine heterogene Gruppe genetisch bedingter Erkrankungen, bei denen die Bildung normalen Hämoglobins aufgrund einer defekten Synthese einer oder mehrerer Globinketten teilweise oder vollständig gestört ist [1, 2]. In Abhängigkeit von den involvierten Globingenen wird die Erkrankung als α- oder β-Thalassämie bezeichnet. In Deutschland und Mitteleuropa sind inzwischen sowohl die α- als auch die β-Thalassämien gleichermaßen von Bedeutung [3, 4].
Den α-Thalassämien liegt eine quantitative Störung der Synthese von α-Globinketten zugrunde [5, 6]. Sie kommen in hoher Frequenz in den subtropischen Malaria-Endemiegebieten vor, d.h. in der Bevölkerung Asiens, des Nahen und Mittleren Ostens und Afrikas, weniger häufig im Mittelmeerraum und anderen Teilen Europas. Bei den in Deutschland lebenden Menschen mit Migrationshintergrund zeigt die Zahl der bislang diagnostizierten Patienten mit α-Thalassämien einen starken Anstieg.
Molekulare Ursache ist meist eine partielle oder totale Deletion eines oder mehrerer der insgesamt vier auf Chromosom 16 liegenden α-Globingene (= Deletionsformen), welche die α-Ketten-Produktion regulieren (normal: αα/αα, pathologisch: –α/αα bis – –/– –). Der Schweregrad der hämatologischen und klinischen Krankheitsbilder der verschiedenen α-Thalassämie-Subtypen korreliert mit der Anzahl der vom Aktivitätsverlust betroffenen Gene [5–7].
Für die Nomenklatur und Klassifizierung werden bevorzugt die Bezeichnungen α^+- und α^0-Thalassämie verwendet. Bei der α^+-Thalassämie ist eines der beiden gekoppelten Gene (–α/αα), bei der α^0-Thalassämie sind beide Gene inaktiviert (– –/αα). Es gibt heterozygote, compound-heterozygte (Vorliegen von unterschiedlich mutierten Allelen des gleichen Gens) und homozygote Formen, Kombinations- und Interaktionsformen sowie Hämoglobinstrukturvarianten mit dem klinischen Bild einer α-Thalassämie.
In Abhängigkeit von den variablen molekularen Defekten werden hauptsächlich vier Erscheinungsbilder bzw. Krankheitsformen, die sich sämtlich perinatal manifestieren, voneinander abgegrenzt: Die asymptomatische α-Thalassaemia minima = heterozygote α^+-Thalassämie (–α/αα), die α-Thalassaemia minor = heterozygote α^0-Thalassämie (– –/αα) oder homozygote α^+-Thalassämie (–α/–α), die HbH-Krankheit = compound-heterozygote α-Thalassämie auf der Basis von drei inaktiven Genen (– –/–α) und das Hb-Bart's-Hydrops-fetalis-Syndrom = homozygote α^0-Thalassämie (– –/– –) [5–7](➤ Tab. I2-1).

Nicht-Deletionsformen der α-Thalassämien

Neben den häufigen Deletionen existieren sogenannte Nicht-Deletionsformen bei denen die betroffenen Gene strukturell vorhanden sind, jedoch kein funktionsfähiges α--Globin exprimieren [2, 5–7]. Die zugrunde liegenden Punktmutationen der α-Globingene sind im Vergleich zu den Deletionen selten. Die meisten bekannten Mutationen betreffen, der β-Thalassämie vergleichbar, verschiedene Schritte der Genexpression und finden sich vornehmlich im α2-Globingen, dem dominanten der beiden gekoppelten Gene. Inaktivierende Punktmutationen des α2-Globingens sind klinisch von besonderer Bedeutung, weil sie zu einem stärkeren Expressionsverlust führen als α^+-Deletionen, die dem Lokus ca. 50 % der Aktivität belassen. Für die nicht auf einer Deletion beruhenden Mutationen wird die Schreibweise „T" verwendet (α^T). Das wichtigste Beispiel einer nicht deletionalen α-Thalassämie ist das Hb Constant Spring. Bei Heterozygotie sind die Betroffenen klinisch und hämatologisch unauffällig oder haben ein reduziertes Erythrozytenvolumen. Der homozygote Status verursacht deutliche Symptome mit einer leichten hämolytischen Anämie (Hb 9–12 g/dl) und einer Splenomegalie. Bei Neugeborenen mit Homozygotie für Hb Constant Spring findet man bis zu 10 % Hb Bart's. Eine schwere HbH-Krankheit entsteht bei Kombination eines Hb Constant Spring mit einer heterozygoten deletionalen α^0-Thalassämie (➤ Tab. I2-2).

Tab. I2-1 Genotypen, genetische Klassifizierung und klinischer Phänotyp der Deletionsformen der α-Thalassämien [5, 8]

Genotyp	Genetische Klassifizierung	Phänotyp
–α/αα	Heterozygote α^+-Thalassämie	α-Thalassaemia minima Hb normal; MCV ~74–87 fl
–α/–α	Homozygote α^+-Thalassämie	α-Thalassaemia minor Hb gering erniedrigt; MCV ~68–76 fl
– –/αα	Heterozygote α^0-Thalassämie	α-Thalassaemia minor Hb gering erniedrigt; MCV ~65–73 fl
– –/–α	Compound-heterozygote α^0/α^+-Thalassämien	HbH-Krankheit variable hämolytische Anämie Hb ~7–11 g/dl; MCV ~58–70 fl
– –/– –	Homozygote α^0-Thalassämie	Hb-Bart's-Hydrops-fetalis-Syndrom schwerste Anämie, Multiorganversagen

Klinisches Bild

α-Thalassaemia minima und minor

Die Minima-Form der α-Thalassämie ist klinisch inapparent. Sie ist erkennbar an einer leichten Mikrozytose und Hypochromie der Erythrozyten bei normalen oder minimal erniedrigten Hämoglobinwerten. In vielen Fällen sind die Erythrozytenindizes normal [5–7].

Die α-Thalassaemia minor weist dagegen in unterschiedlicher Ausprägung eine geringe Erniedrigung des Hb-Wertes sowie eine Hypochromie und Mikrozytose auf (➤ Tab. I2-1 und ➤ Tab. I2-2). Das Serumferritin ist bei ausreichender Eisenversorgung normal bis leicht erhöht.

HbH-Krankheit

Die HbH-Krankheit führt bereits im Neugeborenenalter zu einer deutlichen Normabweichung der Blutbildparameter [5–7]. Zur Orientierung können folgende Werte dienen: Hb ≈ 12 g/dl, MCV 71 fl, MCH 22–32 pg. Im Blutausstrich sieht man eine ausgeprägte Aniso-/Poikilozytose der Erythrozyten sowie Targetzellen und Tränentropfen-Formen.

Tab. I2-2 Genotypen und klinischer Phänotyp der nicht deletionalen α-Thalassämien und Kombinationsformen (Schweregrad in absteigender Reihenfolge zunehmend) [5, 8]

Genotyp	Phänotyp
$\alpha\alpha^T/\alpha\alpha$	α-Thalassaemia minima Hb normal; MCV ~75–85 fl
	α-Thalassaemia minor Hb gering erniedrigt;
$\alpha^T\alpha/\alpha\alpha$ $-\alpha^T/\alpha\alpha$ $\alpha^T\alpha/-\alpha$ $(\alpha^T\alpha/\alpha^T\alpha)$	MCV ~70–80 fl MCV ~65–75 fl MCV ~60–70 fl MCV ~55–65 fl
$--/\alpha\alpha^T$ $\alpha^T\alpha/\alpha^T\alpha$ $--/\alpha^T\alpha$ $(--/-\alpha^T)$	HbH-Krankheit variable hämolytische Anämie Hb ~7–11 g/dl; MCV ~55–70 fl
$(--/\alpha^T\alpha)$ $--/-\alpha^T$	Hb-Bart's-Hydrops-fetalis-Syndrom schwerste Anämie, Multiorganversagen

Im späteren Kindesalter und bei Erwachsenen ist die HbH-Krankheit durch eine relevante hämolytische Anämie mit einem Hb-Wert meist bei 7–11 g/dl, selten darüber, gekennzeichnet [5–7]. Die Retikulozytenzahl ist auf etwa 50–100 ‰ erhöht. Im Blutausstrich findet man die oben beschriebenen Veränderungen. Die klinische Präsentation ist variabel. Während einige Patienten gut an die milde bis moderate Anämie adaptiert sind, weisen andere eine deutliche Beeinträchtigung ihres Allgemeinbefindens auf. Insbesondere bei nicht deletionalen Formen der HbH-Krankheit (Hb Constant Spring, Hb Pakse) kann ein regelmäßiger Transfusionsbedarf resultieren (➤ Tab. I2-2).

Die Lebenserwartung ist normal. Leber und Milz sind in 70–80 % der Fälle vergrößert. Eine krisenhafte verstärkte Anämie (hämolytisch und aplastisch bedingt) entsteht durch virale Infekte und oxidative Noxen (Medikamente, Chemikalien) sowie in der Schwangerschaft [9]. Komplikationen, meist jenseits des Kindesalters, sind kardiale Probleme, Gallensteine, Unterschenkelgeschwüre, venöse Thrombosen und ein Folsäuremangel sowie strukturelle Skelettprobleme wie z. B. pathologische Frakturen und bei wiederholten Transfusionen eine Eisenüberladung [5, 10].

Hb-Bart's-Hydrops-fetalis-Syndrom

Das Hb-Bart's-Hydrops-fetalis-Syndrom ist die sich schon intrauterin mit schweren klinischen Problemen manifestierende Erscheinungsform der homozygoten α^0-Thalassämie. Die betroffenen Feten haben einen ausgeprägten Hydrops mit Aszites, eine ausgeprägte Hepatosplenomegalie, nicht selten auch Herz- und Skelettfehlbildungen [5, 11]. Die Kinder sind hochgradig anämisch (Hb ≤ 6 g/dl). Im Blutbild liegen eine Poikilozytose mit Hypochromie, Targetzellen, verschiedenen, z. T. bizarren erythrozytären Formatypien und eine meist erhebliche Zahl an Normoblasten vor. Unbehandelt sterben die Kinder intrauterin oder wenige Stunden postpartal an Hypoxie und/oder Herzversagen.

Diagnostik (➤ Abb. I2-1)

α-Thalassaemia minima und minor

Die Minima- und Minorformen der α-Thalassämie sind weder anhand des Blutbilds noch durch eine Hb-Analyse sicher zu diagnostizieren. Das einzig sichere diagnostische Verfahren ist die DNA-Analyse mit Nachweis einer α-thalassämischen Deletion, seltener einer Punktmutation [5, 12].

HbH-Krankheit

Bei der HbH-Krankheit und beim Hb-Bart's-Hydrops-fetalis-Syndrom wird das Krankheitsgeschehen ebenso wie bei den β-Thalassämien durch Überschusshämoglobine bestimmt. Diese bilden auch die entscheidenden diagnostischen Parameter und lassen sich als Homotetramere β_4 = HbH und γ_4 = Hb Bart's nachweisen [5, 12]. Wegen der Instabilität von HbH sollte dieses in einer möglichst frischen Blutprobe untersucht werden.

Hinweisendes Symptom bei der HbH-Krankheit ist die stark hypochrome, unterschiedlich schwere hämolytische Anämie. Die Hämoglobinanalyse ergibt bei Neugeborenen 20–30 % Hb Bart's, das im Verlauf des ersten Lebenshalbjahres durch HbH (β_4) ersetzt wird. Jenseits des Säuglingsalters basiert die Diagnose auf dem Nachweis von HbH (meist 5–15 %) in der Hb-Analyse [8]. Bei der HbH-Krankheit kann die Diagnose auch durch den Nachweis von HbH-Zellen nach Inkubation der Erythrozyten mit Brilliantkresylblau und Anfertigung von Ausstrichpräparaten erfolgen (Einschlusskörperchen). Die Diagnose wird durch den molekulargenetischen Nachweis der zugrunde liegenden Deletion bzw. Punktmutation gesichert. Die molekulargenetische Diagnose erlaubt eine prognostische Aussage bezüglich des Schweregrads und ist für die humangenetische Beratung von Bedeutung.

Hb-Bart's-Hydrops-fetalis-Syndrom

Die Diagnostik des Hb-Bart's-Hydrops-fetalis-Syndroms kann aus einer pränatal beim Kind entnommenen Blutprobe oder direkt nach der Geburt (z. B. aus Nabelschnurblut) erfolgen. Die Hämoglobinanalyse zur Abgrenzung gegenüber anderen Hydropsformen zeigt überwiegend Hb Bart's (je nach Genotyp > 80 %), des Weiteren sind geringe Mengen von HbH und Hb Portland (embryonales Hb, ζζ/γγ) vorhanden.

Zur Definition der molekularen Defekte wird eine DNA-Analyse durchgeführt [5, 12].

Therapie

Die Therapie der α-Thalassämien erfolgt durch erfahrene pädiatrische Hämatologen in dafür ausgewiesenen Zentren und Praxen. Sie erfordert je nach Manifestationsform unterschiedliche Maßnahmen.

Kurative Behandlung

Einziger kurativer Ansatz ist bei den schweren Formen der Erkrankung die allogene Stammzelltransplantation, die mit insgesamt guten Ergebnissen bei einer bisher noch geringen Zahl von Patienten durchgeführt wurde [13, 14]. Derzeit wird in einer klinischen Studie untersucht, ob eine parallel zur intrauterinen Transfusionsbehandlung vorgenommene Transplantation einer hohen Zahl mütterlicher Stammzellen eine Immuntoleranz erzielen kann. In Verbindung mit einem frühen postnatalen Boost könnte dies zu einem stabilen Chimärismus mit Korrektur des Phänotyps führen, sodass nicht die Risiken einer klassischen allogenen Stammzelltransplantation eingegangen werden müssen [15].

Symptomatische Behandlung

α-Thalassaemia minima und minor

Die Minima- und Minorformen der α-Thalassämien bedürfen keiner Therapie. Eine Eisensubstitution ist nur bei gleichzeitig bestehendem Eisenmangel indiziert. Eine genetische Beratung sollte erwogen werden.

HbH-Krankheit

Die Therapie der HbH-Krankheit richtet sich nach dem klinischen Schweregrad des sehr variablen Krankheitsbildes. Transfusionen sind selten indiziert (➤ Abschnitt „Klinisches Bild".). Sie können bei krisenhaft verstärkter Anämie (hämolytische und/oder aplastische Krisen), aber auch z. B. während einer Schwangerschaft oder bei Gedeihstörung im jungen Kindesalter notwendig werden. Eine regelmäßige Substitution mit Folsäure (z. B. 5 mg/Woche) kann den erhöhten Folsäurebedarf bei chronischer Hämolyse decken und damit zur Steigerung des Hb-Gehalts beitragen. Eine Eisensubstitution ist (mit Ausnahme eines gleichzeitig bestehenden Eisenmangels) kontraindiziert.

Eine Splenektomie kann bei ausgeprägter Splenomegalie, Hypersplenismus und Zunahme der Transfusionsfrequenz notwendig werden (cave: Risiken der Splenektomie) [6].

Hb-Bart's-Hydrops-fetalis-Syndrom

Beim Hb-Bart's-Hydrops-fetalis-Syndrom sind die betroffenen Feten und Neugeborenen extrem gefährdet. Die Anämie muss frühestmöglich intrauterin erkannt werden. Bereits vor der Geburt sind Transfusionen erforderlich, die postnatal weitergeführt werden [6, 11, 15]. Auch bei intrauterin begonnener Therapie gestaltet sich der postnatale Verlauf oft kompliziert; skelettale und urogenitale Fehlbildungen sind nicht selten. Im Verlauf wird derzeit analog zu dem Dauertransfusionsregime bei der β-Thalassaemia major, einschließlich späterer Eiseneliminationstherapie, vorgegangen. Es gibt Hinweise darauf, dass eventuell eine noch intensivere Transfusionstherapie sinnvoll sein könnte, um klinische Probleme wie schwere Hämolyse, Splenomegalie und silente Infarkte, die trotz regulärer Transfusionstherapie mit einem Basis-Hb von 10 g/dl auftreten können, zu vermeiden [16].

Eine Schwangerschaft bei Hb-Bart's-Hydrops-fetalis-Syndrom gefährdet auch die Mutter durch schwere Eklampsien, Anämie, Diabetes, Blutungen und Harnwegsinfektionen. Eine Aufklärung über diese Risiken sollte ebenso wie die über die Komplikationen des Fetus und Neugeborenen Inhalt einer sorgfältigen genetischen Beratung sein.

BETA-THALASSÄMIEN

Krankheitsbezeichnung: β-Thalassämie (ICD-10 D 56.1)

Definition und Basisinformation

Die β-Thalassämien gehören weltweit zu den häufigsten monogenetischen hereditären Erkrankungen. Zu den Ländern mit einer hohen Prävalenz der β-Thalassämien gehören die Mittelmeerländer (v. a. Italien, Griechenland, Türkei, Albanien), die Staaten des Nahen und Mittleren Ostens (z. B. Syrien, Iran, Irak, Afghanistan), des indischen Subkontinents, Südostasiens und Afrikas [1, 7, 17]. In Mitteleuropa ist die Zahl von Patienten und Anlageträgern in den letzten Jahrzehnten durch Migration erheblich gestiegen [3]. In der deutschstämmigen Bevölkerung sind Thalassämie-Syndrome sehr selten, die Prävalenz der heterozygoten β-Thalassämie beträgt schätzungsweise 0,01 % [18].

Ursächlich liegen den β-Thalassämien Veränderungen im β-Globingen *(HBB)* auf Chromosom 11 zugrunde [1]. Die Mehrzahl der genetischen Varianten einer β-Thalassämie wird durch Punktmutationen hervorgerufen, Deletionen sind seltene Ausnahmen. Die Genexpression kann auf allen Ebenen vom Gen zur β-Kette gestört sein.

Man unterscheidet [7, 17]:

- β^+-Thalassämie-Mutationen (mit unterschiedlich ausgeprägter Restaktivität des *HBB*-Gens)
- β^0-Thalassämie-Mutationen (mit vollständiger Inaktivierung des *HBB*-Gens)

Sogenannte „silente" oder „stumme" β-Thalassämien beruhen auf Mutationen mit erheblicher Restaktivität des *HBB*-Gens.

Der Mangel an β-Globinketten führt zur Hämoglobinbildungsstörung mit hypochromer Anämie, vor allem aber zu einem α-Globinketten-Überschuss, der über eine Präzipitation der überschüssigen Ketten und nachfolgende Hemichrom-Bildung eine pathogenetische Kaskade auslöst, die eine hochgradig ineffektive Erythropoese und zusätzlich eine geringgradige Hämolyse verursacht [19].
Bei Homozygotie oder bei Compound-Heterozygotie variiert der klinische Phänotyp in Abhängigkeit von der *HBB*-Restaktivität. Die Symptomatik kann durch weitere Einflussfaktoren modifiziert werden, von denen die Präsenz einer zusätzlichen α-Thalassämie oder eine hereditäre HbF-Persistenz (HPFH) die größte Bedeutung haben. In sehr seltenen Fällen kann auch eine heterozygote β-Thalassämie zu einer schweren Verlaufsform führen, u.a. bei Ko-Vererbung einer Triplikation oder Quadruplikation von α-Globingenen [17]. Auch extrem seltene dominant vererbte Formen der β-Thalassämie sind bekannt [20].
Darüber hinaus gibt es spezifische, strukturelle β-Globingen-Varianten mit der phänotypischen Expression einer β-Thalassämie. Zu dieser Gruppe gehören Hämoglobinvarianten, die entweder durch eine verminderte Produktion oder eine erhöhte Instabilität phänotypisch das Krankheitsbild einer β-Thalassämie verursachen. Der wichtigste Vertreter dieser Gruppe sind die HbE-Hämoglobinopathien [21]. Hauptverbreitungsgebiete dieser weltweit häufigsten genetischen Ursache einer Thalassämie sind die Länder Südostasiens. Ein anderes Beispiel sind die Hb Lepore-Varianten, bei denen anstelle der β-Ketten eine δβ-Globinkette oder seltener eine βδ-Kette (= Hb Anti-Lepore) entsteht [22].
In der wissenschaftlichen Geschichte der Thalassämien haben sich unterschiedliche Klassifikationen entwickelt [1, 7, 17]. Die klassische klinische Einteilung erfolgt in die nachfolgenden drei Grundtypen (➤ Tab. I2-3):

- β-Thalassaemia minor (heterozygote β-Thalassämie, Trägerstatus)
- β-Thalassaemia intermedia (moderate bis schwere Thalassämie ohne obligate, regelmäßige Transfusionsnotwendigkeit)
- β-Thalassaemia major (schwere Thalassämie mit obligater, regelmäßiger Transfusionsnotwendigkeit)

Da einige Patienten mit einer Thalassaemia intermedia im Laufe ihres Lebens aus verschiedenen Gründen doch eine regelmäßige Transfusionstherapie unterschiedlichen Ausmaßes erhalten, wird in der aktuellen Literatur häufig zwischen transfusionsabhängiger (transfusion-dependent thalassemia = TDT) und nichttransfusionsabhängiger Thalassämie (non-transfusion-dependent thalassemia = NTDT) unterschieden [1, 23]. TDT umfasst dabei sowohl die Thalassaemia major als auch die schwere Thalassaemia intermedia (mit häufiger oder regelmäßiger Transfusionstherapie; ≥ 8 Transfusionen/Jahr).

Tab. I2-3 Genotypen und klinische Einteilung der β-Thalassämien

Genotyp	Genetische Klassifizierung	Phänotyp
β/β^+	Heterozygote β^+-Thalassämie	Milde bis stumme β-Thalassaemia minor
β/β^o	Heterozygote β^o-Thalassämie	β-Thalassaemia minor
β^+/β^+	Homozygote oder compound-heterozygote β^+-Thalassämie	Variabel schwere β-Thalassämie, oft T. intermedia, seltener T. major
β^+/β^o	Compound-heterozygote β^+/β^o-Thalassämien	Variabel schwere β-Thalassämie, meist T. major, seltener T. intermedia
β^o/β^o	Homozygote oder compound-heterozygote β^o-Thalassämie	β-Thalassaemia major

Klinisches Bild

β-Thalassaemia minor

Menschen mit einer Thalassaemia minor haben in der Regel bei altersentsprechend nur gering erniedrigtem oder normalwertigem Hämoglobingehalt keine Symptome. Selten kann es zu milden klinischen Symptomen, vergleichbar denen von Patienten mit milder Anämie anderer Ursache, kommen [24]. Häufig finden sich bei solchen Patienten aber zusätzliche Ursachen wie etwa ein Eisenmangel (bei etwa 10 % der Kinder mit heterozygoter β-Thalassämie, die primär wegen einer ungeklärten hypochromen Anämie untersucht werden, sowie häufig bei Schwangeren). Wichtig sind bei Patienten mit Thalassaemia minor das Angebot einer Familien- bzw. Partnerdiagnostik sowie die genetische Beratung von Familienangehörigen.

β-Thalassaemia intermedia

Patienten mit einer Thalassaemia intermedia entwickeln unbehandelt über einen längeren Zeitraum klinische Symptome, die den früher typischerweise bei Thalassaemia major beobachteten ähneln (Knochenveränderungen, zunehmende Anämiesymptome, Splenomegalie, Komplikationen der Eisenüberladung, ➤ Abschnitt „β-Thalassaemia major“) sowie zusätzliche spezifische Komplikationen (u. a. Thrombosen, ZNS-Infarkte, Tumoren durch extramedulläre Blutbildung, Ulcera cruris, Cholezystolithiasis, pulmonale Hypertension). Das Spektrum der phänotypischen Ausprägung ist dabei sehr breit. Milde betroffene Patienten sind asymptomatisch bis ins Erwachsenenalter, haben eine nur mäßige Anämie, in der Regel mit Hämoglobinwerten zwischen 8–10 g/dl. In einigen Fällen liegen normale Hämoglobinwerte vor. Schwerer betroffene Patienten mit Thalassaemia intermedia fallen im Allgemeinen im Alter von 2–6 Jahren auf. Wachstum und Entwicklung verlaufen bis dahin meist ungestört. Dabei wird in der Regel durch die eigene Hämatopoese ein Hämoglobinwert von 7–8 g/dl aufrechterhalten. Bei diesen Patienten treten dennoch bereits im Kindesalter, bei Patienten mit milderem Phänotyp erst später im Erwachsenenalter klinische Veränderungen und Symptome infolge der stark gesteigerten, jedoch ineffektiven Erythropoese und der Anämie auf, bei Kindern und Jugendlichen vor allem Wachstums- und Entwicklungsstörungen [25, 26].
Auch Patienten ohne Transfusionstherapie entwickeln aufgrund der gesteigerten intestinalen Eisenresorption im Krankheitsverlauf eine zumindest intermittierend therapiepflichtige Eisenüberladung.

β-Thalassaemia major

Die Thalassaemia major führt meist bereits im Verlauf des 1. Lebensjahres zu den klinischen Symptomen Blässe, Ikterus, Gedeihstörung und Hepatosplenomegalie [2, 17]. Bei unzureichender Therapie kommt es zu häufigen Infektionen, Wachstumsretardierung und Knochendeformierungen, die u. a. zu einer charakteristischen sog. Facies thalassaemica (hohe Stirn, Verbreiterung der Diploe, Prominenz von Jochbein und Oberkiefer) führen, sowie zur Entwicklung einer schweren Kardiomyopathie. Unter den hämatologischen Symptomen dominiert die sehr schwere, mikrozytär-hypochrome Anämie aufgrund einer hochgradig ineffektiven Erythropoese und geringgradiger Hämolyse. Die Patienten sind lebenslang transfusionsbedürftig; unbehandelt sterben sie in der frühen Kindheit.
Die regelmäßige Transfusionstherapie führt im Laufe der Erkrankung aufgrund der parenteralen Eisenzufuhr zu einer ausgeprägten Eisenüberladung (*syn.* sekundäre Hämochromatose, sekundäre Hämosiderose), zu der in Abhängigkeit von der Intensität und Effizienz der Transfusionstherapie zusätzlich die wegen der gesteigerten, ineffektiven Eigenerythropoese erhöhte intestinale Eisenresorption beiträgt.

Diagnostik

Initiale Diagnostik

β-Thalassaemia minor

Frühestens im Alter von 3 Monaten, jedoch mit Sicherheit ab dem 6. Lebensmonat kann die klassische heterozygote β-Thalassämie = Thalassaemia minor anhand der Kombination niedriger Erythrozytenindizes und des erhöhten HbA_2-Wertes erkannt werden.
Bezügliche der Laborbefunde der β-Thalassaemia minor siehe ➤ Tab. I2-4:

Tab. I2-4 Klinische Symptome und Laborparameter bei der β-Thalassaemia minor [8]

Klinische Symptome	• Meist keine relevanten Krankheitszeichen • Selten milde Anämiesymptome (oft in Kombination mit anderen Ursachen wie Eisenmangel oder Schwangerschaft)
Hämatologie	• Hb 9–13 g/dl (Frauen), 10–15 g/dl (Männer) • Erythrozytenzahl deutlich erhöht in Relation zu Hb (> 5 Mio./µl) • MCH (16)–20–25 pg • MCV 55–70 fl • RDW normal • MCHC normal bis gering erniedrigt • Mikrozytose, Hypochromie, Targetzellen
Klinische Chemie	• Ferritin meist normal (bis erhöht) • Transferrinsättigung meist normal (bis erhöht) • Hämolyse-Parameter meist normal
Hämoglobinanalyse	• HbA_2 3,5–7,5(–10) % • HbF bei ≥ 50 % der Patienten erhöht auf 2–5 % (oder höher)
Molekulargenetik	• Indiziert zur genetischen Beratung, sofern der Partner des Indexpatienten ebenso Anlageträger ist • Bei besonderen diagnostischen Fragestellungen, z. B. Verdacht auf Silent-Carrier-Status • (Eventuell bei gleichzeitigem Eisenmangel)
Eltern	• Nachweis des Thalassämie-Trägerstatus bei beiden Eltern
Hinweis	Keine sicheren diagnostischen Merkmale vor dem 5.–6. Lebensmonat

Eine Diagnostik im Neugeborenen- oder frühen Säuglingsalter würde eine DNA-Analyse erfordern.
Da strukturelle β-Globingen-Varianten phänotypisch das Bild einer heterozygoten β-Thalassämie kopieren können, ist bei der Diagnostik auch daran zu denken. Das gilt in besonderem Maße für das HbE, das in der Bevölkerung Südostasiens mit hoher Frequenz vorkommt.

Differenzialdiagnostik

Die Differenzialdiagnose der β-Thalassaemia minor umfasst alle Hypochromien bzw. leichte hypochrome Anämien, die einerseits die anderen Thalassämieformen, andererseits aber auch den Eisenmangel und die sideroblastischen Anämien beinhalten [27].
Andere heterozygote Thalassämien werden mittels DNA- und Hämoglobin-Analyse untersucht.
Für die heterozygoten β-Thalassämien mit normalem HbA_2-Anteil („silente" oder „stumme" β-Thalassämien) kann die differenzialdiagnostische Abgrenzung zur heterozygoten α-Thalassämie über die DNA-Analyse erfolgen.
Die Eisenmangelanämie ist charakterisiert durch die klinisch-chemischen Parameter des Eisenmangels und den normalen HbA_2-Anteil. Da der HbA_2-Anteil beim Eisenmangel erniedrigt

sein kann, muss bei persistierender Blutbildhypochromie nach Ausgleich des Eisenmangels der HbA_2-Wert kontrolliert oder eine DNA-Diagnostik durchgeführt werden, um eine β-Thalassämie nicht zu übersehen.
Die sehr seltenen sideroblastischen Anämien können durch charakteristische Knochenmarkveränderungen von den heterozygoten Thalassämien abgegrenzt werden. Inzwischen erfolgt bei Verdacht auf eine solche Erkrankung häufig primär eine genetische Diagnostik.

β-Thalassaemia intermedia

Die Thalassaemia intermedia ist primär eine klinische Diagnose für eine Gruppe von Krankheitsbildern, die als mittelschwere bis schwere Thalassämieform verlaufen, ohne dass primär eine für die Thalassaemia major typische chronische Transfusionsabhängigkeit besteht. Die genetische Basis bildet meist eine homozygote oder compound-heterozygote β-Thalassämie, deren phänotypische Manifestation durch verschiedene Einflussfaktoren, darunter vor allem verschiedene Formen einer hereditären HbF-Persistenz (HPFH) oder α-Thalassämien modifiziert wird, sowie dominante β-Thalassämien [1, 7, 20, 28]. Eine molekulargenetische Untersuchung zur Identifizierung dieser Faktoren wird empfohlen. Die Entscheidung für oder gegen eine Transfusionsbehandlung ist allerdings daraus nicht abzuleiten (➤ Abschnitt „Gentherapie“).
Eine Übersicht über die klinischen Symptome und Laborparameter bei der β-Thalassaemia intermedia vermittelt ➤ Tab. I2-5.

Tab. I2-5 Klinische Symptome und Laborparameter bei der β-Thalassaemia intermedia [8]

Klinische Symptome	• Hämatologisch mittelschwere Thalassämie, oft progredienter Verlauf • Zu Beginn über lange Zeit kein Transfusionsbedarf bei Hb ≈ 8 g/dl • Später häufig ein der Thalassaemia major ähnliches Bild
Hämatologie	• Hb 6–8–10(–13) g/dl • MCH erniedrigt • MCV erniedrigt
Klinische Chemie	• Ferritin i. d. R. erhöht • Transferrinsättigung erhöht • Hämolyse-Parameter leicht positiv
Hämoglobinanalyse	• HbA_2 normal bis erhöht • HbF 10–80 %
Molekulargenetik	Nachweis folgender Konstellationen: • Homozygote $β^+/β^+$-Thalassämie oder • Compound-heterozygote $β^+/β^+$-Thalassämie oder • $β^o/β^o$-Thal. bzw. $β^+/β^o$-Thalassämie jeweils mit zusätzlichen Einflussfaktoren wie koexistierende α-Thalassämien oder hereditäre HbF-Persistenz • Thalassämische Hämoglobinvarianten • Selten: heterozygote β-Thalassämie mit zusätzlichen α-Globingenen
Eltern	Nachweis des Thalassämie-Trägerstatus bei beiden Eltern

Es besteht ein direkter Zusammenhang zwischen dem Steady-State-Hämoglobingehalt und dem Morbiditätsrisiko. So konnte gezeigt werden, dass mit jedem Hb-Anstieg um 1,5 g/dl die Zahl von Komplikationen um eine sinkt und dass Patienten mit einem Hämoglobingehalt > 10 g/dl ein deutlich geringeres Langzeitmorbiditätsrisiko tragen [29].
Hinsichtlich der Frage einer Therapienotwendigkeit ist das Gesamtbild der klinischen Präsentation zu betrachten.

β-Thalassaemia major

Eine Thalassaemia major ist ausgeschlossen bei einem Patienten mit altersentsprechendem Hämoglobinmuster bzw. dann, wenn bei einem Patienten ohne Dauertransfusionstherapie der Blutfarbstoff nicht überwiegend aus HbF besteht.

Eine Thalassaemia major ist wahrscheinlich bei einem 4–12 Monate alten Kind (selten bei Diagnose älteres Kind) mit mikrozytär-hypochromer und hämolytischer Anämie, Hepatosplenomegalie und gestörter körperlicher Entwicklung, dessen Eltern aus einem der Länder mit hoher Thalassämieprävalenz stammen. Typischerweise sind beide Eltern Merkmalsträger mit einer Mikrozytose und leichtgradigen, asymptomatischen Anämie.

Die Diagnostik umfasst obligat die hämatologischen Basisparameter sowie eine Hämoglobin-Analyse (Kapillar-Elektrophorese, HPLC), ergänzt durch eine Untersuchung des Eisenstatus (Ferritin, Transferrinsättigung). Gesichert wird die Diagnose durch die charakteristische thalassämische Erythrozytenmorphologie und den stark erhöhten HbF-Anteil in der Hämoglobinanalyse.

Eine molekulargenetische Analyse erfolgt zur Identifizierung des zugrunde liegenden molekularen Defekts.

Bei prognostischen Beurteilungen muss berücksichtigt werden, dass keine eindeutige Beziehung zwischen Genotyp und phänotypischer Ausprägung der Erkrankung besteht. Jedoch können aufgrund der in Datenbanken (i.e. HbVar, https://globin.bx.psu.edu/hbvar/menu.html) publizierten Genotyp-/Phänotyp-Konstellationen Rückschlüsse auf den wahrscheinlichen klinischen Verlauf bei einem bekannten homozygoten oder compound-heterozygoten Genotyp gezogen werden.

Bei den ebenfalls zur Thalassaemia major führenden Kombinationsformen (Compound-Heterozygotie) mit Hb Lepore (= Hb-Lepore-β-Thalassämie) oder HbE (= HbE-β-Thalassämie) sowie bei Homozygotie für Hb Lepore erfolgt die diagnostische Spezifizierung durch den Nachweis der pathologischen Hb-Variante [12]. Die Befunde der konventionellen Hämoglobinanalyse werden auch dabei durch DNA-Analysen ergänzt.

Familienuntersuchungen (Blutbild, Hb-Analyse) und die molekulargenetische Identifizierung der Thalassämie-Mutationen bei den Eltern sind für eine genetische Beratung, gegebenenfalls auch zur Vorbereitung einer späteren Pränataldiagnostik, wichtig.

Nach Diagnosestellung einer Thalassaemia major wird die HLA-Typisierung des Patienten sowie der (eventuellen) Geschwister empfohlen, um die Therapieoption einer Stammzelltransplantation prüfen zu können.

➤ Tab. I2-6 enthält die klinischen Symptome, typische Laborbefunde und Empfehlungen zur initialen Diagnostik bei Thalassaemia major.

Tab. I2-6 Klinische Symptome und Laborparameter bei der β-Thalassaemia major [8]

Klinische Symptome	• Beginn ab 4.–6. Lebensmonat; viele Infekte • Schwere Krankheit, Blässe, Ikterus • Hepatosplenomegalie • Wachstumsstörung, Skelettveränderungen
Hämatologie	• Hb < 7 g/dl • MCH < 20 (< 15) pg • MCV 50–60 fl • Reti 30–40 ‰ • Normoblasten; extreme Poikilozytose
Klinische Chemie	• Ferritin erhöht (Ausnahme: junger Säugling) • Transferrinsättigung erhöht • Hämolyse-Parameter positiv
Hämoglobinanalyse	• HbA_2 normal bis erhöht • HbF 20–98 %

Tab. I2-6 Klinische Symptome und Laborparameter bei der β-Thalassaemia major [8] *(Forts.)*

Molekulargenetik	Nachweis der β-thalassämischen Mutation ($β^+$ bzw. $β^0$ homozygot oder compound-heterozygot)
Eltern	Nachweis des Thalassämie-Trägerstatus: • Hypochromie und Mikrozytose mit leichter Anämie oder Hb im unteren Normalbereich (siehe Thalassaemia minor) • HbA_2 > 3,5 %, HbF variabel • Zum Beispiel zur genetischen Beratung Nachweis der Thalassämie-Mutationen

Verlaufsdiagnostik

➤ Tab. I2-7 enthält Empfehlungen für Untersuchungen, die zur Beurteilung des Krankheitsverlaufs bei Patienten mit Thalassaemia major und intermedia wichtig sind. Darüber hinaus sind regelmäßige Untersuchungen zur Beurteilung der Eisenbeladung und ihrer möglichen Folgen notwendig. Dazu gehören endokrinologische Untersuchungen (Schilddrüsenparameter, Nüchtern-Blutzucker, oraler Glukosetoleranztest, Parathormon, Gonadotropine u. a.), Untersuchungen zur Erfassung der Myokard- und der Lebereisenüberladung sowie Empfehlungen zu Verlaufsuntersuchungen zur Erfassung von potenziellen Nebenwirkungen der Chelatbildner. Für Einzelheiten wird auf die AWMF-Leitlinie zur Diagnostik und Therapie der sekundären Eisenüberladung (AWMF-Leitlinie 025-029) verwiesen [30, 31]. Die in ➤ Tab. I2-7 aufgeführten endokrinologischen und kardiologischen Untersuchungen sind ebenfalls in der genannten Leitlinie enthalten.

Tab. I2-7 Basis- und Verlaufsdiagnostik bei β-Thalassaemia major (N = notwendige Verfahren, E = im Einzelfall nützlich). Beachte: Verlaufsdiagnostik zu sekundärer Hämochromatose gemäß AWMF-Leitlinie 025-029 [31]

Diagnose	Hämatologische Basisdiagnostik	N	**Endokrinologie**	Wachstumskurve vierteljährl.	N
	Hämoglobinanalyse	N		Pubertätsstadien jährl. (ab 10 Jahre)	N
	DNA-Analyse	N		Knochenalter (ab 10 Jahre)	E
	Familienuntersuchung	N		Knochendichtemessung#	E
	Blutbild, klin.-chem. Labor vor Transfusion	N			
Transfusion	Blutgruppe, Untergruppen bei ED	N	**Kardiologie**	Echokardiografie jährl. (ab 10 Jahre.)	N
	Molekulargenetische BG-Bestimmung	E		EKG jährl. (ab 10 Jahre)	N
	Antikörpersuchtest vierteljährl.	N		Langzeit-EKG jährl. (ab 16 Jahre)	N
	Serologie HBV, HCV, HIV jährl.	N		Kardio-MRT (funktionell) jährl. (ab 10 Jahre)	N
			Sonografie	Abdomen/Nieren jährl.	N

Indikationen für eine Knochendichtemessung können sein: Pubertas tarda, Vitamin-D-Mangel, Thal. intermedia, unzureichend behandelte Thal. major, Thal. unter Luspatercept-Therapie, klinische Symptome

Therapie (> Abb. I2-1)

Kurative Behandlung

Hämatopoetische Stammzelltransplantation

Eine kurative Therapiemöglichkeit besteht in der hämatopoetischen Stammzelltransplantation (HSZT). Bei Vorhandensein eines HLA-identischen verwandten Spenders (Geschwister) gilt diese bei Patienten mit Thalassaemia major als Therapie der Wahl [23]. Weniger als 25 % der Patienten verfügen über einen HLA-identischen Stammzellspender in der Familie. In erfahrenen Zentren ist auch die Durchführung einer HSZT mit einem HLA-identischen, nicht verwandten Spender eine anerkannte Indikation. Voraussetzung ist eine hochauflösende molekulare Typisierung sowohl für HLA-Klasse-I- als auch für HLA-Klasse-II-Allele [23, 32–35]. Eine Transplantation von HLA-haploidentischen Spendern ist möglich, wird international im Allgemeinen jedoch wegen der hohen Morbidität und Mortalität als experimentell eingestuft und nicht generell empfohlen [23, 36].

Die Transplantation sollte aufgrund des mit dem Alter steigenden Risikos der transplantationsbedingten Morbidität und Mortalität möglichst im frühen Kindesalter durchgeführt werden [23, 35]. Zu diesem Zeitpunkt liegt bei den meisten Patienten noch keine durch die chronische Eisenüberladung bedingte Organschädigung vor.

In einem Beratungsgespräch über eine HSZT oder eine Gentherapie (siehe nächstes Kapitel) sollte mit Patienten und Sorgeberechtigten über alle Möglichkeiten und Risiken der kurativen Therapieansätze ausführlich gesprochen werden. Die Entscheidung für oder gegen eine HSZT nach einer individuellen Risikoabwägung ist für Patienten mit Thalassämien im Gegensatz zu Patienten mit malignen Erkrankungen, wie beispielsweise einer Leukämie, deutlich schwerer zu fällen. Das Beratungsgespräch sollte mit in den Bereichen Hämoglobinopathien und Stammzelltransplantation erfahrenen Ärzten nach den geltenden Empfehlungen von Fachgesellschaften und Experten geführt werden. Zentrales Thema in diesen Gesprächen ist immer wieder die Abwägung zwischen einer niedrigeren Morbidität und verbesserten Lebensqualität nach Transplantation und dem Risiko der transplantationsassoziierten Mortalität und Langzeitschäden der HSZT.

Unabhängig davon stellt die Stammzelltransplantation vom nicht verwandten Spender für die Behandlung z. B. von Patienten mit Unmöglichkeit einer langfristigen Transfusionstherapie aufgrund schwerer Alloimmunisierung eine wichtige Behandlungsmöglichkeit dar.

Gentherapie

Perspektivisch ist eine kurative Behandlung der β-Thalassaemia major auch durch gentherapeutische Ansätze möglich [37]. Die umfangreichsten Daten liegen zu einer additiven Gentherapie unter Verwendung eines lentiviralen Vektors (Betibeglogene Autotemcel [beti-cel]) vor, der ein an einer Stelle mittels eines Aminosäureaustausches modifiziertes β-Globin-Gen ($\beta^{A\text{-}T87Q}$) enthält. Erste Daten zu einer größeren Kohorte von Patienten, die erfolgreich mit beti-cel behandelt wurden, wurden 2018 publiziert [37]. Dabei wurde bei der Mehrzahl der Patienten mit mindestens einem β^+-Allel oder mit HbE/β-Thal eine langdauernde Transfusionsfreiheit erzielt. Auf der Basis dieser Daten erfolgte 2019 durch die europäische Zulassungsbehörde die Zulassung der Therapie mit beti-cel (Zynteglo®) für Patienten > 11 Jahre mit mindestens einem β^+-Allel oder mit HbE/β-Thal, für die kein HLA-identischer verwandter Spender für eine Stammzelltransplantation verfügbar ist. In Deutschland als erstem europäischen Land stand beti-cel (Zynteglo®) Anfang 2020 entsprechend der Indikation für die Behandlung von Patienten mit Thalassaemia major zur Verfügung. Die Herstellerfirma hat jedoch im April 2021 ihr Produkt vom europäischen Markt genommen und auch die Zulassung durch die EMA zurückgegeben.

Der wichtigste alternative gentherapeutische Ansatz liegt derzeit in der CRISPR/Cas9-basierten oder durch Einbringung einer shRNA verursachten Ausschaltung des *BCL11A*-Gens in hämatopoetischen Stammzellen [37]. *BCL11A* ist der wichtigste Suppressor der Synthese von fetalem

Hämoglobin (HbF) in der adulten Erythropoese. Erste positive Ergebnisse liegen auch für diese Form der Gentherapie vor [38]. Dieses Verfahren ist durch die EMA (noch) nicht zugelassen. Langzeituntersuchungen bzgl. der Effizienz der Erythropoese sind von großer Bedeutung, um auszuschließen, dass letztlich nicht der Phänotyp einer Thalassaemia intermedia resultiert.
Für alle derzeit untersuchten gentherapeutischen Ansätze ist eine myeloablative Konditionierung, derzeit Busulfan-basiert, erforderlich. Diese bedingt auch das entsprechende Nebenwirkungsprofil, einschließlich des Auftretens einer Venoocclusive Disease der Leber bei einzelnen Patienten [37].

Symptomatische Behandlung

β-Thalassaemia minor

Eine Behandlung der heterozygoten β-Thalassämie ist in der Regel nicht notwendig. Die Eisensupplementierung ist nur bei Vorliegen eines gleichzeitig bestehenden Eisenmangels indiziert, der am häufigsten im Kleinkindalter und bei Schwangeren zu erwarten ist. In einzelnen Fällen kann im Rahmen einer Schwangerschaft eine Transfusion erforderlich werden [39].

β-Thalassaemia intermedia

Die besondere Herausforderung bei der Betreuung von Patienten mit Verdacht auf Vorliegen einer Thalassaemia intermedia liegt darin, gegebenenfalls rechtzeitig die Notwendigkeit des Beginns einer regelmäßigen **Transfusionstherapie** analog zu der bei Thalassaemia major (siehe dort) zu erkennen. Spätestens beim Auftreten von Wachstums- oder Entwicklungsstörungen, Knochenveränderungen (insbesondere die Facies thalassaemica infolge Hypertrophie der Gesichtsknochen) oder Leistungseinschränkungen ist diese indiziert. Eine spontane Besserung der Symptomatik tritt nicht auf, eine Zunahme der Symptome ist zu erwarten.
Patienten mit Thalassaemia intermedia müssen daher im Verlauf regelmäßig sorgfältig untersucht werden. Ein „Aus-dem-Auge-Verlieren“ und zu langes Hinauszögern des Beginns einer Transfusionsbehandlung kann sehr negative Folgen für den Patienten nach sich ziehen. Insbesondere sind pulmonale Hypertension und Kompressionssyndrome in der Regel nicht mehr reversibel, sodass die Entscheidung zum Beginn/Verzögerung der Transfusionsbehandlung in enger Abstimmung mit Ärzten mit spezifischer Erfahrung erfolgen sollte.
Eine **Splenektomie** kann bei diesen Patienten vorübergehend das Problem der Anämie lösen, nicht aber das der durch die ineffektive Erythropoese bedingten Veränderungen. Zusätzlich bedingt sie die bekannten Postsplenektomie-Komplikationen.
Für ältere Kinder, jugendliche und erwachsene Patienten ist das Gesamtbild der klinischen Präsentation zu betrachten, wobei folgende Punkte berücksichtigt werden sollten [25, 26]:

- Wachstums- und Entwicklungsstörung
- Extramedulläre Blutbildungsherde (z. B. paravertebral mit Kompressionssymptomen)
- Endokrine Störungen (Osteopenie, Frakturen, Knochenschmerzen, Infertilität)
- Kardiopulmonale Komplikationen (pulmonale Hypertension, Links- u. Rechtsherzinsuffizienz)
- Thromboembolische Ereignisse (zusätzliche Risikofaktoren?)
- Anämie-Symptome (Belastungsintoleranz)
- Psychologische Belastungen (Depressionen, Leistungsschwäche)

Es ist hervorzuheben, dass bei der Indikationsstellung zur Transfusionstherapie die klinische Situation und nicht der gemessene Hämoglobinwert entscheidend ist. Dabei ist je nach klinischer Indikation der Beginn einer lebenslangen regelmäßigen Transfusionstherapie, in Einzelfällen (z. B. während Schwangerschaft) auch eine phasenweise regelmäßige Transfusion, kombiniert mit einer entsprechenden Chelattherapie zu erwägen (hierzu siehe auch AWMF-Leitlinie 025-029) [31]. Auch Patienten ohne Transfusionstherapie entwickeln aufgrund der gesteigerten intestinalen Eisenresorption im Krankheitsverlauf eine zumindest intermittierend therapiepflichtige sekundäre Hämochromatose.

Angesichts der Fortschritte in den Bereichen der Transfusions- und **Eiseneliminationstherapie,** die zu einer deutlichen Verbesserung der Lebenserwartung und -qualität von Patienten unter Dauertransfusionstherapie geführt haben und führen werden, sowie angesichts der deutlichen Morbidität von älteren Patienten, ist eine intermittierende oder regelmäßige Transfusionstherapie bei Patienten mit Thalassaemia intermedia großzügiger und früher als in der Vergangenheit üblich zu erwägen [25, 29, 40]. Insbesondere bei Kindern mit mittelschwerem oder schwerem Verlauf einer Thalassaemia intermedia sollte dabei auch berücksichtigt werden, dass bei Transfusionsbeginn im Alter < 3 Jahren ein deutlich geringeres Risiko für das bei Patienten mit späterem Transfusionsbeginn häufig zu beobachtende Problem der sekundären Alloimmunisierung beschrieben ist [41].
Einige Patienten mit Thalassaemia intermedia, die eine der genannten Behandlungsindikationen aufweisen, können erfolgreich mit Medikamenten zur HbF-Induktion, z. B. **Hydroxycarbamid** (*syn.* Hydroxyurea, Hydroxyharnstoff), Butyratderivaten oder Zytidin-Analoga, behandelt werden [42]. Dabei sind potenzielle Nebenwirkungen der Therapie (u. a. Hämatotoxizität, Fertilitätseinschränkung) zu beachten.
Hydroxycarbamid ist bislang das einzige Medikament, das auch in größeren Kohorten bei einem signifikanten Anteil von Patienten mit Thalassaemia intermedia zu einem Anstieg des Hämoglobingehaltes führte [42]. Dabei wurden meist – verglichen mit dem Einsatz von Hydroxycarbamid zur Zytoreduktion bei chronisch-myeloproliferativen Neoplasien oder bei Sichelzellkrankheit – eher niedrige Dosierungen von 12–15 mg/kg KG/Tag eingesetzt, maximal 20 mg/kg KG/Tag.
Da es sich bei diesen Therapieoptionen derzeit noch um individuelle Heilversuche mit experimentellem Charakter handelt, sollte bei entsprechenden Fragen ein in der Behandlung von Patienten mit Thalassämie erfahrenes Zentrum kontaktiert werden.
Neuere Behandlungsoptionen beinhalten u. a. **Luspatercept** (siehe ➤ Abschnitt „β-Thalassaemia major“). Luspatercept ist ein rekombinantes Fusionsprotein aus der modifizierten extrazellulären Domaine eines Activin-Rezeptors und dem humanen Immunoglobulin-G1-Fragment (IgG1-Fc-Domäne) [43, 44]. Luspatercept bindet damit Liganden der TGFβ-Familie und verhindert so die Aktivierung des SMAD2/3-Signalweges, der über Activin-Rezeptoren stimuliert wird und zu einer Proliferation und fehlenden Differenzierung früher erythroider Vorstufen führt. Ziel der Therapie ist eine Steigerung der Effektivität der Erythropoese mit Anstieg des Hämoglobingehalts ohne zusätzliche Knochenmarkraum-Erweiterung und extramedulläre Hämatopoese.
Luspatercept ist bisher zur Behandlung erwachsener Patienten mit transfusionsabhängiger β-Thalassämie (TDT) zugelassen (siehe Thalassaemia major).
Ergebnisse einer unlängst publizierten randomisierten, doppelblinden Phase-3-Studie bei erwachsenen Patienten mit nichttransfusionsabhängiger Thalassämie ergaben bei 77 % der Patienten einen Anstieg des Hämoglobingehalts von > 1,0 g/dl im Vergleich zum Ausgangswert [45]. Dabei erreichte etwa die Hälfte der Patienten einen Anstieg von ≥ 1,5 g/dl.

β-Thalassaemia major

Nach Diagnosestellung sollten Patienten zur Beratung und Festlegung des therapeutischen Vorgehens bei entsprechend erfahrenen pädiatrischen Hämatologen vorgestellt werden. Auch bei eventuellen Fragen der Abgrenzung des klinischen Bildes einer Thalassaemia major gegenüber einer Thalassaemia intermedia sollten entsprechend erfahrene Hämatologen konsultiert werden.
Die symptomatische Behandlung der Thalassaemia major beinhaltet eine regelmäßige **Transfusionstherapie** in Kombination mit einer Chelattherapie zur Verhinderung einer bedrohlichen Eisenüberladung des Organismus. Im Verlauf der Erkrankung auftretende Organschäden an Herz und/oder endokrinen Organen erfordern eine entsprechende krankheits- und organspezifische Behandlung [7, 17, 23].

Als Indikation für den Beginn der Transfusionsbehandlung gilt ein wiederholtes Absinken des Hämoglobingehalts auf unter 8 g/dl. Bei typischen klinischen Symptomen kann auch bei konstanten Werten oberhalb dieses Hämoglobingehalts der Beginn eines regelmäßigen Transfusionsprogramms indiziert sein.

Der empfohlene Basis-Hämoglobingehalt (= Hb-Gehalt, der vor einer Transfusion nicht unterschritten werden sollte) zur permanenten weitgehenden Suppression der endogenen Erythropoese beträgt 9,5–10 g/dl [7, 23, 39].

Als Transfusionsintervall wird in der Regel ein 3(–4)-wöchiger Abstand empfohlen. Die Transfusionsmenge beträgt bei einem Hämatokrit des Erythrozytenkonzentrates von ~60 % meist 12–14 ml/kg/KG, der Ziel-Hb nach Transfusion 13–13,5 g/dl. Unter Berücksichtigung des EK-Hämatokrits sowie des geschätzten Blutvolumens [ml/kgKG] kann dabei die benötigte Transfusionsmenge näherungsweise über folgende Formel berechnet werden: Transfusionsvolumen [ml] = (13,5 [g/dl] – Hb_{ist}[g/dl]) x 4 x KG [kg]

Zur Erfassung des Transfusionsbedarfs bei regelmäßig transfundierten Patienten ist die zeitnahe sorgfältige Dokumentation des jeweiligen Volumens an Erythrozytenkonzentrat bei jeder Transfusion erforderlich.

Kürzere Transfusionsabstände mit entsprechend geringerem Transfusionsvolumen sind möglich. Aufgrund der höheren zeitlichen Belastung für den Patienten durch häufigere Transfusionen sind diese häufig nicht erwünscht, andere Patienten empfinden dies trotz des höheren zeitlichen Aufwands als angenehmer, da der Hb-Wert dadurch geringeren Schwankungen unterliegt. Für Patienten mit kardialen Problemen müssen in jedem Fall kürzere Transfusionsabstände und ein Basis-Hämoglobingehalt von mindestens 10 g/dl angestrebt werden. Wesentlich längere Transfusionsintervalle sind zu vermeiden.

Es sollten möglichst frische, untergruppenkompatible Erythrozytenkonzentrate, verwendet werden. Eine erweiterte Blutgruppen-Bestimmung analog zu den Empfehlungen bei Sichelzellkrankheit sowie eine Blutgruppen-Genotypisierung kann in Abhängigkeit u. a. von der Herkunft des Patienten sinnvoll oder auch notwendig sein, um das Risiko einer Alloimmunisierung zu reduzieren [31, 46, 47].

Der Beginn einer **Eiseneliminationstherapie** ist indiziert, wenn die Serumferritinkonzentration bei der regelmäßigen Bestimmung wiederholt > 1000 µg/l liegt (und ein vorübergehender, z. B. inflammationsbedingter, Anstieg ausgeschlossen ist) und/oder der Lebereisengehalt im MRT 4,5 mg/g Trockengewicht erreicht (Wert methodenabhängig) [31]. Je nach Transfusionsmenge werden diese Werte nach 10–15 Transfusionen (ca. 200 ml Erythrozytenkonzentrat/ kg KG = ca. 120 g Erythrozyten/kg KG) erreicht. Für die Primärtherapie werden in Abhängigkeit vom Alter des Patienten Deferasirox und Deferoxamin empfohlen. Für die Sekundärtherapie steht außerdem Deferipron zur Verfügung.

Für Einzelheiten zur Diagnostik und Therapie der sekundären Eisenüberladung, einschließlich notwendiger Verlaufsuntersuchungen zur Erfassung der Eisenüberladung und ihrer Komplikationen sowie potenzieller Therapienebenwirkungen sowie für Informationen zu den einzelnen Chelatbildnern, der Chelattherapie in besonderen Situationen (Schwangerschaft, Stammzelltransplantation) sowie zur intensivierten Chelattherapie wird auf die entsprechende Leitlinie verwiesen (AWMF-Leitlinie 025-029)[31].

Luspatercept (siehe ➤ Abschnitt „α-Thalassaemia intermedia") ist seit 2020 zur Behandlung erwachsener Patienten mit transfusionsabhängiger β-Thalassämie (TDT) zugelassen. Die Zulassung erfolgte auf der Basis der Ergebnisse der sogenannten BELIEVE-Studie, einer randomisierten, doppelblinden, placebokontrollierten Studie, an der 336 erwachsene TDT-Patienten teilnahmen. Die Patienten erhielten alle 3 Wochen über einen Zeitraum von ≥ 48 Wochen Luspatercept (1,0 mg/kg s. c., Titration bis zu 1,25 mg/kg) oder Placebo [38]. Insgesamt ist bei etwa einem Drittel der mit Luspatercept behandelten Patienten ein langfristiges Ansprechen mit einer Reduktion der Transfusionslast um > 33 % zu sehen. Das Ansprechen wurde in allen

untersuchten Patientengruppen beobachtet, die nach Alter, Geschlecht, Region und Transfusionslast stratifiziert wurden. Obwohl die Ansprechraten bei Patienten mit einem β^0/β^0-Genotyp niedriger waren, wurde bei allen Genotypen eine klinisch relevante Reduktion der Transfusionslast beobachtet [39]. Als Nebenwirkungen wurden vor allem Knochen- und Gelenkbeschwerden sowie Kopfschmerzen berichtet. Zu den schwerwiegendsten Nebenwirkungen gehörten thromboembolische Ereignisse. Sie traten bei 3,6 % der mit Luspatercept behandelten β-Thalassämie-Patienten (0,9 % unter Placebo) auf [39]. Alle Ereignisse wurden bei Patienten berichtet, die splenektomiert waren und die mindestens einen weiteren Risikofaktor aufwiesen. Daher ist vor Anwendung des Medikaments vor allem bei splenektomierten Patienten eine ausführliche Anamneseerhebung bezüglich hämostaseologischer Grunderkrankungen und gegebenenfalls ein Thrombophilie-Screening zum Ausschluss weiterer Risikofaktoren dringend anzuraten.
Studien zur Behandlung von pädiatrischen Patienten mit Luspatercept werden derzeit durchgeführt (NCT04143724).

Therapie von Folgeerkrankungen
Komplikationen der sekundären Hämochromatose
Bei akuter Herzinsuffizienz infolge einer Kardiomyopathie, schweren Herzrhythmusstörungen, diabetischer Stoffwechselentgleisung und anderen Komplikationen ist eine entsprechende Notfallversorgung durchzuführen. Das Ausmaß der Herzinsuffizienz kann durch eine intensive Eiseneliminationstherapie verringert werden (siehe AWMF-Leitlinie 025-029) [31]; aufgrund der potenziellen Nebenwirkungen sollte diese Therapie in enger Absprache mit in der Behandlung von Patienten mit Thalassämie erfahrenen Hämatologen erfolgen. Auch eine neu auftretende Störung der Glukosetoleranz ist bei einigen Patienten durch intensive Chelattherapie reversibel.
Wichtig ist die intensive Zusammenarbeit mit pädiatrischen und internistischen Endokrinologen sowie Gynäkologen zur Planung der adäquaten Therapie siderosebedingter endokriner Funktionsstörungen wie Hypogonadismus, Wachstumsstörungen, Glukoseintoleranz, Hypothyreose, Hypoparathyreoidismus und Nebennierenrindeninsuffizenz (selten) sowie Osteopenie/Osteoporose.

Osteopenie-Osteoporose-Syndrom
Eine besondere Stellung unter den Folgeerkrankungen bei Patienten mit Thalassaemia major nimmt das Osteopenie-Osteoporose-Syndrom ein. Mehr als die Hälfte der Patienten sind im Laufe ihres Lebens hiervon betroffen, klinische Symptome im Sinne schwerer Knochenschmerzen und/oder pathologischer Frakturen treten in der Regel beginnend mit dem 3.–4. Lebensjahrzehnt, manchmal aber bereits bei älteren Jugendlichen auf [48]. In der Ätiologie spielen viele Faktoren eine Rolle, u. a. eine unzureichende Transfusionstherapie mit entsprechend anhaltend exzessiver Eigenerythropoese, eine inadäquate Chelattherapie mit siderosebedingter Osteoblastenschädigung, ein schlecht behandelter Hypogonadismus infolge der Eisenüberladung, Störungen des Kalzium-Phosphat-Haushalts z. B. bei Hypoparathyreoidismus, Vitamin-D-Mangel, Wachstumshormonmangel bei Hypophyseninsuffizienz und Hepatopathie. Hinzu kommen möglicherweise Schäden durch eine frühe, zu intensive Chelattherapie, vor allem mit dem Chelatbildner Deferoxamin. Doch auch bei korrekt durchgeführter Transfusions- und Chelattherapie sowie unter Vermeidung von Hormonmangelzuständen wird bei vielen Patienten mit Thalassaemia major die Entwicklung einer Osteopenie beobachtet. Pathogenetisch zeigt sich eine verstärkte Knochenresorption infolge Osteoklastenaktivierung bei vermindertem Knochenaufbau infolge einer reduzierten Osteoblastenaktivität. Zur frühzeitigen Erfassung einer Osteopenie sind regelmäßige Knochendichteuntersuchungen dringend empfohlen. Die Behandlung beruht auf vier wesentlichen Säulen:

1. Vermeidung zusätzlicher Risikofaktoren wie körperlicher Inaktivität und Rauchen
2. Adäquate Transfusions- und Chelattherapie
3. Behandlung zugrunde liegender bzw. prädisponierender Erkrankungen, meist im Kontext der Eisenüberladung (Hypogonadismus, Hypoparathyreoidismus, Diabetes mellitus, Vitamin-D-Mangel)
4. Behandlung mit Biphosphonaten [49]

Zur Biphosphonattherapie gibt es Daten aus randomisierten Studien an Patienten mit Thalassaemia major mit Alendronat (p.o.), Pamidronat (i.v. monatlich) und Zoledronat (i.v. 3- bis 6-monatlich) in Kombination mit einer Substitution von Kalzium und Vitamin D [48, 49]. Erfolgversprechende Daten gibt es auch zur Behandlung mit Denusomab, einem Inhibitor des RANK-Liganden [49, 50]. Eine klare Empfehlung für eines dieser Medikamente, zu deren Dosierung sowie zur Dauer der Behandlung gibt es aufgrund der eingeschränkten Datenlage jedoch nicht.

Infektionen

Vor allem Patienten, die in den 1980er- und zu Beginn der 1990er-Jahre transfundiert wurden, haben ein erhöhtes Risiko für Hepatitis-B-, Hepatitis-C- und HI-Virus-Infektionen. Neben den unmittelbaren klinischen Problemen besteht bei Hepatitis C-Virus-Infektion in Kombination mit einer Lebereisenüberladung ein erhöhtes Risiko für die Entwicklung einer Leberzirrhose sowie eines hepatozellulären Karzinoms [51]. Die gezielte virologische Labordiagnostik ist Bestandteil der regelmäßigen Verlaufskontrollen auch bei asymptomatischen Patienten.

Die Behandlung der Hepatitis C bei Patienten mit Thalassämie war lange Zeit problematisch, weil die Standardtherapie in Kombination von (peg)Interferon-alpha und Ribavirin aufgrund der ribavirinassoziierten Hämolyse mit einem deutlich erhöhten Transfusionsbedarf einherging (um bis zu 30 %). Inzwischen gibt es gute Daten, die zeigen, dass die moderne direkte antivirale Therapie bei HCV-Infektion bei Patienten mit Thalassämien in Effektivität und Verträglichkeit erfreulicherweise der bei anderen Patienten vergleichbar ist [52].

Unter Chelattherapie (gut dokumentiert für Deferoxamin) besteht ein erhöhtes Risiko für bedrohliche Infektionen mit Yersinia enterocolitica und pseudotuberculosis. Bei Fieber, vor allem in Kombination mit Bauchschmerzen oder Enteritis, muss die Chelattherapie daher unterbrochen werden [31].

Splenektomie

Die meisten Patienten entwickeln eine Milzvergrößerung, in einigen Fällen mit konsekutivem Hypersplenismus. Die Splenektomie ist zu erwägen bei stark vergrößerter Milz und Zunahme des Transfusionsbedarfs auf > 200 g Erythrozyten/kg KG/Jahr bzw. ca. 300 ml Erythrozytenkonzentrat (mit Hkt 60 %)/kg KG/Jahr bzw. wenn die Eisenzufuhr durch Transfusionen nicht durch eine Chelattherapie aufgewogen werden kann. Sie ist indiziert bei Hypersplenismus mit Entwicklung einer Neutropenie und/oder Thrombozytopenie sowie bei schweren lokalen Symptomen aufgrund der Milzgröße [53].

Wegen möglicher Spätkomplikationen nach Splenektomie (Infektionen, Thrombose, pulmonale Hypertension) wird zunehmend die Option der subtotalen Splenektomie erwogen. Hierzu liegen jedoch keine systematischen Daten zur Effektivität und Langzeitsicherheit vor.

Zur Reduktion des Infektionsrisikos nach Splenektomie müssen die entsprechenden Leitlinien zu Impfungen und antibiotischer Prophylaxe beachtet werden (siehe auch www.asplenie-net.de).

Betreuung von Patientinnen mit Thalassaemia major in der Schwangerschaft

Für die Betreuung von Patientinnen mit Thalassaemia major in der Schwangerschaft wird auf die AWMF-Leitlinie 025-029 zur sekundären Hämochromatose bei angeborenen Anämien [31] sowie die Onkopedia-Leitline zur β-Thalassämie verwiesen [39].

Psychosoziale Betreuung und Transition

Die psychosozialen Auswirkungen der Erkrankung müssen in der Langzeitbetreuung der chronisch kranken Patienten auch vor dem Hintergrund der großen prognostischen Bedeutung einer guten Therapie-Compliance immer berücksichtigt werden. So sind die regelmäßige Mitbetreuung der Patienten durch klinische Psychologen, Sozialarbeiter und Sozialpädagogen sowie die Durchführung von Rehabilitationsmaßnahmen in Einrichtungen, die im Umgang mit der Erkrankung erfahren sind, wichtige Elemente der Behandlung. Die psychosoziale Betreuung beinhaltet u. a. die Unterstützung für die Familien bei Diagnosestellung (Schulung bzgl. der Krankheit, Akzeptanz der Krankheit, Abbau von Schuldgefühlen etc.), die Betreuung und Schulung von Patienten und Familie bei Beginn der Chelattherapie, die direkte Aufklärung und Schulung des Kindes über alle Aspekte der Krankheit ab dem Schulalter, die Förderung der aktiven Rolle des Kindes in der Behandlung und den Abbau elterlicher Überprotektion, compliancefördernde Maßnahmen (Verhaltensverträge u. a.) sowie die Unterstützung und Ermutigung zu einer qualifizierten Berufsausbildung. Ein wichtiger Aspekt ist die Vermeidung von Fehlzeiten in Schule, Ausbildung und Beruf durch Ermöglichung tagesklinischer oder ambulanter Transfusionsbehandlung am Nachmittag oder, wenn möglich, auch an Wochenenden. Auch die Geschwister von Patienten mit Thalassaemia major können durch Abwesenheit der Eltern bei Klinikbesuchen der betroffenen Kinder oder durch die überwiegende Zuwendung zu den erkrankten Geschwistern in psychosozialer Hinsicht erheblich mit betroffen sein.

Patienten und Familien sollten auf die Existenz von Selbsthilfegruppen (z. B. SAM Deutschland e. V./Verein für seltene Anämien, IST e. V., DEGETHA e. V., Thalassämieverein Ulm e. V. u. a.) hingewiesen und Kontakte gegebenenfalls vermittelt werden.

Eine besondere Herausforderung stellt die Transition von Patienten mit Hämoglobinopathien in die Erwachsenenmedizin dar. Eine gelungene Transition ist von großer Bedeutung für die Langzeitmorbidität der Patienten.

Die im Jahr 2021 veröffentlichte S3-AWMF-Leitlinie 186/001 „Transition von der Pädiatrie in die Erwachsenenmedizin" enthält krankheitsübergreifende Grundlagen und Empfehlungen zur Strukturierung und Umsetzung des Transitionsprozesses [54]. Sie bildet damit eine wichtige Basis zur Entwicklung krankheitsspezifischer Programme und deren Implementierung. Transitionsprogramme sollten insbesondere folgende Aspekte berücksichtigen: die Implementierung gemeinsamer Betreuungsstandards, eine enge Zusammenarbeit im multidisziplinären Team und zwischen pädiatrischen und internistischen Hämatologen, die Ausbildung des medizinischen Personals, die Schulung der Patienten, ihre Einbeziehung in die Entscheidungsprozesse und die Unterstützung der Familien. Die administrativen Belange des Übergangs einschließlich des Transfers relevanter Patientenunterlagen sind langfristig im Vorfeld zu planen. Der Zeitpunkt des Übergangs sollte flexibel in Abhängigkeit von der individuellen Entwicklung der Patienten und ihres sozialen Hintergrunds gehandhabt werden. So kann letztlich der Prozess des Übergangs von der Kinderheilkunde in die Erwachsenenmedizin auf der Grundlage eines standardisierten Programms individuell auf einen Patienten/eine Patientin zugeschnitten werden.

Bislang ist das Problem der Transition und die Fortsetzung der fachkundigen, umfassenden Therapie unter Berücksichtigung der psychosozialen Umstände in der Erwachsenenmedizin für Patienten mit Thalassaemia major in Deutschland unzureichend ungelöst. Zu fordern ist die Einrichtung von Zentren zur altersgruppenübergreifenden Betreuung dieser Patienten unter Einbeziehung von pädiatrischen und internistischen Hämatologen, Psychologen und Sozialdienstmitarbeitern in Kooperation mit den anderen Fachdisziplinen wie Kardiologie, Endokrinologie, Gynäkologie und Orthopädie.

Flussdiagramm

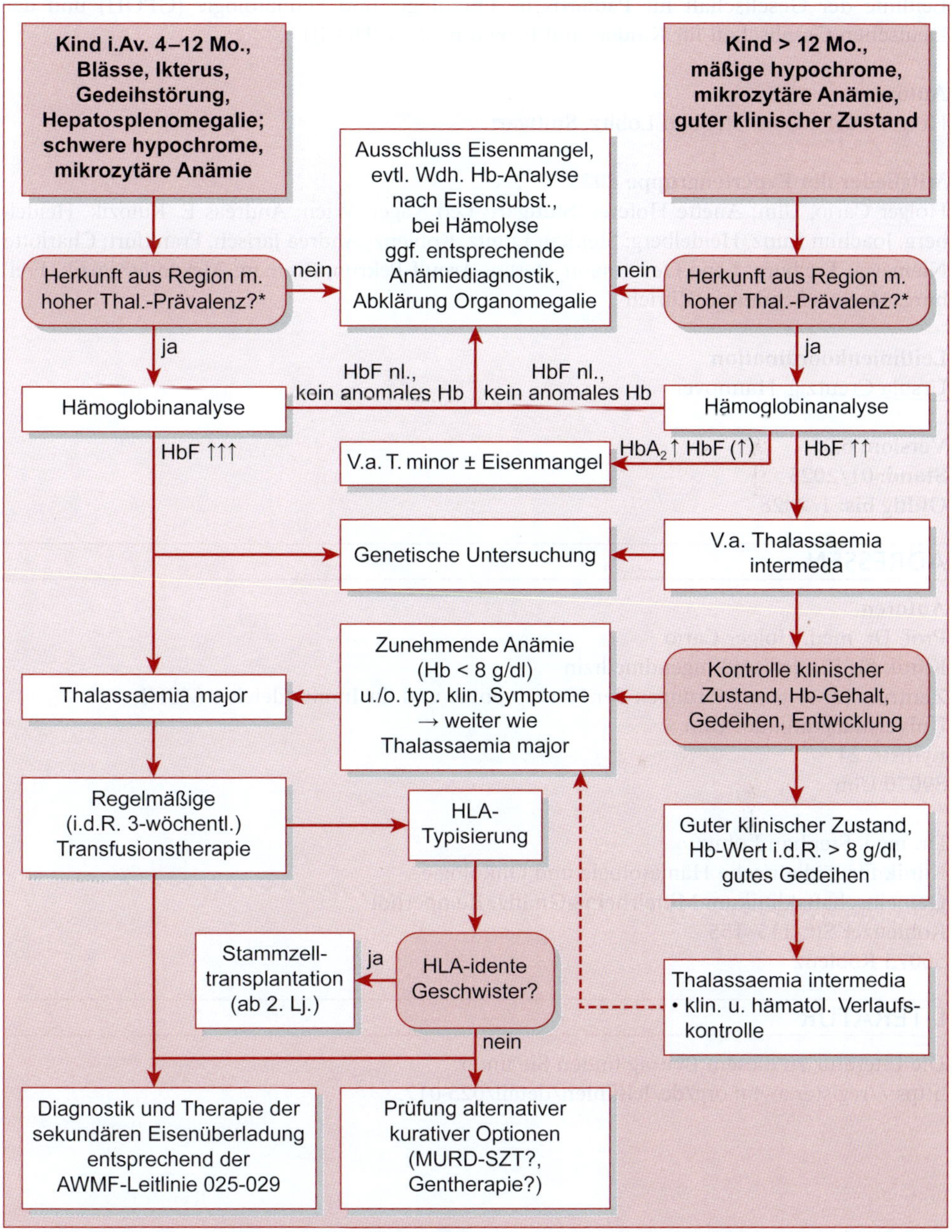

Abb. I2-1 Diagnostik und Therapie der β-Thalassämie
* In der deutschstämmigen Bevölkerung sind schwere Thalassämien selten. Erst nach Ausschluss anderer Ursachen erscheint eine diesbezügliche Diagnostik bei einem deutschstämmigen Kind sinnvoll.

VERFAHREN DER KONSENSFINDUNG

Leitlinie der Gesellschaft für Pädiatrische Onkologie und Hämatologie (GPOH) und der Deutschen Gesellschaft für Kinder- und Jugendmedizin (DGKJ).

Autoren
Holger Cario, Ulm; Stephan Lobitz, Stuttgart

Mitglieder der Expertengruppe 2023
Holger Cario, Ulm; Anette Hoferer, Stuttgart; Leo Kager, Wien; Andreas E. Kulozik, Heidelberg; Joachim Kunz, Heidelberg; Stephan Lobitz, Koblenz; Andrea Jarisch, Frankfurt; Charlotte Niemeyer, Freiburg; Lena Oevermann, Berlin; Arnulf Pekrun, Bremen; Alexander Puzik, Freiburg; Markus Schmugge, Zürich

Leitlinienkoordination
Ursula Creutzig, Hannover

Version: 6.0
Stand: 01/2023
Gültig bis: 1/2028

ADRESSEN

Autoren
Prof. Dr. med. Holger Cario
Klinik für Kinder- und Jugendmedizin
Zentrum für seltene Störungen der Hämatopoese und für Immundefekte (ZSHI)
Universitätsklinikum Ulm
Eythstr. 24
89070 Ulm

Dr. med. Stephan Lobitz
Klinik für Pädiatrische Hämatologie und Onkologie
Gemeinschaftsklinikum Mittelrhein gGmbH, Kemperhof
Koblenzer Str. 115–155
56073 Koblenz

LITERATUR

Die Literatur zu diesem Beitrag finden Sie unter:
https://register.awmf.org/de/leitlinien/detail/025-017.

I6 Anämiediagnostik im Kindesalter

A. Kulozik, J. Kunz

ALLGEMEINES

Für eine rationale und rationelle Diagnostik sind Häufigkeit der Erkrankungen, Bedeutung einer raschen Diagnosestellung und Vermeidung unnötiger Untersuchungen wesentliche Gesichtspunkte. Der abgebildete Algorithmus soll in der klinischen Situation „Kind mit Anämie" helfen, die zugrunde liegende Störung systematisch und schrittweise zu identifizieren und damit eine ungezielte und/oder teure Globaldiagnostik vermeiden. Es muss jedoch betont werden, dass diese Leitlinie ausführlichere Informationsquellen und Leitlinien zu den einzelnen hämatologischen Erkrankungen nicht ersetzen will oder kann (s. hierzu auch Leitlinie 025-021 Eisenmangelanämie, [1]).

Der Begriff Anämie bezeichnet eine Hämoglobinkonzentration unterhalb des altersentsprechenden Normalbereichs (➤ Tab. I6-1). Über das Online Tool https://www.pedref.org/hematology/ sind nach Altersgruppen und Geschlecht hochauflösend aufgeschlüsselte Normwerte für die Blutbildparameter abrufbar und damit individuelle Laborparameter im Vergleich zu entsprechenden Perzentilenkurven bewertbar (2]. Der Umfang und die Dringlichkeit der diagnostischen Maßnahmen sollten sich nach dem Ausmaß der Anämie, der Dynamik der Erkrankung und der klinischen Symptomatik entsprechend dem hier beschriebenen Algorithmus richten. Die hier dargestellten Algorithmen sind modifiziert nach S. Berman (Pediatric Decision Making; 2nd ed. B.C. Decker, 1991) und repräsentieren das gedankliche Konzept der Maßnahmen und nicht in jedem Fall den optimalen zeitlichen Ablauf.

Tab. I6-1 Altersentsprechende Normwerte

Alter	Hämoglobin (g/dl) Mittelwert/Perzentile 2,5	MCV (fl) Mittelwert/95 % RI	Retikulozyten (10^9/l) Mittelwert/95 % RI
Knaben			
1. Lebenstag	18,2/14,1	103/91–114	212/97–316
14 Tage	15,6/11,5	98/87–109	
30 Tage	12,5/9,1	93/83–104	
2 Monate	10,5/8,6	87/77–97	
4 Monate	11,4/9,7	79/70–88	46/25–82
6 Monate	11,5/9,8	76/68–85	45/25–82
9 Monate	11,6/9,9	76/68–85	47/29–77
12 Monate	11,6/10,0	76/69–85	
24 Monate	11,9/10,3	77/69–85	49/26–89
36 Monate	12,1/10,6	77/70–85	
48 Monate	12,3/10,8	78/71–85	
6 Jahre	12,6/11,1	79/72–86	49/26–89
9 Jahre	13,1/11,5	80/73–87	49/26–89

Tab. I6-1 Altersentsprechende Normwerte *(Forts.)*

Alter	Hämoglobin (g/dl) Mittelwert/Perzentile 2,5	MCV (fl) Mittelwert/95 % RI	Retikulozyten (10^9/l) Mittelwert/95 % RI
Knaben			
12 Jahre	13,6/11,8	81/74–88	*49/26–89*
15 Jahre	14,5/12,5	83/76–91	*49/26–89*
18 Jahre	15,5/13,6	86/79–93	*49/26–89*
Mädchen			
1. Lebenstag	18,0/13,8	104/91–117	212/97–316
14 Tage	15,9/11,7	99/87–112	
30 Tage	13,2/9,6	95/84–106	
2 Monate	10,7/8,7	88/78–98	
4 Monate	11,4/9,7	80/71–90	46/25–82
6 Monate	11,6/9,9	77/69–86	45/25–82
9 Monate	11,6/10,0	77/69–86	47/29–77
12 Monate	11,7/10,1	77/69–86	
24 Monate	11,9/10,3	78/70–86	49/26–89
36 Monate	12,1/10,6	78/71–86	
48 Monate	12,3/10,8	79/72–86	
6 Jahre	12,6/11,1	80/73–87	49/26–89
9 Jahre	13,1/11,6	81/74–88	49/26–89
12 Jahre	13,3/11,7	83/76–91	49/26–89
15 Jahre	13,3/11,6	85/78–93	49/26–89
18 Jahre	13,2/11,4	87/79–94	49/26–89

Die Werte für die erste Lebenswoche gelten für reife Neugeborene und hängen stark vom Zeitpunkt der Blutentnahme ab: Während das Neugeborene in den ersten Lebenstagen an Gewicht abnimmt, tritt eine Hämokonzentration ein. Aus diesem Grund sind die Normwerte für Hb und Hämatokrit in nach der Geburt entnommenen Blutproben höher als im Nabelschnurblut. Die geschlechtsspezifischen Normwerte unterscheiden sich erst ab der Pubertät relevant. Zusammengestellt aus [2], [3] (Retikulozyten im ersten Lebensjahr), [4] (Retikulozyten für Alter >3 Jahre).

MIKROZYTÄRE ANÄMIE (➤ ABB. I6-1)

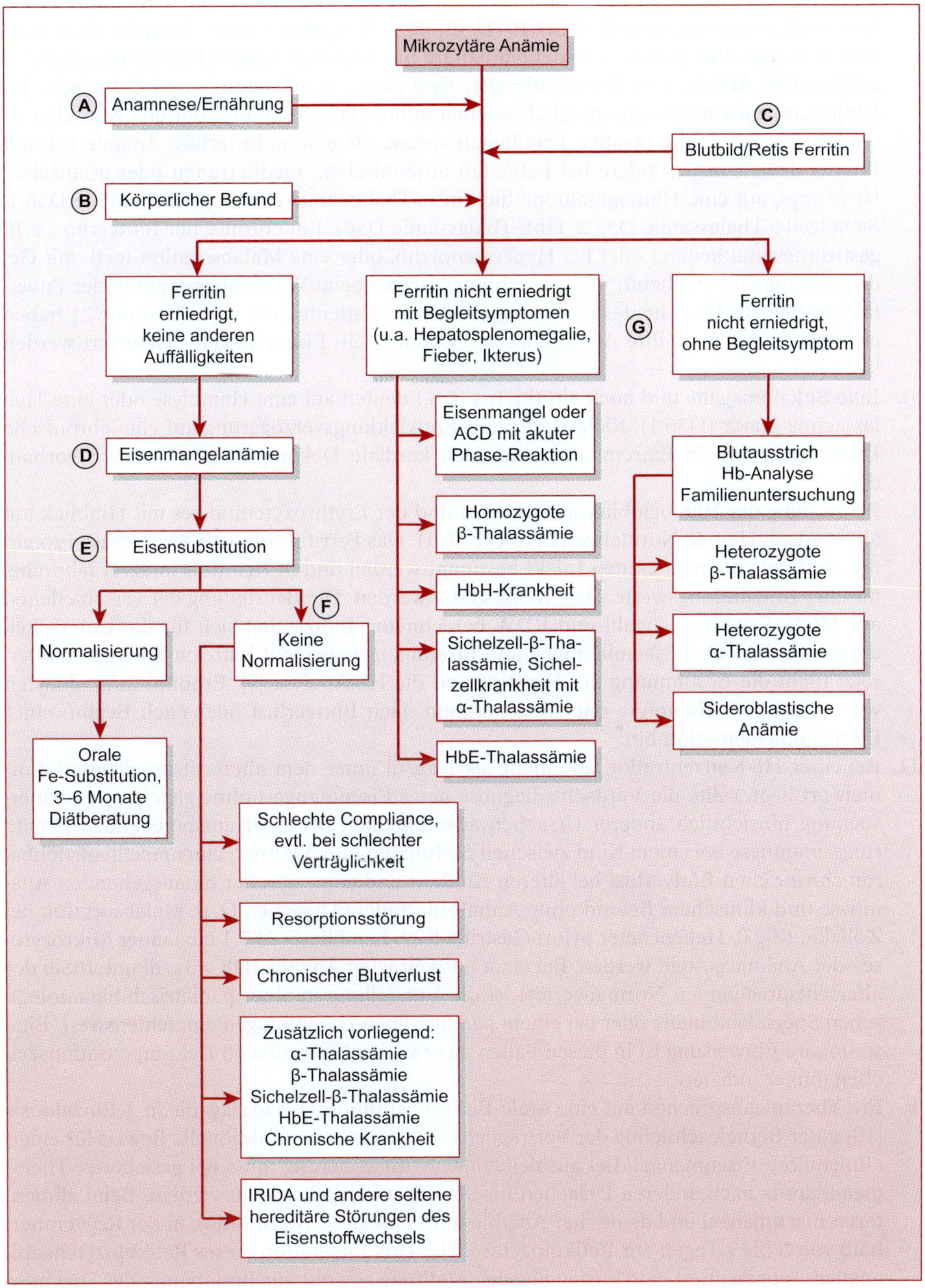

Abb. I6-1 Mikrozytäre Anämie

A. Die mangelnde Eisenzufuhr ist eine häufige Ursache der mikrozytären Anämie bei Kindern zwischen 6 Monaten und 3 Jahren. Bei etwa einem Drittel der Kleinkinder in den USA liegt ein erniedrigtes Ferritin (< 20 µg/l) vor, aber nur etwa 2 % der Kleinkinder haben eine Eisenmangelanämie (ICD-10: D.50) [5, 6]. Umgekehrt ist die Ursache einer Anämie in diesem Alter nur zu 30 % der alimentäre Eisenmangel. Andere häufige Ursachen für mikrozytäre Anämien im Kleinkindesalter sind akute, rezidivierende und chronische Infektionen (Infektanämien), die Thalassaemia minor (D56.3) und chronische Krankheiten (D63.8) [1, 5, 7]. Eine positive Familienanamnese für eine mikrozytäre Anämie ggf. mit Ikterus deutet, insbesondere bei Patienten afrikanischen, mediterranen oder asiatischen Ursprungs, auf eine Hämoglobinopathie hin (α-Thalassämie D56.0, β-Thalassämie D56.1, Sichelzell-β-Thalassämie D57.2, HbE-Thalassämie D56). Ein chronischer Blutverlust, z. B. gastrointestinal bedingt oder bei Hypermenorrhö, oder eine Malabsorption (evtl. mit Gedeihstörung einhergehend) und ein erhöhter Bedarf beim Wachstumsschub in der Pubertät kommen als Ursache des Eisenmangels infrage. Patienten mit einer Trisomie 21 haben ein höheres MCV als ihre Altersgenossen, wodurch ein Eisenmangel verschleiert werden kann [8].

B. Eine Splenomegalie und auch ein Ikterus (s. o.) deuten auf eine Hämolyse oder eine Thalassaemia major (D56.1), Kleinwuchs und Entwicklungsverzögerung auf eine chronische Erkrankung hin. In Extremfällen sind auch kardiale Dekompensationszeichen vorhanden.

C. Beurteilung der Hämoglobinkonzentration und der Erythrozytenindizes mit Hinblick auf altersentsprechende Normalwerte (➤ Tab. I6-1). Das Ferritin sollte als Akut-Phase-Protein mit Abstand zu einem akuten Infekt bestimmt werden und in Kenntnis anderer laborchemischer Entzündungswerte wie CRP bewertet werden. Die Beurteilung der verschiedenen aus MCV, Erythrozytenzahl und RDW berechneten Indizes hat sich für die Unterscheidung zwischen Thalassaemia minor und Eisenmangel als nicht hilfreich erwiesen und ersetzt nicht die Bestimmung des Ferritins und die Hb-Analyse [9]. Erhöhte Retikulozyten weisen auf eine Hämolyse oder Regeneration nach Blutverlust oder nach Beginn einer Eisensupplementation hin.

D. Bei einer Hb-Konzentration, die mehr als 1,5 g/dl unter dem altersentsprechenden Normalwert liegt, sollte die Verdachtsdiagnose eines Eisenmangels ohne gleichzeitige Untersuchung hinsichtlich anderer Ursachen ausschließlich bei einer entsprechenden Ernährungsanamnese bei einem Kind zwischen 6 Monaten und 3 Jahren, einem nachvollziehbaren chronischen Blutverlust bei älteren Kindern und einer darüber hinausgehenden Anamnese und klinischem Befund ohne Anhalt für andere Ursachen (z. B. Malabsorption bei Zöliakie K90.0, Helicobacter-pylori-Gastritis K29, Lambliasis A07.1 etc.) einer Mikrozytose oder Anämie gestellt werden. Bei einer ausgeprägten Anämie (Hb > 3 g/dl unterhalb des altersentsprechenden Normalwertes) ist die Vorstellung in einer pädiatrisch-hämatologischen Spezialambulanz oder bei einem pädiatrischen Hämatologen empfehlenswert. Eine stationäre Einweisung ist in diesen Fällen zu erwägen, bei kardialen Dekompensationszeichen immer indiziert.

E. Ein Therapieansprechen auf eine orale Eisensubstitution (1–4 mg/kg/die in 1 Einzeldosis [10] unter Berücksichtigung der Verträglichkeit) ist der beste funktionelle Beweis für einen alimentären Eisenmangel. Bei ausbleibender Normalisierung muss bei gesicherter Therapieadhärenz nach anderen Ursachen für den Eisenmangel gesucht werden. Beim alimentären Eisenmangel und deutlicher Anämie führt eine orale Substitution in der Regel innerhalb von 5 bis 7 Tagen zur Retikulozytose. Die Dokumentation dieses Retikulozytenzahlanstiegs repräsentiert eine kostengünstige Methode sowohl zur Bestätigung der Diagnose als auch der ausreichenden Therapie. Die Eisensubstitution sollte bis zur Auffüllung der Eisenspeicher, meist über mindestens 12 Wochen, fortgeführt werden.

F. Bei Versagen der Eisensubstitution muss die Möglichkeit chronischen Blutverlustes oder von Eisenresorptionsstörungen (z. B. Zöliakie K90.0, Helicobacter-pylori-Gastritis K29, Lambliasis A07.1, entzündliche Darmerkrankungen K50, K51) erwogen werden. In den letzten Jahren wurden zunehmend genetisch bedingte Störungen des Eisenmetabolismus molekular charakterisiert, die zu einer mikrozytären Anämie führen [11]. Die wahrscheinlich häufigste unter diesen insgesamt sehr seltenen hereditären mikrozytären Anämien ist die Iron Refractory Iron Deficiency Anemia, IRIDA. Hier wird durch eine genetisch bedingte supraphysiologische Wirkung des die Eisenhomöostase regulierenden Peptids Hepcidin die enterale Eisenaufnahme und das Recycling des Eisens aus den Makrophagen gestört. Betroffene Patienten präsentieren sich mit dem Bild einer Eisenmangelanämie, die auf enterale Eisengaben nicht anspricht. Die typische Laborkonstellation ist die ausgeprägte mikrozytäre Anämie bei niedrig normalem Ferritin und stark erniedrigter Transferrinsättigung. Parenterale Eisensubstitution führt zu einer Besserung, nicht jedoch Normalisierung des Hämoglobinwerts. Mutationen im *TMPRSS6*-Gen sind eine mittlerweile gut definierte Ursache für die IRIDA [12] und sollten bei entsprechendem Verdacht gesucht werden. Angeborene Veränderungen können auch das Gen *SLC11A2* betreffen, das für den divalenten Metallionentransporter DMT1 kodiert.

G. Die Serumferritinkonzentration ist typischerweise bei der Anämie der chronischen Krankheit erhöht. Die Serumferritinkonzentration kann in der akuten Phase einer Infektion auch beim Eisenmangel normal oder erhöht sein. In diesen Fällen kann die Messung der Serumkonzentration des löslichen Transferrinrezeptors (erniedrigt bei chronischer Krankheit, erhöht bei Eisenmangel) zur Differenzialdiagnose beitragen [13, 14]. Bei mikrozytärer Anämie und normalem Ferritin können Targetzellen auf eine Thalassämie einschließlich Sichelzell-β-Thalassämie oder auf eine homozygote HbE- oder HbC-Krankheit hinweisen. Das erhöhte HbA_2 ist charakteristisch für die heterozygote β-Thalassämie. Eine Mikrozytose und ein erhöhtes HbA_2 finden sich dann auch bei einem oder beiden Eltern. Bei einer heterozygoten β-Thalassämie beider Eltern sind eine molekulargenetische Diagnostik und eine humangenetische Beratung empfehlenswert. Bei milden Formen der α-Thalassämie (α-Thalassaemia minima und minor) ist die Hb-Analyse bis auf ein gelegentlich erniedrigtes HbA_2 meist normal. In diesen Fällen kann die Diagnose nur durch den genetischen Nachweis von Deletionen oder Mutationen gestellt werden [15]. Bei Neugeborenen mit α-Thalassaemia minor oder intermedia (HbH-Krankheit) zeigt die Hb-Analyse das Vorliegen von Hb Bart's und ein vermindertes MCV unter 95 fl [16]. Auch die häufigsten Formen der sehr seltenen sideroblastischen Anämien (D64.0) sind mikrozytär. Sie gehen oft mit einer Eisenüberladung einher. Die Diagnose wird über den Nachweis von Ringsideroblasten im Knochenmark gestellt. Die Gendiagnostik kann die Diagnose einer sideroblastischen Anämie bestätigen und spezifizieren [17].

NORMOZYTÄRE ODER MAKROZYTÄRE ANÄMIE (➤ ABB. I6-2)

A. Ikterus bei Hämolyse oder Leberkrankheiten; persistierendes oder rezidivierendes Fieber bei chronischer Infektion, juveniler rheumatoider Arthritis (M08), malignen Erkrankungen oder HIV-Infektion (B23); Nasenbluten und Hämatomneigung bei Leukämie (C91, C92), aplastischer Anämie (D61) oder HUS (D59.3); Gehstörungen oder Knochenschmerzen bei juveniler rheumatoider Arthritis (JRA, M08), Leukämie, Neuroblastom (C74.1) oder Sichelzellkrankheit (D57); chronische Diarrhö bei Malabsorption oder akute Diarrhö bei HUS (D59.3); Medikamentenanamnese; Mangel-/Fehlernährung als Hinweis für seltenen Vitamin-B_{12}- (D51) oder Folatmangel (D52). Familienanamnese für Anämie, Ikterus, Splenomegalie und Gallensteine als Hinweis für hereditäre hämolytische Erkrankungen oder für eine dyserythropoetische Anämie (D64.4).

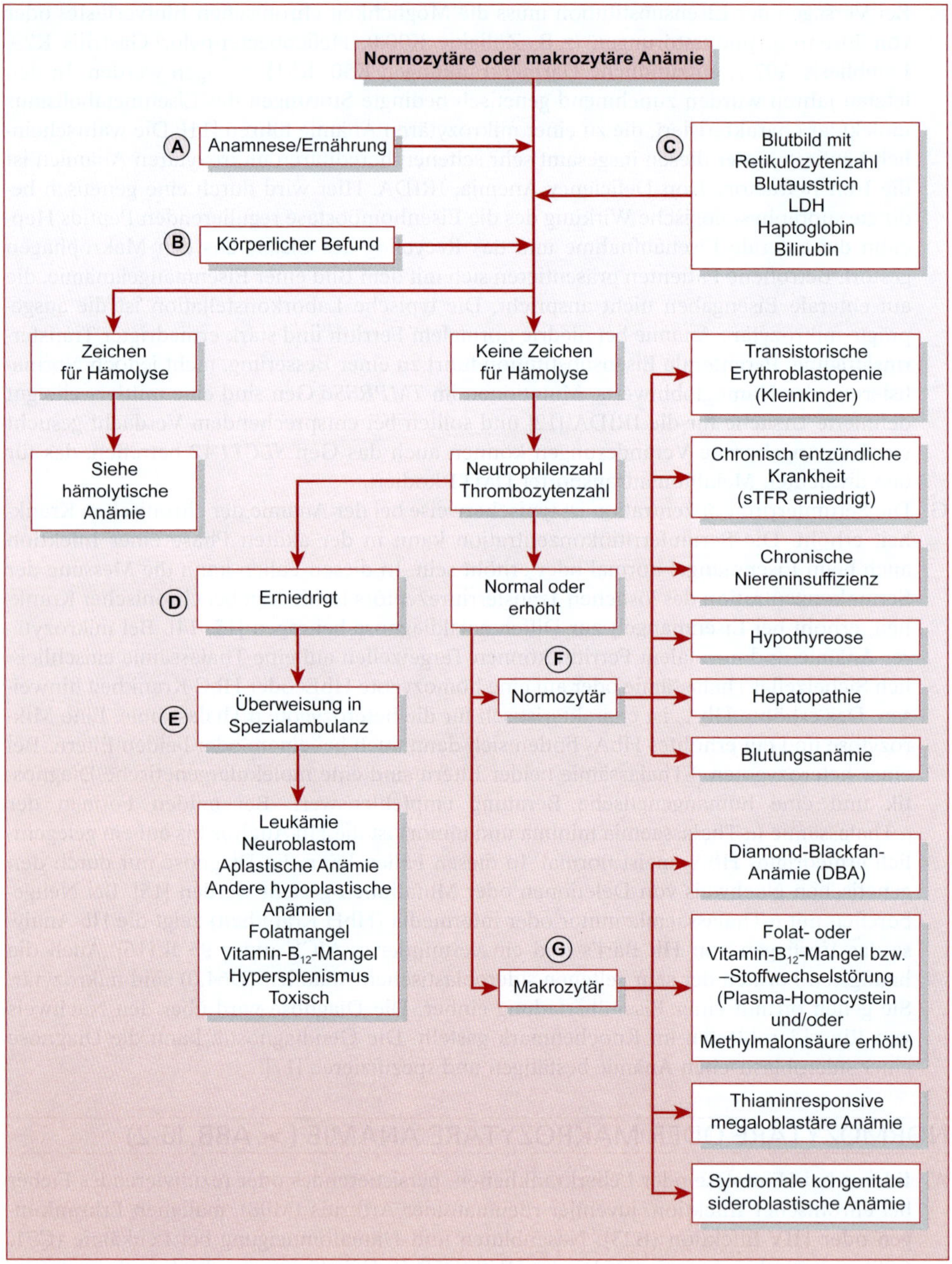

Abb. I6-2 Normozytäre oder makrozytäre Anämie

B. Kleinwuchs bei schwerer chronischer Anämie, Nierenerkrankungen, Hypothyreose, Diamond-Blackfan-Anämie (DBA, D61.0), Fanconi-Anämie (D61.0); Mikrozephalie oder andere kongenitale Anomalien bei Fanconi-Anämie, DBA. Zeichen von Systemerkrankungen wie Petechien und Hämatome (Leukämie, aplastische Anämie, HUS), Ikterus bei Hämolyse oder Lebererkrankungen; generalisierte Lymphadenopathie bei JRA (M08), Leukämie (C91, C92), HIV (B23); Splenomegalie bei Leukämie, hereditärer Sphärozytose (D58.0), Leberkrankheiten und Sichelzellerkrankung (D57, nur im Kleinkindesalter).

C. Beurteilung der Hämoglobinkonzentration und der Erythrozytenindizes entsprechend dem Alter des Patienten (➤ Tab. I6-1). Häufige Ursache einer (scheinbaren) Makrozytose ist eine Retikulozytose, beispielsweise bei Regeneration nach Blutverlust oder bei Hämolyse. Eine nicht durch erhöhte Retikulozyten erklärte Makrozytose kann gewertet werden als Hinweis für: megaloblastäre Anämie (D51), aplastische Anämie (D61), Fanconi-Anämie (D61.0), DBA (D61.0), myelodysplastisches Syndrom (D46), Leberkrankheiten, Hypothyreose (E01 – E03), seltene Erythrozytenmembrandefekte wie die Xerozytose (D58.8). Die Retikulozytenzahl hilft bei der Differenzierung von Anämien mit erhöhtem peripheren Erythrozytenabbau (Hämolyse) von denen, die durch eine Bildungsstörung verursacht sind. Eine niedrige oder „normale" Retikulozytenzahl bei signifikanter Anämie zeigt eine Bildungsstörung an. Dagegen schließt eine niedrige Retikulozytenzahl die Möglichkeit einer hämolytischen Anämie nicht aus, da hämolytische Anämien in der aplastischen Krise auffallen können. Erhöhte, für das Ausmaß der Anämie jedoch inadäquate, d. h. zu niedrige, Retikulozytenzahlen kommen außerdem bei ineffektiver Erythropoese vor (Thalassaemia maior, kongenitale dyserythropoetische Anämien [CDA I-IV], Vitamin-B_{12}-Mangel, Folsäuremangel, angeborene Vitamin-B_{12}- und Folsäure-Stoffwechselstörungen). Der Blutausstrich sollte auf das Vorliegen von u. a. Sichelzellen, Fragmentozyten (u. a. bei HUS, B_{12}-Mangel), Sphärozyten (hereditäre Sphärozytose, Autoimmunhämolyse) und Stomatozyten beurteilt werden. Neben den erhöhten Retikulozyten sind erhöhte Konzentrationen von LDH und Bilirubin und eine erniedrigte Haptoglobinkonzentration die wichtigsten Zeichen für das Vorliegen einer hämolytischen Anämie. Die Retikulozytose ist ein Maß für die erythropoetische Regeneration und damit ein indirekter Hinweis auf die gesteigerte Hämolyse.

D. Leukopenie und/oder Thrombozytopenie weisen auf eine maligne Infiltration des Knochenmarks, eine aplastische Anämie, einen Vitamin-B_{12}- und/oder Folsäure-Mangel oder eine Vitamin B_{12}- oder Folsäure-Stoffwechselstörung hin. Selten kann ein ausgeprägter Hypersplenismus (D73) die Ursache sein. Auch bei der transitorischen Erythroblastopenie (D60.1, siehe F) kann in Einzelfällen eine dezente Erniedrigung einer oder beider Blutzellreihen auftreten.

E. Vor der Durchführung von Spezialuntersuchungen (Knochenmarkzytologie, Knochenmarkhistologie, Zytogenetik) wird die Vorstellung in einer pädiatrisch-hämatologischen Spezialambulanz oder bei einem pädiatrischen Hämatologen empfohlen.

F. Die transitorische Erythroblastopenie (D60.1) ist eine Erkrankung des Kleinkindalters mit der typischen Befundkonstellation: Kleinkindalter, wenig beeinträchtigter Allgemeinzustand bei stark erniedrigter Hb-Konzentration, vorausgegangener Infekt, keine Hepatosplenomegalie, keine Lymphknotenschwellung, meist normale Leukozyten- und Thrombozytenzahlen [18].

G. Die kongenitale Diamond-Blackfan-Anämie (D61.0) ist sehr selten, wird meist im Säuglingsalter als hyporegeneratorische Anämie diagnostiziert und kann mit Skelettanomalien einhergehen [19]. Auch die Thiaminresponsive megaloblastäre Anämie (typischerweise in Kombination mit Innenohrschwerhörigkeit und Diabetes mellitus) und syndromale makrozytäre sideroblastische Anämien (beispielsweise mit Laktatazidose und Myopathie) sind extrem selten. Die Diagnose dieser angeborenen normo- und makrozytären Anämien kann humangenetisch gesichert werden.

HÄMOLYTISCHE ANÄMIE (➤ ABB. I6-3)

A. Es ist wichtig, früh die Dynamik der hämolytischen Anämie festzustellen, da eine akute Hämolyse eine dringende Einweisungsdiagnose darstellt. Hinweise auf eine schwere Hämolyse sind Kopfschmerzen, Schwindel, Synkope, Fieber, Bauchschmerzen oder Rückenschmerzen; ein prolongierter Neugeborenenikterus oder ein rezidivierender Ikterus weisen auf eine kongenitale hämolytische Anämie hin. Viruserkrankungen oder Medikamente können als auslösende Faktoren einer hämolytischen Krise wirken. Rezidivierende Infektionen, Arthritis, Hautausschläge oder Schilddrüsenerkrankungen können auf eine Autoimmunhämolyse im Rahmen einer komplexen Autoimmunerkrankung hinweisen. Bei Patienten mit afrikanischen, mediterranen oder asiatischen Vorfahren ist an die Möglichkeit einer Thalassämie (D56), Sichelzellerkrankung (D57) oder eines G6PD-Mangels (D55.0, vor allem bei Knaben, [20]) zu denken. Eine Familienanamnese mit Anämien, Ikterus, Splenektomien oder unerklärten Gallensteinen, insbesondere bei Auftreten in jungem Alter, deutet auf eine hereditäre Sphärozytose.

B. Dokumentation des kardiopulmonalen Status. Eine Tachypnoe und/oder Tachykardie weisen auf eine rasche Anämisierung mit Schock hin (Autoimmunhämolyse, Sepsis, DIC, Milzsequestration bei Sichelzellerkrankung). Fieber kann ein Hinweis für intravaskuläre Hämolyse, akute Infektion oder Bindegewebskrankheiten sein. Kleinwuchs kommt bei ausgeprägter chronischer Anämie bzw. im Kontext anämieassoziierter genetischer Syndrome oder mit einer Autoimmunhämolyse (D59.1) assoziierten Erkrankungen vor. Eine Splenomegalie findet sich häufig bei der Autoimmunhämolyse, bei Thalassämien, bei der hereditären Sphärozytose und bei der Sichelzellkrankheit im Kleinkindesalter (später involutiert die Milz durch multiple Infarkte). Eine rasch zunehmende Splenomegalie bei Sichelzellkrankheit muss als dringender Hinweis für eine Milzsequestration gewertet werden. Petechien und Hämatome kommen bei hämolytischen Mikroangiopathien vor. Arthritis oder Hautausschläge können Symptome komplexer Autoimmunerkrankungen sein.

C. Eine Hämoglobinurie deutet auf eine rasche und lebensbedrohliche akute Hämolyse hin und stellt daher eine Einweisungsindikation dar. Eine normale Hämoglobinkonzentration schließt die Möglichkeit einer Hämolyse nicht aus, da eine verstärkte Produktion zur vollständigen Kompensation führen kann. Hämolytische Anämien mit einer Mikrozytose (siehe dort) weisen auf eine Thalassämie oder auf einen koexistierenden Eisenmangel hin. Eine normale oder niedrige Retikulozytenzahl muss bei einer hämolytischen Anämie als Zeichen einer hypoplastischen oder aplastischen Krise gedeutet werden.

D. Coombs-Test-negative autoimmunhämolytische Anämien (D59.1) bei Kindern sind selten sind. Ein negativer Coombs-Test schließt mit hoher Wahrscheinlichkeit, aber nicht mit letztlicher Sicherheit eine Autoimmunhämolyse aus.

E. Differenzierung von Wärme- oder Kälte-Antikörpern und Bestimmung der Antigenspezifität sowie Bestimmung der IgG-, IgM- und/oder C3d-Beladung der Erythrozyten. Suche nach kompatiblen Erythrozytenkonzentraten und Vermeidung von Transfusionen, wenn klinisch vertretbar. Häufig sind autoimmunhämolytische Anämien bei Kindern infektassoziiert und transitorisch. Eine zusätzliche Neutropenie, Thrombozytopenie, oder positive ANA weisen auf eine systemische Autoimmunerkrankung hin [21].

F. Sphärozyten und Elliptozyten sind unspezifisch. Entsprechende Befunde bei Verwandten weisen auf eine dominant vererbte hereditäre Sphärozytose (D58.0) oder Elliptozytose (D58.1) hin. Durch die Kombination aus Acidified-Glycerol-Lysis-Test und EMA-Test kann eine hereditäre Sphärozytose mit hoher Sensitivität und Spezifität nachgewiesen werden [22, 23].

G. Bei Ausschluss eines Eisenmangels und von Leberkrankheiten sind Targetzellen Zeichen einer Hämoglobinopathie [16], Sichelzellen Zeichen einer Sichelzellerkrankung (D57)

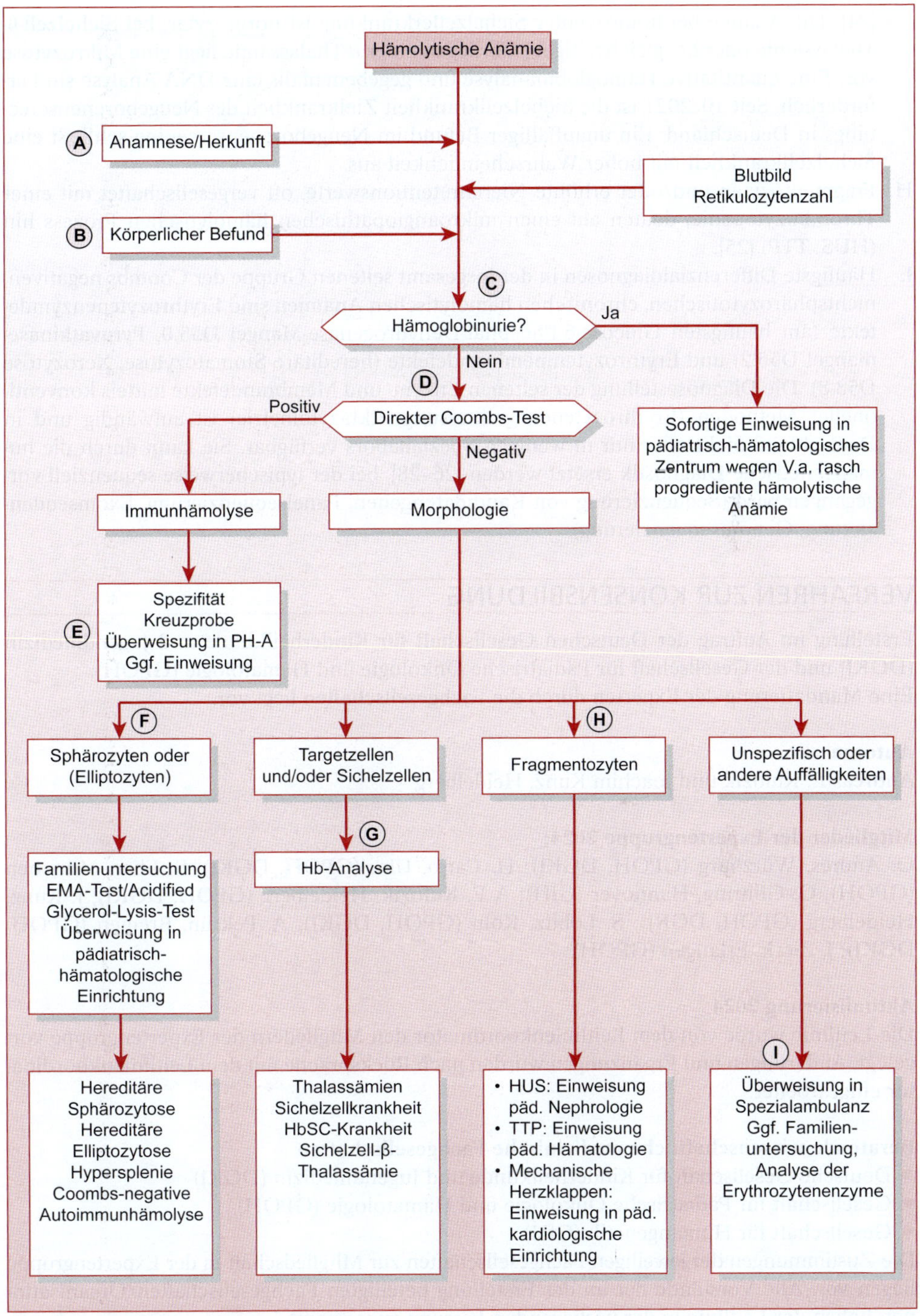

Abb. I6-3 Hämolytische Anämie
DIC = Disseminierte intravasale Gerinnung
HUS = Hämolytisch-urämisches Syndrom
PH-A = Pädiatrisch-hämatologische Spezialambulanz/Einrichtung
TTP = Thrombotisch-thrombozytopenische Purpura

[24]. Die Anämie bei homozygoter Sichelzellerkrankung ist normozytär, bei Sichelzell-β-Thalassämie oder bei gleichzeitigem Vorliegen einer α-Thalassämie liegt eine Mikrozytose vor. Eine quantitative Hämoglobinanalyse und gegebenenfalls eine DNA-Analyse sind erforderlich. Seit 10/2021 ist die Sichelzellkrankheit Zielkrankheit des Neugeborenenscreenings in Deutschland. Ein unauffälliger Befund im Neugeborenenscreening schließt eine Sichelzellkrankheit mit hoher Wahrscheinlichkeit aus.

H. Fragmentozyten und/oder erhöhte Nierenretentionswerte, oft vergesellschaftet mit einer Thrombozytopenie, deuten auf einen mikroangiopathischen hämolytischen Prozess hin (HUS, TTP) [25].

I. Häufigste Differenzialdiagnosen in der insgesamt seltenen Gruppe der Coombs-negativen, nichtsphärozytotischen, chronischen hämolytischen Anämien sind Erythrozytenenzymdefekte (am häufigsten Glucose-6-Phosphat-Dehydrogenase-Mangel D55.0, Pyruvatkinasemangel D55.2) und Erythrozytenmembrandefekte (hereditäre Stomatozytose, Xerozytose D58.8). Die Diagnosestellung der seltenen Enzym- und Membrandefekte mittels konventioneller Methoden (Erythrozytenenzymmessung, Ektazytometrie) ist aufwändig und in Deutschland nicht oder nur in wenigen Speziallabors verfügbar. Sie kann durch die humangenetische Diagnostik ersetzt werden [26–28], bei der typischerweise sequenziell vorgegangen wird (Sequenzierung von Kandidatengenen, Panelsequenzierung, Exomsequenzierung, Genomsequenzierung).

VERFAHREN ZUR KONSENSBILDUNG

Erstellung im Auftrag der Deutschen Gesellschaft für Kinderheilkunde und Jugendmedizin (DGKJ) und der Gesellschaft für Pädiatrische Onkologie und Hämatologie (GPOH).
Eine Mandatierung der Experten durch die Fachgesellschaften liegt vor.

Autoren
Andreas E. Kulozik und Joachim Kunz, Heidelberg

Mitglieder der Expertengruppe 2024:
O. Andres, Würzburg (GPOH, DGKJ); H. Cario, Ulm (GPOH, DGKJ); S. Eber, München (GPOH); G. Göhring, Hannover (GfH); A.E. Kulozik, Heidelberg (GPOH, DGKJ); J. Kunz, Heidelberg (GPOH, DGKJ); S. Lobitz, Köln (GPOH, DGKJ); A. Pekrun, Bremen (GPOH, DGKJ); J. Zierk, Erlangen (GPOH)

Aktualisierung 2024
Die Leitlinie wurde von dem Leitlinienkoordinator den Mitgliedern der Expertengruppe vorgelegt, Änderungen und Ergänzungen wurden nach Rücksprache mit dem Leitlinienkoordinator eingearbeitet.

Beratende wissenschaftliche medizinische Fachgesellschaften
- Deutsche Gesellschaft für Kinderheilkunde und Jugendmedizin (DGKJ)
- Gesellschaft für Pädiatrische Onkologie und Hämatologie (GPOH)
- Gesellschaft für Humangenetik (GfH)

Die Zustimmungen der jeweiligen Fachgesellschaften zur Mitgliedschaft in der Expertengruppe liegen vor. Alle Vorstände der an der Erstellung beteiligten Fachgesellschaften/Organisationen haben der Leitlinie in der vorliegenden Fassung zugestimmt.

Leitlinienkoordination
Joachim Kunz (Heidelberg)

Fünfte Fassung: Mai 2024
Nächste Aktualisierung geplant: Mai 2029

ADRESSEN

Autoren

Prof. Dr. med. Andreas Kulozik, PhD
Klinik für Pädiatrische Onkologie, Hämatologie, Immunologie und Pneumologie
Universitätsklinikum Heidelberg
Im Neuenheimer Feld 430
69120 Heidelberg

Dr. med. Joachim Kunz
Klinik für Pädiatrische Onkologie, Hämatologie, Immunologie und Pneumologie
Universitätsklinikum Heidelberg
Im Neuenheimer Feld 430
69120 Heidelberg

LITERATUR

1. Gesellschaft_für_Pädiatrische_Onkologie_und_Hämatologie. AWMF-Leitlinie 025/021 Eisenmangelanämie. https://registerawmforg/de/leitlinien/detail/025-021, 2021
2. Zierk J, Hirschmann J, Toddenroth D et al. Next-generation reference intervals for pediatric hematology. Clinical chemistry and laboratory medicine: CCLM/FESCC 57(10): 1595–1607, 2019
3. Takala TI, Makela E, Suominen P et al. Blood cell and iron status analytes of preterm and full-term infants from 20 weeks onwards during the first year of life. Clinical chemistry and laboratory medicine CCLM/FESCC 48(9): 1295–1301, 2010
4. Tarallo P, Humbert JC, Mahassen P et al. Reticulocytes: biological variations and reference limits. European journal of haematology 53(1): 11–15, 1994
5. White KC. Anemia is a poor predictor of iron deficiency among toddlers in the United States: for heme the bell tolls. Pediatrics 115(2): 315–320, 2005
6. Mei Z, Addo OY, Jefferds ME et al. Physiologically based serum ferritin thresholds for iron deficiency in children and non-pregnant women: a US National Health and Nutrition Examination Surveys (NHANES) serial cross-sectional study. The Lancet Haematology 8(8): e572-e582, 2021
7. Centers for Disease C, Prevention. Iron deficiency – United States, 1999–2000. MMWR Morbidity and mortality weekly report 51(40): 897–899, 2002
8. Dixon NE, Crissman BG, Smith PB et al. Prevalence of iron deficiency in children with Down syndrome. The Journal of pediatrics 157(6): 967–971 e961, 2010
9. Nalbantoglu B, Guzel S, Buyukyalcin V et al. Indices used in differentiation of thalassemia trait from iron deficiency anemia in pediatric population: are they reliable? Pediatric hematology and oncology 29(5): 472–478, 2012
10. Stoffel NU, Cercamondi CI, Brittenham G et al. Iron absorption from oral iron supplements given on consecutive versus alternate days and as single morning doses versus twice-daily split dosing in iron-depleted women: two open-label, randomised controlled trials. The Lancet Haematology 4(11): e524-e533, 2017
11. Donker AE, Raymakers RA, Vlasveld LT et al. Practice guidelines for the diagnosis and management of microcytic anemias due to genetic disorders of iron metabolism or heme synthesis. Blood 123(25): 3873–3886; quiz 4005, 2014
12. Finberg KE, Heeney MM, Campagna DR et al. Mutations in TMPRSS6 cause iron-refractory iron deficiency anemia (IRIDA). Nature genetics 40(5): 569–571, 2008
13. Jain S, Narayan S, Chandra J et al. Evaluation of serum transferrin receptor and sTfR ferritin indices in diagnosing and differentiating iron deficiency anemia from anemia of chronic disease. Indian journal of pediatrics 77(2): 179–183, 2010
14. Turgeon O'Brien H, Blanchet R, Gagne D et al. Using Soluble Transferrin Receptor and Taking Inflammation into Account When Defining Serum Ferritin Cutoffs Improved the Diagnosis of Iron Deficiency in a Group of Canadian Preschool Inuit Children from Nunavik. Anemia 2016: 6430214, 2016

15. Gesellschaft_für_Pädiatrische_Onkologie_und_Hämatologie. AWMF-Leitlinie 025/017 Thalassämie. https://registerawmforg/de/leitlinien/detail/025-017, 2023
16. Kulozik A. Thalassämien. In: Gadner G, Gaedicke G., Niemeyer C., Ritter J. (Hrsg.). Pädiatrische Hämatologie und Onkologie. Heidelberg: Springer Medizin Verlag; 2006
17. Bottomley SS, Fleming MD. Sideroblastic anemia: diagnosis and management. Hematology/oncology clinics of North America 28(4): 653–670, 2014
18. Skeppner G, Wranne L. Transient erythroblastopenia of childhood in Sweden: incidence and findings at the time of diagnosis. Acta paediatrica 82(6–7): 574–578, 1993
19. Ball SE, McGuckin CP, Jenkins G et al. Diamond-Blackfan anaemia in the U.K.: analysis of 80 cases from a 20-year birth cohort. British journal of haematology 94(4):645–653, 1996
20. Cappellini MD, Fiorelli G. Glucose-6-phosphate dehydrogenase deficiency. Lancet 371(9606):64–74, 2008
21. Aladjidi N, Leverger G, Leblanc T et al. New insights into childhood autoimmune hemolytic anemia: a French national observational study of 265 children. Haematologica 96(5): 655–663, 2011
22. Bianchi P, Fermo E, Vercellati C et al. Diagnostic power of laboratory tests for hereditary spherocytosis: a comparison study in 150 patients grouped according to molecular and clinical characteristics. Haematologica 97(4): 516–523, 2012
23. Gesellschaft_für_Pädiatrische_Onkologie_und_Hämatologie. AWMF-Leitlinie 025/018 Hereditäre Sphärozytose. https://registerawmforg/de/leitlinien/detail/025-018, 2016
24. Gesellschaft_für_Pädiatrische_Onkologie_und_Hämatologie. AWMF-Leitlinie 025/016 Sichelzellkrankheit. https://registerawmforg/de/leitlinien/detail/025-016 2020,
25. Coppo P, Veyradier A. Thrombotic microangiopathies: towards a pathophysiology-based classification. Cardiovascular & hematological disorders drug targets 9(1): 36–50, 2009
26. Roy NB, Wilson EA, Henderson S et al. A novel 33-Gene targeted resequencing panel provides accurate, clinical-grade diagnosis and improves patient management for rare inherited anaemias. British journal of haematology 175(2): 318–330, 2016
27. Del Orbe Barreto R, Arrizabalaga B, De la Hoz AB et al. Detection of new pathogenic mutations in patients with congenital haemolytic anaemia using next-generation sequencing. International journal of laboratory hematology 38(6): 629–638, 2016
28. Mansour-Hendili L, Aissat A, Badaoui B et al. Exome sequencing for diagnosis of congenital hemolytic anemia. Orphanet journal of rare diseases 15(1): 180, 2020

O GASTRO-ENTEROLOGIE

Juni 2025

Inhaltsverzeichnis

O1 Funktionelle (nichtorganische) Obstipation und Stuhlinkontinenz im Kindes- und Jugendalter (S2k)

M. Classen, A. von Gontard

PRÄAMBEL

In dieser Ausgabe der „Leitlinien Kinder- und Jugendmedizin“ wurden nur die Schlüsselempfehlungen aufgenommen. Alle weiteren Informationen und Verweise finden Sie in der Langversion, veröffentlicht bei AWMF: https://register.awmf.org/de/leitlinien/detail/068-019.

WAS GIBT ES NEUES?

Die bisherigen, seit Längerem abgelaufenen Leitlinien zur Enkopresis (S1) und zur Obstipation im Kindesalter (S1) werden durch diese Leitlinie ersetzt. Insbesondere werden die aktuellen Definitionen der funktionellen Störungen nach Rom IV sowie die Evidenzen zur medikamentösen und nichtmedikamentösen Therapie der Störungen berücksichtigt. Die Leitlinie fügt die somatischen und psychischen Aspekte sowie die Komorbiditäten der Stuhlentleerungsstörungen zusammen. Unnötige und nicht evidenzbasierte Untersuchungs- und Behandlungsverfahren werden benannt und zielgerichtete, wenig belastende Diagnostik und Therapie dargestellt.

DEFINITIONEN UND KLASSIFIKATION

Klassifikation der Stuhlinkontinenz (Enkopresis) und Obstipation nach ICD-10, ICD-11 und DSM-5

Empfehlung	Stand (2021)
Die Klassifikationssysteme der DSM-5, der ICD-10 und der ICD-11 sollen zur Definition der Stuhlinkontinenz und Obstipation nicht verwendet werden.	
Starker Konsens	

Rom-IV-Klassifikation der Stuhlinkontinenz und Obstipation

Empfehlung	Stand (2021)
Die Definition nach Rom IV soll für die funktionelle Obstipation verwendet werden.	
Starker Konsens	

Empfehlung	Stand (2021)
Die Definition nach Rom IV soll für die nichtretentive Stuhlinkontinenz verwendet werden.	
Starker Konsens	

Andere Definitionen

Empfehlung	Stand (2021)
Andere Definitionen der funktionellen Obstipation und der Stuhlinkontinenz als die nach Rom IV sollten möglichst nicht verwendet werden. Wenn sie zum Einsatz kommen, sollten die Kriterien genau definiert werden.	
Starker Konsens	

Klassifikation weiterer Störungen der Stuhlentleerung

Empfehlung	Stand (2021)
Andere Störungen der Stuhlfunktion wie das Toilettenverweigerungssyndrom und die Toilettenphobie sollen berücksichtigt und definiert werden.	
Starker Konsens	

ORGANISCHE URSACHEN DER OBSTIPATION UND STUHLINKONTINENZ

Empfehlung	Stand (2021)
Für die Diagnose einer funktionellen Obstipation mit oder ohne begleitende Stuhlinkontinenz und der nichtretentiven Stuhlinkontinenz sollen organische Ursachen mit angemessener Diagnostik ausgeschlossen werden.	
Starker Konsens	

EPIDEMIOLOGIE

Prävalenz der Obstipation

Statement	Stand (2021)
Die Prävalenz der funktionellen chronischen Obstipation ist von Alter und Diagnosekriterien abhängig. Sie liegt bei 6,8 bis 14,1 % und gehört damit zu den häufigsten chronischen Störungen im Kindes- und Jugendalter.	
Starker Konsens	

Prävalenz der Stuhlinkontinenz

Statement	Stand (2021)
Die Prävalenz der nichtretentiven funktionellen Stuhlinkontinenz liegt zwischen 0,0 % und 1,8 %, im Mittel bei 0,4 %.	
Starker Konsens	

DIAGNOSTIK DER FUNKTIONELLEN OBSTIPATION

Obstipation mit Beginn im Neugeborenen- oder frühen Säuglingsalter

Empfehlung	**Stand (2021)**
Bei Beginn der Stuhlentleerungsproblematik im Neugeborenen- oder frühen Säuglingsalter soll rasch eine intensive und spezifische Diagnostik und Therapie durchgeführt werden.	
Starker Konsens	

Empfehlung	**Stand (2021)**
Für die Betreuung von Neugeborenen und jungen Säuglingen mit Stuhlentleerungsproblemen sollten Kliniken/Ärzte mit besonderer Erfahrung und diagnostischen Möglichkeiten kontaktiert werden.	
Starker Konsens	

Empfehlung	**Stand (2021)**
Bei Beginn der Stuhlentleerungsproblematik nach Einführung von Kuhmilchformula ohne Warnzeichen kann ein Versuch mit einer kuhmilchfreien Ernährung erwogen werden.	
Starker Konsens	

Warnzeichen als Hinweise auf eine organische Ursache der Obstipation

Empfehlung	**Stand (2021)**
Bei Vorliegen von Warnzeichen soll eine weiterführende Diagnostik zum Ausschluss organischer Ursachen erfolgen.	
Starker Konsens	

Obstipation mit Beginn ab dem 2. Lebensjahr

Standarddiagnostik

Empfehlung	**Stand (2021)**
Die Standarddiagnostik bei Kindern mit Obstipation soll eine Anamnese (mit Erfassung von Warnzeichen und möglicher Komorbiditäten) umfassen.	
Starker Konsens	

Empfehlung	**Stand (2021)**
Bei Kindern ab 4 Jahren sollten zur Standarddiagnostik zusätzlich eingesetzt werden: • Fragebogen zur Obstipation/Stuhlinkontinenz • Fragebogen zu psychischen Symptomen und Störungen • Tagebuch der Darmentleerung (Obstipation, Stuhlinkontinenz)	
Mehrheitliche Zustimmung	

Empfehlung	Stand (2021)
Die Standarddiagnostik bei Obstipation mit/ohne Stuhlinkontinenz soll eine körperliche Untersuchung inkl. sorgfältiger Inspektion der Anogenitalregion und neurologischer Untersuchung und Erfassung von Warnzeichen umfassen.	
Starker Konsens	

Empfehlung	Stand (2021)
Eine rektal-digitale Untersuchung soll **nicht** als Routinediagnostik durchgeführt werden. Sie kann erwogen werden bei Zustimmung des Kindes, bei ausreichend Erfahrung des Untersuchers, bei Anwesenheit einer Vertrauensperson und Gewährleistung der Privatsphäre.	
Starker Konsens	

Erweiterte Diagnostik

Empfehlung	Stand (2021)
Eine Sonografie des Abdomens mit Messung des Rektumdurchmessers und Darstellung von Nieren und Harntrakt soll durchgeführt werden.	
Konsens	

Laboruntersuchungen

Empfehlung	Stand (2021)
Eine Labordiagnostik kann erwogen werden und umfasst folgende Parameter: • TSH • Kalium, Kalzium i. Serum • Kreatinin • Gewebstransglutaminase-IgA-AK und Gesamt-IgA i. Serum • Fäkale Elastase • Urinstatus	
Starker Konsens	

Empfehlung	Stand (2021)
Bei der funktionellen Obstipation ohne Warnzeichen sollen folgende Untersuchungen **nicht** durchgeführt werden: Laboruntersuchungen auf eine Kuhmilchallergie, Endoskopie, Rektumbiopsien, MRT-Untersuchungen. Strahlengebundene Verfahren (Kolon-Szintigrafie, Abdomen-Übersicht, Kolon-Kontrasteinlauf, Defäkografie, Abdomen-CT, Kolon-Transit-Studien) sollen **nicht** erfolgen.	
Starker Konsens	

Empfehlung	Stand (2021)
Eine erweiterte Diagnostik soll nur bei einer spezifischen Indikation (Vorliegen von Warnhinweisen, auffällige Befunde der Basisdiagnostik), z. B. zum Ausschluss organischer Ursachen oder zur Diagnose komorbider Störungen erfolgen. Die Indikation dazu sollte von Spezialisten gestellt werden.	
Starker Konsens	

THERAPIE DER FUNKTIONELLEN OBSTIPATION

Therapie der akuten Obstipation

Empfehlung	Stand (2021)
Bei einer akuten Obstipation soll insbesondere bei Kleinkindern rasch eine Therapie eingeleitet werden.	
Starker Konsens	

Empfehlung	Stand (2021)
Hierzu sollen insbesondere orale Stuhlweichmacher (Macrogol) eingesetzt werden.	
Konsens	

Therapie der chronischen funktionellen Obstipation

Empfehlung	Stand (2021)
Als Ziele der Therapie der Obstipation und der obstipationsassoziierten Stuhlinkontinenz sollen regelmäßige (möglichst tägliche), komplette und schmerzfreie Stuhlentleerungen ohne Haltemanöver mit Relaxation des willkürlichen Sphinkters bei der Defäkation und eine komplette Kontinenz angestrebt werden.	
Starker Konsens	

Empfehlung	Stand (2021)
Als Grundlage der Therapie der funktionellen Obstipation (mit oder ohne assoziierte Stuhlinkontinenz) sollen eine kindzentrierte Beratung, Informationsvermittlung und ein dem Alter und dem Tagesverlauf angepasstes Toilettentraining durchgeführt werden.	
Starker Konsens	

Empfehlung	Stand (2021)
Schriftliches, bebildertes Informationsmaterial sowie Videos sollten für die Beratung eingesetzt werden.	
Starker Konsens	

Diätetische Maßnahmen und Lebensstiländerungen

Empfehlung	Stand (2021)
Diätetische Maßnahmen mit Steigerung der Ballaststoffe und der Flüssigkeitszufuhr sollen nicht zur alleinigen Behandlung der funktionellen Obstipation eingesetzt werden.	
Starker Konsens	

Empfehlung	Stand (2021)
Eine Beratung über Ernährung mit ausreichendem Gehalt an wasserlöslichen Ballaststoffen (Früchte, Gemüse, Salate, Rohkost), das Trinkverhalten und Bewegung sollte im Rahmen des multimodalen Behandlungsprogramms durchgeführt werden.	
Starker Konsens	

Medikamentöse Therapie

Empfehlung	Stand (2021)
Die Behandlung der funktionellen Obstipation soll mit einer Desimpaktion beginnen. Eine Erhaltungsphase soll langfristig (mindestens 6 Monate mit anschließender Ausschleichphase) folgen.	
Starker Konsens	

Desimpaktion

Empfehlung	Stand (2021)
Die Desimpaktion soll möglichst oral mit Polyethylenglykol (PEG; Macrogol) durchgeführt werden. Dabei können verschiedene Dosierungsschemata verwendet werden.	
Starker Konsens	

Empfehlung	Stand (2021)
Falls eine Desimpaktion nicht mit oralen Laxanzien möglich ist, sollte sie mit phosphatfreien Klistieren erfolgen. Bei der Anwendung soll eine Traumatisierung vermieden werden; dazu kann in einigen Fällen eine Analgosedierung erforderlich sein.	
Starker Konsens	

Erhaltungstherapie

Empfehlung	Stand (2021)
In der Erhaltungstherapie soll eine Kombinationsbehandlung von kindzentrierter Beratung, verhaltenstherapeutischen und psychosozialen Interventionen sowie oralen Stuhlweichmachern/Laxanzien durchgeführt werden.	
Starker Konsens	

Empfehlung	Stand (2021)
In der Erhaltungstherapie der funktionellen Obstipation soll als Mittel der ersten Wahl Polyethylenglykol (PEG, Macrogol) als osmotisches Laxanz verwendet werden.	
Starker Konsens	

Empfehlung	Stand (2021)
Die Dosis von Polyethylenglykol sollte individuell austitriert werden und bei ca. 0,2–0,8 g/kg liegen, in Einzelfällen höher. PEG 3350 mit Elektrolyten und PEG 4000 sind gleichwertig.	
Starker Konsens	

Empfehlung	Stand (2021)
Als Mittel der zweiten Wahl kann das osmotische Laxanz Lactulose verwendet werden.	
Starker Konsens	

Empfehlung	Stand (2021)
Andere, insbesondere stimulierende, Laxanzien können bei entsprechender Indikation erwogen werden, sollten in der Dauertherapie nicht angewendet werden.	
Starker Konsens	

Empfehlung	Stand (2021)
Unwirksame Medikamente sollen bei der Behandlung der funktionellen Obstipation nicht zum Einsatz kommen; dazu gehören Lubiprostone, Linaclotide, Prucaloprid, Prä- und Probiotika.	
Starker Konsens	

Rektale Medikamentenanwendung

Empfehlung	Stand (2021)
Die regelmäßige Anwendung von rektalen Suppositorien, Mikroklistieren und Klysmata sollte vermieden werden. Sie können für das Timing der Defäkation bei Schulkindern mit obstipationsassoziierter Stuhlinkontinenz zur Verbesserung der Kontinenz erwogen werden.	
Starker Konsens	

Nichtmedikamentöse Therapieverfahren

Empfehlung	Stand (2021)
Biofeedbackverfahren sollen bei der Behandlung der funktionellen Obstipation nicht eingesetzt werden.	
Starker Konsens	

Empfehlung	Stand (2021)
Neurostimulation sollte nicht routinemäßig bei der Behandlung der funktionellen Obstipation eingesetzt werden. Bei Therapieresistenz kann sie ergänzend erwogen werden.	
Starker Konsens	

Empfehlung	Stand (2021)
Beckenboden-Physiotherapie soll nicht routinemäßig eingesetzt werden. Sie kann ergänzend bei individueller Indikation, z. B. Therapieresistenz, erwogen werden.	
Starker Konsens	

Begleitung der Therapie

Empfehlung	Stand (2021)
Der Erfolg der Therapie der funktionellen Obstipation soll initial engmaschig, im Verlauf langfristig ärztlich und therapeutisch begleitet werden.	
Starker Konsens	

Therapieresistenz

Empfehlung	Stand (2021)
Bei fehlendem Therapieerfolg sollte die Rektumweite sonografisch kontrolliert werden, die Therapie ggf. angepasst werden. Eine erneute Diagnostik kann erwogen werden.	
Starker Konsens	

Empfehlung	Stand (2021)
Anale Irrigationen, Botulinumtoxin-A-Injektionen in den Analsphinkter und chirurgische Interventionen sollten nur bei Therapieresistenz und gezielter Indikation in erfahrenen Zentren angewendet werden.	
Starker Konsens	

FUNKTIONELLE NICHTRETENTIVE STUHLINKONTINENZ

Diagnostik der nichtretentiven Stuhlinkontinenz

Empfehlung	Stand (2021)
Die Standarddiagnostik der funktionellen nichtretentiven Stuhlinkontinenz soll umfassen: eine Anamnese (mit Erfassung von Warnzeichen und möglicher Komorbiditäten), Fragebogen zur Obstipation/Stuhlinkontinenz, Fragebogen zu psychischen Symptomen und Störungen, die Dokumentation der Darmentleerung (Stuhlinkontinenz).	
Starker Konsens	

Empfehlung	Stand (2021)
Die Standarddiagnostik bei nichtretentiver Stuhlinkontinenz soll eine körperliche Untersuchung inkl. sorgfältiger Inspektion der Anogenitalregion und neurologischer Untersuchung und Erfassung von Warnzeichen umfassen.	
Starker Konsens	

Empfehlung	Stand (2021)
Die allgemeinen Prinzipien der Diagnostik der Obstipation sollen bei der nichtretentiven Stuhlinkontinenz angewendet werden. Ultraschalluntersuchungen sollten zum Ausschluss einer Stuhlakkumulation im Rektosigmoid durchgeführt werden. Eine erweiterte Diagnostik sollte nur bei Indikation durchgeführt werden.	
Starker Konsens	

Empfehlung	Stand (2021)
Bei Kindern mit nichtretentiver Stuhlinkontinenz kann folgende Diagnostik erwogen werden: Fäkales Calprotectin oder Laktoferrin, Erregerdiagnostik im Stuhl (inkl. Lamblien, Parasiten, Amöben) und Diagnostik zum Ausschluss von Kohlenhydratmalabsorptionen und einer bakteriellen Dünndarmfehlbesiedlung	
Starker Konsens	

Therapie der nichtretentiven Stuhlinkontinenz

Empfehlung	Stand (2021)
Bei der nichtretentiven Stuhlinkontinenz sollen kindzentrierte Psychoedukation, Beratung, Demystifizierung und ein Toilettentraining durchgeführt werden.	
Starker Konsens	

Empfehlung	Stand (2021)
Bei ausbleibendem Erfolg durch Psychoedukation, Beratung und regelmäßigen Toilettenzeiten sollen diese durch weitere verhaltenstherapeutische Elemente erweitert werden.	
Starker Konsens	

Empfehlung	Stand (2021)
Die nichtretentive Stuhlinkontinenz soll nicht mit Stuhlweichmachern oder stimulierenden Laxanzien behandelt werden.	
Starker Konsens	

Empfehlung	Stand (2021)
Biofeedbackverfahren sollen nicht bei der nichtretentiven Stuhlinkontinenz eingesetzt werden.	
Starker Konsens	

Empfehlung	Stand (2021)
Bei Therapieresistenz sollten eine erneute Diagnostik und Schulungsprogramme angeboten werden.	
Starker Konsens	

KOMORBIDITÄTEN BEI OBSTIPATION UND NICHTRETENTIVER STUHLINKONTINENZ

Empfehlung	Stand (2021)
Bei Kindern mit Obstipation (mit oder ohne Stuhlinkontinenz) sollen komorbide psychische Störungen und somatische Erkrankungen erfasst werden.	
Starker Konsens	

Gastroenterologische und andere Komorbiditäten

Nephro-urologische Komorbiditäten

Empfehlung	Stand (2021)
Wegen der Häufigkeit und der Relevanz sollen eine komorbide Harninkontinenz tagsüber und/ oder eine Enuresis nocturna berücksichtigt und leitliniengerecht diagnostiziert werden.	
Starker Konsens	

Empfehlung	Stand (2021)
Die Behandlung der Harninkontinenz und der Enuresis nocturna soll leitliniengerecht erfolgen (siehe AWMF-Registernummer 028-026). Dabei soll eine Urotherapie durchgeführt werden, die bei Indikation mit einer Pharmakotherapie kombiniert werden kann.	
Starker Konsens	

Empfehlung	Stand (2021)
Bei komorbiden Ausscheidungsstörungen soll folgende Reihenfolge berücksichtigt werden: 1. Behandlung der Obstipation/Stuhlinkontinenz 2. Behandlung der Harninkontinenz tags 3. Behandlung der Enuresis nocturna	
Starker Konsens	

Komorbide psychische Störungen bei Kindern mit Obstipation/Stuhlinkontinenz

Empfehlung	Stand (2021)
Wegen der hohen Rate an komorbiden psychischen Störungen sollte bei allen Kindern >4 Jahre mit einer funktionellen Obstipation oder nichtretentiver Stuhlinkontinenz ein Screening auf psychische Symptome und Störungen mit validierten Breitband- Elternfragebogen durchgeführt werden.	
Konsens	

Empfehlung	Stand (2021)
Psychische Störungen sollen zusätzlich zur Therapie der Obstipation und Stuhlinkontinenz behandelt werden.	
Starker Konsens	

Risikogruppen für Obstipation/Stuhlinkontinenz

Empfehlung	Stand (2021)
Kinder mit ADHS, ASS und Intelligenzminderung haben hohe Raten von Obstipation/Stuhlinkontinenz. Diese neurobiologischen Entwicklungsstörungen sollen in der Diagnostik und Therapie besonders berücksichtigt werden.	
Starker Konsens	

Andere psychische Symptome
Subklinische psychische Symptome

Empfehlung	Stand (2021)
Subklinische psychische Symptome sollten bei Diagnostik und Beratung berücksichtigt werden. Eine zusätzliche Therapie sollte zunächst nicht durchgeführt werden, da sich subklinische Symptome oft im Rahmen der Therapie der Obstipation/Stuhlinkontinenz zurückbilden.	
Konsens	

Misshandlung, Vernachlässigung und Missbrauch

Empfehlung	Stand (2021)
Familiäre Belastungen (z. B. belastende Lebensereignisse, emotionale Vernachlässigung, Missbrauch und Misshandlung) und Risikofaktoren (z. B. Frühgeburtlichkeit) sollen im Rahmen der Diagnostik erfasst werden.	
Starker Konsens	

LEBENSQUALITÄT

Empfehlung	Stand (2021)
Die Auswirkung auf die Lebensqualität sollte in der Beratung thematisiert werden. Eine routinemäßige Erfassung der Lebensqualität mit Fragebögen sollte nicht durchgeführt werden.	
Starker Konsens	

EMPFEHLUNGEN FÜR KINDER MIT MANGELNDEM THERAPIEERFOLG (KONTINENZSCHULUNG)

Empfehlung	Stand (2021)
Bei mangelndem Therapieerfolg sollen bei funktioneller Obstipation und nichtretentiver Stuhlinkontinenz Kontinenzschulungen angeboten werden.	
Starker Konsens	

AUSBLICK

Diese interdisziplinäre Leitlinie wurde im Konsensverfahren beruhend auf der derzeitigen Evidenzlage und Expertenmeinung von Vertretern verschiedener Fachgruppen erstellt. Sie zeigt zum einen, dass bei der Diagnostik und Therapie die Kompetenzen und die Kooperation verschiedener Fachdisziplinen und Professionen notwendig sind und zum anderen, dass nach einer genauen diagnostischen Zuordnung der funktionellen Obstipation und nichtretentiver Stuhlinkontinenz und der begleitenden komorbiden Störungen für die meisten Kinder und ihre Familien eine wirksame, evidenzbasierte Therapie möglich ist. Sie sollte früh beginnen und konsequent durchgeführt und begleitet werden, um eine Chronifizierung zu vermeiden und die psychischen Belastungen für die Betroffenen und die Familien zu vermindern.

VERFAHREN DER KONSENSBILDUNG

S2k-Leitlinie der Gesellschaft für Pädiatrische Gastroenterologie und Ernährung (GPGE) und der Deutschen Gesellschaft für Kinder- und Jugendpsychiatrie, Psychosomatik und Psychotherapie (DGKJP).

Unter Beteiligung von:

- Deutsche Gesellschaft für Kinder- und Jugendmedizin e. V. (DGKJ)
- Berufsverband der Kinder- und Jugendärzte e. V. (BVKJ)
- Berufsverband Kinderkrankenpflege Deutschland e. V. (BeKD)
- Deutsche Gesellschaft für Kinderchirurgie e. V. (DGKCH)
- Deutsche Gesellschaft für Pädiatrische Psychosomatik e. V. (DGPPS)
- Deutsche Gesellschaft für Sozialpädiatrie und Jugendmedizin e. V. (DGSPJ)
- Deutsche Kontinenzgesellschaft e. V.
- Konsensusgruppe Kontinenzschulung e. V. (KgKS)
- Vereinigung für Urotherapie e. V.
- Selbsthilfe-Organisation: Knopf im Bauch e. V.

Autoren/Leitlinienkoordinatoren

Dr. Martin Claßen, Bremen; Prof. Dr. Alexander von Gontard, Davos und Maastricht

ADRESSEN

Autoren

Dr. Martin Claßen
Klinik für Kinder- und Jugendmedizin
Eltern-Kind-Zentrum Prof Hess
Klinikum Bremen-Mitte
St.-Jürgen-Str. 1
28177 Bremen

Prof. Dr. Alexander von Gontard
Hochgebirgsklinik Davos
Abteilung Eltern-Kind und Jugendliche
Herman-Burchard-Str. 1
7265 Davos Wolfgang/Schweiz
und
Governor Kremers Centre
Department of Urology
Maastricht University Medical Centre
6200MD Maastricht/Niederlande

LITERATUR

Die Literatur zu diesem Beitrag finden Sie unter:
https://register.awmf.org/de/leitlinien/detail/068-019.

P NEPHROLOGIE

Juni 2025

Inhaltsverzeichnis

P2 Enuresis und nichtorganische (funktionelle) Harninkontinenz bei Kindern und Jugendlichen – Update 2021 (S2k)

E. Kuwertz-Bröking, A. von Gontard

PRÄAMBEL

In dieser Ausgabe der „Leitlinien Kinder- und Jugendmedizin" wurden nur die Schlüsselempfehlungen aufgenommen. Alle weiteren Informationen und Verweise finden Sie in der Langversion, veröffentlicht bei AWMF: https://register.awmf.org/de/leitlinien/detail/028-026.

WAS GIBT ES NEUES?

- Die in der Erstfassung der Leitlinie formulierten Schlüsselempfehlungen sind bei Diskussion des Updates erneut abgestimmt worden. Änderungsbedarf wurde nicht festgestellt.
- Im Update wird die auf die Bedeutung der Assoziation von Blasen- und Darmentleerungsstörungen hingewiesen: „Die Assoziation von funktioneller Blasendysfunktion und Störungen der Darmentleerung soll als „Bladder and Bowel Dysfunction" (BBD) bezeichnet werden".
- Die medikamentöse Behandlung bei überaktiver Blase/Harninkontinenz wurde gründlich überarbeitet und hier wurden neue Schlüsselempfehlungen formuliert.
- Propiverin wird jetzt als Mittel der 1. Wahl wegen der geringeren Nebenwirkungsrate benannt. Als Mittel der 2. Wahl kann Oxybutynin, ab dem Alter von 12 Jahren auch Trospiumchlorid eingesetzt werden.
- Der Einsatz neuerer Anticholinergika im „Off-Label-Use" (Tolterodin, Solifenacin, Darifenacin) soll nur dann in Erwägung gezogen werden, wenn die im Kindesalter zugelassenen Anticholinergika nicht wirksam sind und eine sorgfältige Re-Evaluation der Symptomatik durchgeführt wurde.
- Bei Therapieresistenz und nur nach Re-Evaluation inklusive urodynamischer Untersuchung kann bei überaktiver Blase/Dranginkontinenz die Anwendung von Botulinumtoxin nach strenger Indikationsstellung in Einzelfällen erwogen werden.
- Die Behandlung mit elektrischer Nervenstimulation bei überaktiver Blase gewinnt zunehmend an Bedeutung: „Als Alternative zur Pharmakotherapie der überaktiven Blase/Dranginkontinenz sollte im Rahmen der speziellen Urotherapie eine Behandlung mit transkutaner elektrischer Nervenstimulation (TENS) angeboten werden. Die Behandlung kann auch in Kombination mit einer Pharmakotherapie erfolgen".

DEFINITIONEN

Empfehlung II.1 Die interdisziplinären, internationalen Kriterien und die Terminologie der ICCS (International Children's Continence Society) sollen zur Klassifikation der Enuresis und nichtorganischen (funktionellen) Harninkontinenz verwendet werden.		
Empfehlung: soll	starke Empfehlung	100 %

Empfehlung II.2 Bei einer kontinuierlichen Harninkontinenz soll eine intensive somatische Diagnostik durchgeführt werden, da sie fast ausschließlich organisch bedingt ist.		
Empfehlung: soll	starke Empfehlung	100 %

Empfehlung II.3 Eine intermittierende Harninkontinenz nach Ausschluss organischer Ursachen bei einem chronologischen Alter von mindestens 5 Jahren soll als Enuresis (im Schlaf) und/oder als nichtorganische (funktionelle) Harninkontinenz (am Tage) bezeichnet werden.		
Empfehlung: soll	starke Empfehlung	100 %

Empfehlung II.4 Als Störung soll eine nichtorganische (funktionelle) Harninkontinenz oder Enuresis erst dann bezeichnet werden, wenn sie über eine Dauer von 3 Monaten mindestens einmal pro Monat aufgetreten ist.		
Empfehlung: soll	starke Empfehlung	100 %

Empfehlung II.5 Als Enuresis (oder Enuresis nocturna) soll deskriptiv jede Form des intermittierenden Einnässens im Schlaf bezeichnet werden – unabhängig von der möglichen Pathogenese.		
Empfehlung: soll	starke Empfehlung	100 %

Empfehlung II.6 Bei der Enuresis (nocturna) sollen vier Formen unterschieden werden – je nachdem ob Symptome einer Blasendysfunktion vorliegen oder nicht (monosymptomatisch und nichtmonosymptomatisch) und je nach Länge des längsten trockenen Intervalls (primär bzw. sekundär).		
Empfehlung: soll	starke Empfehlung	100 %

Empfehlung II.7 Das Einnässen tags (nach Ausschluss organischer Ursachen) soll allgemein als nichtorganische (funktionelle) Harninkontinenz bezeichnet werden.		
Empfehlung: soll	starke Empfehlung	100 %

Empfehlung II.8 Bei der nichtorganischen (funktionellen) Harninkontinenz tags sollen nach Diagnostik spezifische Formen unterschieden werden.		
Empfehlung: soll	starke Empfehlung	100 %

Empfehlung II.9 Nässt ein Kind im Schlaf und tags ein, soll neben der Diagnose einer NMEN (nichtmonosymptomatische Enuresis nocturna) eine Diagnose für die Form der nichtorganischen (funktionellen) Harninkontinenz tags gestellt werden.		
Empfehlung: soll	starke Empfehlung	100 %

Komorbide Störungen

Empfehlung II.10 Komorbide Störungen sollen diagnostiziert und behandelt werden.		
Empfehlung: soll	starke Empfehlung	100 %

Empfehlung II.11 Die Assoziation von funktioneller Blasendysfunktion und Störungen der Darmentleerung soll als „Bladder and Bowel Dysfunction" (BBD) bezeichnet werden.		
Empfehlung: soll	starke Empfehlung	100 %

DIAGNOSTIK

Basisdiagnostik und Bewertung der Basisdiagnostik

Empfehlung VII.12 Die Basisdiagnostik bei allen Kindern mit Enuresis und Inkontinenz tagsüber soll umfassen:

- **Anamnesefragebogen (mit Erfassung komorbider Störungen)**
- **Fragebogenscreening für psychische Symptome und Störungen**
- **Miktions- und Trinkprotokoll (über mindestens 48 Stunden) mit Bestimmung der Volumina)**
- **Dokumentation von Harninkontinenz tagsüber und nachts sowie der Darmentleerung (Obstipation, Stuhlinkontinenz) für 14 Tage**
- **Anamnesegespräch**
- **Körperliche Untersuchung**
- **Urindiagnostik**
- **Sonografie von Nieren und ableitenden Harnwegen mit Erfassung von Blasenvolumen, Blasenwanddicke und Rektumdurchmesser im Querschnitt**

Empfehlung: soll	starke Empfehlung	100 %

Empfehlung VII.13 Bei Inkontinenz tagsüber und NMEN soll zusätzlich eine Restharnbestimmung erfolgen.		
Empfehlung: soll	starke Empfehlung	100 %

THERAPIE BEI ENURESIS UND NICHTORGANISCHER (FUNKTIONELLER) HARNINKONTINENZ

Urotherapie und allgemeine Empfehlungen

Empfehlung VIII.14 Vor Beginn oder parallel zur Therapie einer Harninkontinenz sollen manifeste komorbide Störungen behandelt werden.		
Empfehlung: soll	starke Empfehlung	100 %

Empfehlung VIII.15 Als Grundlage der Therapie aller Inkontinenz- und Enuresisformen soll eine Standard-Urotherapie durchgeführt werden.		
Empfehlung: soll	starke Empfehlung	100 %

Empfehlung VIII.16 Eine spezielle Urotherapie soll nur bei entsprechender Indikation durchgeführt werden.		
Empfehlung: soll	starke Empfehlung	100 %

Enuresis nocturna

Empfehlung VIII.17 Die Tagessymptomatik bei NMEN soll zuerst behandelt werden.		
Empfehlung: soll	starke Empfehlung	100 %

Empfehlung VIII.18 Als erster Schritt der Behandlung der Enuresis soll zusätzlich zur Urotherapie eine Registrierung trockener und nasser Nächte in einem Plan durchgeführt werden.		
Empfehlung: soll	starke Empfehlung	100 %

Apparative Verhaltenstherapie (AVT)

Empfehlung VIII.19 Als Mittel der ersten Wahl bei Enuresis soll die apparative Verhaltenstherapie (AVT) durchgeführt werden, wenn Kind und Eltern für die Behandlung motiviert sind und urotherapeutische Maßnahmen allein nicht erfolgreich sind. Alternativ kann eine Behandlung mit Desmopressin angeboten werden.		
Empfehlung: soll	starke Empfehlung	100 %

Desmopressin

Empfehlung VIII.20 Eine Pharmakotherapie mit Desmopressin soll angeboten werden, wenn die Voraussetzungen für eine AVT nicht erfüllt sind oder eine korrekt durchgeführte AVT erfolglos war.		
Empfehlung: soll	starke Empfehlung	100 %

Empfehlung VIII.21 Bei einem Therapieversagen von AVT oder Desmopressin soll die jeweilig andere Behandlungsform angeboten werden.		
Empfehlung: soll	starke Empfehlung	100 %

Überaktive Blase/Dranginkontinenz

Empfehlung VIII.22 Bei der überaktiven Blase/Dranginkontinenz soll als erster Schritt eine Urotherapie durchgeführt werden.		
Empfehlung: soll	starke Empfehlung	100 %

Anticholinergika (Antimuscarinika)

Empfehlung VIII.23: Falls eine Urotherapie in der Behandlung der überaktiven Blase/Dranginkontinenz nicht ausreicht, soll zusätzlich zur Urotherapie eine Pharmakotherapie mit Anticholinergika (Antimuscarinica) durchgeführt werden.		
Empfehlung: soll	starke Empfehlung	100 %

Empfehlung VIII. 24 Als Mittel der ersten Wahl in der Pharmakotherapie der überaktiven Blase/Dranginkontinenz sollte wegen der geringeren Nebenwirkungsrate Propiverin zum Einsatz kommen.		
Empfehlung: soll	starke Empfehlung	100 %

Empfehlung VIII.25 Als Mittel der zweiten Wahl bei der Pharmakotherapie der überaktiven Blase/Dranginkontinenz kann Oxybutynin, ab dem Alter von 12 Jahren auch Trospiumchlorid, eingesetzt werden.		
Empfehlung: soll	starke Empfehlung	100 %

Empfehlung VIII.26a Bei Pharmakotherapie-Resistenz der im Kindesalter zugelassenen Anticholinergika bei überaktiver Blase/Dranginkontinenz soll eine Re-Evaluation erfolgen.		
Empfehlung: soll	starke Empfehlung	100 %

Empfehlung VIII.26b Danach kann bei strenger Indikationsstellung der Einsatz neuerer Anticholinergika (im Off-Label-Use) in Erwägung gezogen werden		
Empfehlung: soll	starke Empfehlung	100 %

Sakrale Neuromodulation

Empfehlung VIII.27 Als Alternative zur Pharmakotherapie der überaktiven Blase/Dranginkontinenz sollte im Rahmen der speziellen Urotherapie eine Behandlung mit transkutaner elektrischer Nervenstimulation (TENS) angeboten werden. Die Behandlung kann auch in Kombination mit einer Pharmakotherapie erfolgen.		
Empfehlung: soll	starke Empfehlung	100 %

Empfehlung VIII.28 Bei Therapieresistenz und nur nach Re-Evaluation inklusive urodynamischer Untersuchung kann bei überaktiver Blase/Dranginkontinenz die Anwendung von Botulinumtoxin nach strenger Indikationsstellung in Einzelfällen erwogen werden.		
Empfehlung: soll	starke Empfehlung	100 %

Harninkontinenz bei Miktionsaufschub

Empfehlung VIII.29 Bei der Harninkontinenz bei Miktionsaufschub soll als erster Schritt eine intensivierte Standard-Urotherapie durchgeführt werden.		
Empfehlung: soll	starke Empfehlung	100 %

Empfehlung VIII.30 Insbesondere Kinder und Jugendliche mit Miktionsaufschub weisen eine hohe Rate komorbider psychischer Störungen auf, die diagnostiziert und mitbehandelt werden sollen.		
Empfehlung: soll	starke Empfehlung	100 %

Detrusor-Sphinkter-Dyskoordination

Empfehlung VIII.31 Bei der dyskoordinierten Miktion sollte im Rahmen einer speziellen Urotherapie eine Biofeedbackbehandlung durchgeführt werden, wenn Kinder/Jugendliche und Eltern für die Behandlung motiviert sind.		
Empfehlung: soll	starke Empfehlung	100 %

EMPFEHLUNGEN FÜR KINDER MIT MANGELNDEM THERAPIEERFOLG (KONTINENZSCHULUNG)

Empfehlung IX.32 Bei mangelndem Therapieerfolg bei nichtorganischer (funktioneller) Blasendysfunktion mit Harninkontinenz tags und NMEN sollen Kontinenzschulungen durchgeführt werden.		
Empfehlung: soll	starke Empfehlung	100 %

AUSBLICK

Diese interdisziplinären Leitlinien wurden im Konsensverfahren beruhend auf der derzeitigen Evidenzlage und Expertenmeinung von Vertretern verschiedener Fachgruppen erstellt. Sie zeigen zum einen, dass bei der Diagnostik und Therapie die Kompetenzen verschiedener Fachdisziplinen notwendig sind. Zum anderen zeigen sie, dass nach einer genauen diagnostischen Zuordnung der Inkontinenzform und der begleitenden komorbiden Störungen eine wirksame, evidenzbasierte Therapie für die meisten Kinder und ihre Familien möglich ist.

VERFAHREN DER KONSENSBILDUNG

S2k-Leitlinie der Deutschen Gesellschaft für Kinder- und Jugendpsychiatrie, Psychosomatik und Psychotherapie (DGKJP) und der Deutschen Gesellschaft für Kinder- und Jugendmedizin (DGKJ).

Mitwirkende Gesellschaften, Arbeitskreise und Vereine

- Deutsche Gesellschaft für Urologie (DGU) und Arbeitskreis Kinderurologie der Akademie der deutschen Urologen
- Deutsche Gesellschaft für Kinderchirurgie (DGKCH) und Arbeitsgemeinschaft Kinderurologie der Deutschen Gesellschaft für Kinderchirurgie (DGKCH)
- Deutsche Gesellschaft für Sozialpädiatrie und Jugendmedizin (DGSPJ)
- Deutsche Gesellschaft Pädiatrische Psychosomatik e. V. (DGPPS)
- Berufsverband der Kinder- und Jugendärzte (BVKJ)
- Berufsverband der Ärzte für Kinder- und Jugendpsychiatrie, Psychosomatik und Psychotherapie (BKJPP)
- Arbeitskreis Urologische Funktionsdiagnostik und Urologie der Frau in der Akademie der Deutschen Gesellschaft für Urologie
- Gesellschaft für Pädiatrische Nephrologie (GPN)
- Gesellschaft für pädiatrische Gastroenterologie und Ernährung (GPGE)
- Gesellschaft für Pädiatrische Radiologie e. V. (GPR)
- Deutsche Kontinenzgesellschaft
- Kinder- und Jugendlichen Psychotherapie Verhaltenstherapie (KJPVT) e. V. (ehemals Bundesvereinigung Verhaltenstherapie im Kindes- und Jugendalter; BVKJ)
- Konsensusgruppe Kontinenzschulung im Kindes- und Jugendalter (KgKS) e. V.
- D-A-CH e. V./Vereinigung für Urotherapie e. V.

Autoren/Leitlinienkoordinatoren

Dr. Eberhard Kuwertz-Bröking, Münster; Prof. Dr. Alexander von Gontard, Davos und Maastricht

ADRESSEN

Autoren

Dr. Eberhard Kuwertz-Bröking
Facharzt für Kinder- und Jugendmedizin
Ehemaliger Oberarzt an der Klinik für Kinder- und Jugendmedizin
Universitätsklinikum Münster
Albert-Schweitzer-Campus 1
48149 Münster

Prof. Dr. Alexander von Gontard
Hochgebirgsklinik Davos
Abteilung Eltern-Kind und Jugendliche
Herman-Burchard-Str. 1
7265 Davos Wolfgang
Schweiz
und
Governor Kremers Centre
Department of Urology
Maastricht University Medical Centre
6200MD Maastricht
Niederlande

LITERATUR

Die Literatur zu diesem Beitrag finden Sie unter:
https://register.awmf.org/de/leitlinien/detail/028-026.

Q NEUROPÄDIATRIE

Juni 2025

Inhaltsverzeichnis

Q1 Fieberkrämpfe im Kindesalter

G. Kurlemann, H. Muhle

EINLEITUNG

Der Terminus Fieberanfälle statt Fieberkrämpfe hat sich nicht durchgesetzt, sodass der Terminus Fieberkrampf (FK) verwandt wird.
FK sind eine altersabhängige Antwort des noch unreifen Zentralnervensystems (ZNS), das wegen seiner erhöhten neuronalen Exzitabilität gepaart mit einem genetischen „Hintergrund“ auf Fieber mit FK reagieren kann.
FK sind die häufigsten provozierten epileptischen Anfälle (früher: „Gelegenheitsanfälle“) beim Menschen, eine der häufigsten neurologischen Erkrankungen im Kindesalter und eine der häufigsten pädiatrischen Notfallvorstellungen in Kinderkliniken. FK sind keine besondere Epilepsievariante, da diese definiert ist durch wiederholte afebrile epileptische Anfälle oder nach neuester Definition auch nach einem einmaligen afebrilen Anfall bei entsprechender ungünstiger prognostischer Konstellation.
Ihre Erstbeschreibung mit dem Zusammenhang mit Fieber und der guten Prognose geht schon auf Hippokrates zurück (160). Hippocrates 460–370 v. Chr.: *„Anfälle treten bei Kindern auf, wenn akutes Fieber eintritt; diese Anfälle treten meistens bei Kindern auf, die sehr jung sind, bis zum 7. Lebensjahr. Ältere Kinder und Erwachsene sind nicht gleichermaßen von Anfällen und Fieber betroffen, es sei denn, ein schlimmes Ereignis ist vorausgegangen.“*

HÄUFIGKEIT VON FIEBERKRÄMPFEN

Fieberkrämpfe treten bei 2 % bis 5 % aller Kinder auf und sind die häufigsten Anfälle bei Kindern zwischen dem 6. Lebensmonat und dem 6. Lebensjahr mit einem Gipfel um das 2. Lebensjahr; Jungen sind häufiger betroffen als Mädchen (3, 153, 154). Das Auftreten von FK ist regional unterschiedlich: in Finnland beträgt die Inzidenz 6 %, in Japan 7 %, auf den Mariana-Inseln 14 % (135, 138, 149). Nur 6–15 % der FK ereignen sich nach dem Alter von 4 Jahren. Erstmanifestationen im Alter von 6–8 Jahren sind möglich. In dieser Gruppe ist ätiologisch z. B. an ein GEFS+-Syndrom (generalisierte Epilepsie mit Fieberkrämpfen +) zu denken.

DEFINITION UND KLINISCHES BILD

Ein FK ist ein altersabhängiger epileptischer Anfall, der unter Fieber auftritt (Temperatur ≥ 38 °C) ohne eine gleichzeitige Infektion des ZNS und ohne vorausgegangene afebrile Anfälle (3). Bei FK handelt es sich nicht um eine Epilepsie, da eine Epilepsie durch wiederholtes Auftreten afebriler epileptischer Anfälle definiert ist, bei entsprechender Konstellation auch nach einem einmaligen afebrilen epileptischen Anfall (3, 117).
Im Fall eines typischen Verlaufs ereignen sich die Anfälle meist zu Beginn der fieberhaften Erkrankung, häufig im Fieberanstieg und sind damit nicht selten präsentierendes Symptom der Erkrankung. Das Fieber beträgt bei 75 % der Kinder über 39 °C. Ob für die Auslösung eines Fieberkrampfes die absolute Höhe des Fiebers oder die Geschwindigkeit des Temperaturanstiegs entscheidend sind, ist bislang nicht sicher geklärt. Einiges spricht für die maximale Höhe der Körpertemperatur (95). Selten treten FK vor dem Fieberanstieg oder nach der Entfieberung auf.
FK treten gehäuft in den frühen Abendstunden zwischen 18:00 und 22:00 Uhr auf, weniger in der Nacht und am frühen Morgen. Zwischen der Dauer des FK und der Tageszeit des Auftretens besteht kein Zusammenhang (94, 168). FK treten diffus über das Jahr verteilt auf mit Maximum in den Herbst- und Wintermonaten, den Monaten mit hoher Infektionsrate (94).

Von den FK präsentieren sich 85 % als generalisierte klonische oder generalisiert tonisch-klonische Anfälle (GTKA), wobei im Säuglingsalter die tonische Phase oft fehlt. Fokale Anfälle treten in 8 % der FK auf, atone Anfälle sind selten. In der NCPP-Studie (National Collaborative Perinatal Project) dauerten nur 8 % der FK länger als 15 Minuten (101). Prolongierte Fieberkrämpfe stellen 25 % aller Status epileptici im Kindesalter dar.
Unter Verwendung von Daten aus dem NCPP-Projekt mit 55.000 Kindern, von denen 1706 FK hatten, teilten Nelson und Ellenberg fieberhafte Anfälle als einfach oder komplex ein: einfache FK (72 %) wurden definiert als primäre generalisierte Anfälle < 15 Minuten Dauer ohne Wiederauftreten innerhalb von 24 Stunden; als Kriterien für komplexe Fieberkrämpfe (28 %) zählten fokale Symptome, eine Dauer länger als 15 Minuten Dauer und/oder wiederholtes Auftreten innerhalb von 24 Stunden (6, 101). In anderen prospektiven Studien variiert der Anteil der komplexen FK bis zu 35 % (15). Diese Definition ist bislang international immer noch gültig. Der angloamerikanische Begriff „komplexer FK" wird im deutschsprachigen Raum durch „komplizierter FK" ersetzt.
Basierend auf klinischen Erfahrungen sollte eine Neudefinition der Termini einfach versus komplizierte FK diskutiert werden: Es ist gut bekannt, dass mehr als 90 % der generalisierten Anfälle innerhalb von 3 Minuten spontan sistieren. Anfälle länger als 5 Minuten sistieren i. d. R. nicht mehr spontan und sollten medikamentös unterbrochen werden (147). Diese Einteilung entspricht auch der klinischen „lebenspraktischen Definition/Erfahrung" für einen Status epilepticus. Durch die medikamentöse Unterbrechung nach spätestens 5 Minuten Anfallsdauer ist die bisherige Zeitangabe von 10 Minuten bzw. > 15 Minuten als Kriterium für einen komplizierten FK überholt. Vielmehr sind in Bezug auf die Dauer für einfache FK ≤ 5 Minuten und komplizierte FK ≥ 5 Minuten als Definitionskriterium zu veranschlagen. Hessdorfer et al. schlagen für komplizierte FK eine Anfallsdauer > 10 Minuten vor (57). Rezidivierendes Auftreten eines FK während eines Infekts und eine fokale Semiologie haben sich für eine Einteilung in einfache oder komplizierte FK auch nicht bewährt (57).
Die Zeitangaben von Eltern zur Anfallsdauer sind kritisch zu hinterfragen; aufgeregte Eltern überschätzen wegen der Dramatik des Geschehens häufig die Dauer des Anfalls erheblich, insbesondere beim ersten FK, sodass deren Angaben für die Einteilung vielfach nicht geeignet sind. Wenn dagegen ein Kind noch im epileptischen Anfall in die Klinik kommt, lässt sich die Anfallsdauer gut objektivieren. Einfache FK präsentieren sich i. d. R. als kurzdauernde primär generalisierte Anfälle mit spontanem Ende nach 1–1 ½ Minuten. Postiktal sind die Kinder nur

Tab. Q1-1 Differenzialdiagnose zum Fieberkrampf; nicht epileptisch/epileptisch

Nicht epileptisch
„Schüttelfrost": Kältegefühl verbunden mit Zittern der Skelettmuskulatur
Fieberdelir: Halluzinationen, Träumen mit offenen Augen
Febrile Synkope: Kreislaufkollaps bei Fieber
Breath Holding Attacks: „Wegschreien"
Reflex anoxische Anfälle: blasser Affektkrampf
Epileptisch
Epilepsiesyndrom mit Fieberkrämpfen (z. B. Dravet-Syndrom, GEFS+-Syndrom)
Anfälle unter Fieber auch „einfach so" bei allen Epilepsien möglich
Infektion des ZNS: Enzephalitis, Meningitis

kurz beeinträchtigt, nach einem komplizierten FK dagegen sind sie häufig deutlich länger beeinträchtigt.
Die Frage nach geöffneten Augen als wichtiges klinisches Merkmal für einen generalisierten epileptischen Anfall hat sich sehr bewährt, geschlossene Augen müssen unbedingt auch an ein nicht epileptisches Phänomen denken lassen (20). Der Nachweis einer Todd-Parese ist ein wertvolles klinisches Zeichen für einen fokalen FK. Der hinzugezogene Arzt sollte daher unverzüglich auf postiktale Paresen achten, indem er auf seitendifferenten Muskeltonus überprüft und den Reflexstatus erhebt. Differenzialdiagnostisch sind nicht epileptische Phänomene abzugrenzen, die in einzelnen Fällen schwer abgrenzbar sind und sich anamnestisch retrospektiv nicht immer klären lassen (➤ Tab. Q1-1). Differenzialdiagnostisch ist an Schüttelfrost bei Fieberanstieg, Fieberdelir oder temperaturassoziierte Verhaltensänderungen zu denken. Daneben können mit Fieber assoziierte epileptische Anfälle ebenso bei allen Epilepsien und Epilepsiesyndromen vorkommen.

RISIKOFAKTOREN FÜR EINEN FK UND FK-REZIDIVE

Unterschiedliche klinische Faktoren sind für das Auftreten von FK bekannt: positive Familienanamnese für FK, längerer postpartaler Klinikaufenthalt (> 30 Tage), niedriges Geburtsgewicht, kurze Fieberperiode bis zum Auftreten des FK < 12 Stunden, Alter < 18 Monate, Entwicklungsverzögerung, Tagesbetreuung (18, 116). Das Risiko eines FK beträgt bei Vorliegen eines Faktors 6–10 % und steigt bei mehreren Faktoren auf 28 % an.

Rezidivrisiko für FK

Bei zwei Drittel der Kinder handelt es sich um ein einmaliges Ereignis, bei einem Drittel treten weitere FK auf; je jünger die Kinder, desto häufiger treten FK-Rezidive auf. Etwa die Hälfte der FK-Rezidive treten innerhalb von 6 Monaten auf, zwei Drittel innerhalb eines Jahres und 90 % innerhalb von 2 Jahren (108). Das Wiederholungsrisiko ist erhöht bei familiärer Belastung mit FK, bei niedrigem Sozialstatus und von der Dauer des Fiebers vor Auftreten des FK: Je kürzer das Fieber besteht, desto häufiger treten FK-Rezidive auf: Fieberdauer < 1 h: 46 %; 1–24 h: 25 %; > 24 h: 15 %. Bzgl. der Körpertemperatur beim 1. FK hat die maximal niedrige Temperatur bei Auftreten des 1. FK das höchste Wiederholungsrisiko, je geringer die Körpertemperatur beim 1. FK, desto häufiger treten FK-Rezidive auf: 38,3 °C: 42 %; 39,4 °C: 29 %; 40,6 °C: 12 % (14, 18). Eine familiäre Epilepsie erhöht das Risiko für wiederholte FK nicht (145). Bei Auftreten des 1. FK vor Ende des 1. Lebensjahres (Säuglingsalter) ist mit einem Rezidivrisiko von 50 % verbunden. 33 % der Kinder nach kompliziertem oder prolongiertem FK zeigen im Rezidivanfall erneut einen prolongierten Anfall, was wichtig ist für die Beratung und Therapie. Ob dabei ein erniedrigter Serumnatriumwert eine Rolle spielt, ist sehr umstritten (61, 73, 89). Bei einer Kombination aller Risikofaktoren (Alter < 18 Monate, Temperatur < 38 °C, kurze Dauer des Fiebers < 1 Stunde und positive Familienanamnese stieg das Rezidivrisiko auf 76 %, bei Fehlen aller Faktoren lag es bei 4 %, sodass dieses Risiko sehr individuell betrachtet werden muss.

Auslöser und Triggerfaktoren

Virale Infektionen mit Fieber sind die häufigste Ursache von FK ohne Virusspezifität, angeführt vom humanen Herpesvirus 6 (Drei-Tage-Fieber), welches gehäuft während der beiden ersten Lebensjahre auftritt und durch sehr hohes Fieber gekennzeichnet ist (28, 39, 81). In einer Metaanalyse waren 21 % der Kinder mit FK HHV-6-positiv, zwei Drittel (69 %) mit einfachem FK, ein Drittel (31 %) mit kompliziertem FK. Durch den Nachweis von HHV-6-DNA in reseziertem Hirngewebe bei mesialer Temporallappenepilepsie (MTLE) wird dem HHV-6-Virus eine besondere Rolle in der Ätiopathogenese der MTLE zugeschrieben (145, 164). In der FEBSTAT-Studie, die die Folgen prolongierter FK untersuchte („Consequences of Prolonged

Febrile Seizures in Childhood") war HHV-6 nach prolongierten FK bei 34 % der Kinder positiv, allerdings ohne Assoziation zu einer hippocampalen Pathologie in der zerebralen Bildgebung (39). Für die klinische Routine ist die Suche nach auslösenden Viren bei FK entbehrlich, da ohne therapeutische Konsequenzen. Differenzialdiagnostisch sind andere Ursachen auszuschließen: Fehlendes Aufklaren und bestehende fokale Symptome sind ein Alarmzeichen und müssen an eine Infektion des ZNS denken lassen, z.B. mit dem Herpes-simplex-Virus, was eine unmittelbare antivirale Therapie erfordert (Differenzialdiagnose ➤ Tab. Q1-1; Auslösefaktoren, Trigger und Realisationsfaktoren ➤ Tab. Q1-2).

FK nach Impfung

Nach Impfungen treten etwa 4 FK/100.000 Kinder auf, was einem sehr niedrigen Risiko entspricht; bei Totimpfstoff innerhalb der ersten beiden Tage, bei attenuiertem Impfstoff innerhalb von 3–7 Tagen postvaccinal (36, 37). Der Mechanismus ist wahrscheinlich die endogene Fieberinduktion durch Stimulation des Immunsystems, nicht der Impfstoff selbst. Dieses muss den Eltern vor einer Impfung deutlich gemacht werden. Im National Vaccine Injury Compensation Program (VICP) von 1995–2005 wurden 165 Kinder mit FK nach Impfung identifiziert, 80 % der FK traten nach DTP mit dem Ganzzell-Impfstoff oder dem azelluären Pertussis-Impfstoff auf. Die Hälfte der Kinder war jünger als 6 Monate. 10 % der Kinder waren neurologisch auffällig, 13 % hatten eine vorbestehende Epilepsie auf dem Boden einer genetischen Prädisposition (82). FK nach einer Impfung unterscheiden sich weder im klinischen Bild noch im Verlauf und ihrer Prognose von FK anderer Genese, es sind also „normale FK", getriggert durch die impfbedingte Fieberreaktion. Der Nutzen einer Impfung überwiegt das Risiko eines FK um ein Vielfaches (43, 87). Eine prophylaktische prävaccinale Antipyrese ist grundsätzlich nicht notwendig, auch nicht für Folgeimpfungen nach einem impfassoziierten Anfall. In begründeten Fällen, dies können auch psychologische Gründe sein, kann von diesen Empfehlungen abgewichen werden. Auf Fieberkrämpfe im Rahmen von epileptischen Syndromen wurde bereits hingewiesen. Das Dravet-Syndrom beginnt häufig mit einem Fieberkrampf, dies nicht selten im Rahmen von Impfungen, sodass hier nicht nur eine prophylaktische Gabe eines Antipyretikums indiziert sein kann, sondern bei vorangegangenem Status epilepticus zusätzlich eine stationäre Überwachung sinnvoll sein kann.

Zytokine

Unbestritten spielen Zytokine im Infekt eine wichtige Rolle, sodass sie an der Pathogenese von FK beteiligt sein können (32). Tierexperimentell kann IL-1ß die GABA-vermittelte Inhibition (GABA = Gamma-Aminobuttersäure) blockieren und die neuronale Glutamatkonzentration mit erhöhter Exzitation steigern (121). Während einer Infektion werden sowohl entzündungsfördernde, z.B. IL-1ß, TNF-α und IL-6, als auch entzündungshemmende Zytokine, z.B. IL-1-Rezeptorantagonist (IL-1RA) und IL-10 gebildet, mit jeweils komplexer Interaktion (34, 45, 159). An der Pathogenese von FK sind komplexe Wechselwirkungen zwischen dem Entzündungsprozess, der Zytokinaktivierung und genetischen Faktoren beteiligt (45). Eine Metaanalyse zeigte ein deutlich erhöhtes Risiko bei erhöhter IL-1ß-Konzentration im Liquor und erhöhter IL-6-Konzentration im Serum auf (80). In der FEBSTAT-Studie waren IL-8 und EGF (Epidermis Growth Factor) nach einem prolongierten FK im Vergleich zur Kontrollgruppe signifikant erhöht, IL-1ß war tendenziell erhöht, IL-1RA tendenziell erniedrigt: Kinder mit febrilem Status epilepticus wiesen ein signifikant niedrigeres Verhältnis von IL-1RA/IL-1ß und IL-1RA/IL-8 auf (46). Die Ergebnisse unterstützen die Beteiligung der IL-1-, IL-6- und IL-8-Zytokine an der Pathogenese eines Fieberkrampfstatus (FKS); das Verhältnis IL-1RA/IL-6 könnte aufgrund der Befunde ein biologischer Marker einer akuten Schädigung des Hippocampus sein mit weitreichenden Folgen der Entwicklung einer MTS mit Entwicklung einer therapieresistenten Epilepsie (45).

Daneben gibt es weitere beachtenswerte mögliche Triggerfaktoren, die zusammen mit der Temperaturerhöhung die Auslösung von FK begünstigen. Das Fehlen von Spurenelementen wird zusätzlicher Realisationsfaktor für das Auftreten eines FK beschrieben.

Eisen als Trigger

Die Erniedrigung des Serumeisens und Ferritins bei FK wurde mehrfach beschrieben, die Befunde des Eisenstoffwechsels bei FK sprechen für einen beachtenswerten Hinweis als Triggerfaktor. In zwei großen Metaanalysen wurden die bisherigen Ergebnisse analysiert und zusammengefasst: Habibian et al. haben in ihrer Metaanalyse 3259 Kinder mit FK und 3198 Kontrollkinder verglichen – mit dem Ergebnis, dass eine Eisenmangelanämie im Kindesalter mit dem Auftreten von FK leicht assoziiert ist, ohne Korrelation zu erniedrigtem Ferritin (54). Kwak et al. fanden in ihrer Metaanalyse eine strenge Korrelation zwischen FK und einer Erniedrigung der Serumferritinkonzentration, weniger einer manifesten Eisenmangelanämie bei immerhin 2416 Kindern im Vergleich zur Kontrollgruppe mit 2387 Kindern (79). In einer aktuellen prospektiven Fall-Kontroll-Studie mit 63 südkoreanischen FK-Kindern und 65 Kontrollkindern mit fieberhaften Erkrankungen ohne FK hatten die FK-Kinder signifikant niedrigere Werte für Serumeisen, Ferritin und Transferrinsättigung als Hinweis sowohl für ein erhöhtes FK-Risiko selbst als auch als Hinweis für ein erhöhtes Rezidivrisiko für einen FK (64). Die Bedeutung dieser Befunde bleibt allerdings unklar wie auch bei anderen neuropädiatrischen Erkrankungen, die mit einer Erniedrigung des Eisenstoffwechsels einhergehen, wie z. B. Affektkrämpfe oder ein Restless-legs-Syndrom. Für diese beiden Erkrankungen konnte aber bereits der positive Effekt einer Eisensubstitution mit Abmilderung der Symptome bis zur Beschwerdefreiheit gezeigt werden, ohne dass die genaue Ursache der Eisenpathologie für diese beiden Krankheitsbilder geklärt ist (2, 55, 84, 118, 144, 146, 148, 161). Für FK steht der therapeutische Beweis noch aus. Die Gesamtbefunde sprechen aber für einen beachtenswerten Zusammenhang zwischen dem Auftreten von FK und Veränderungen im Eisenstoffwechsel. Bei fortbestehender Ferritinerniedrigung über den Infekt hinaus und rezidivierenden FK ist es sinnvoll, die Ernährungsgewohnheiten der Familie/des Kindes zu analysieren und gegebenenfalls eine Eisensubstitution durchzuführen. Prospektive Therapiestudien zur Eisensubstitution bei FK fehlen.

Zink als Trigger

Im Tierversuch verlängert Zink die Latenz bis zum Auftreten temperaturgetriggerter Anfälle, was auf einen Modulationseinfluss für eine fiebergetriggerte Anfallsauslösung hinweist (4, 8, 19, 122). Synaptisches Zink wird mit Glutamat gemeinsam freigesetzt und moduliert so die neuronale Erregbarkeitsschwelle. Mutationen im SLC30A3-Gen, welches für den Zinktransporter 3 kodiert, führen zu einer erhöhten neuronalen Exzitabilität, z. B. über Modulation von GABA- und NMDA-Rezeptoren (8, 25, 27, 114). In klinischen Studien wird mehrfach eine erniedrigte Serum- oder Liquor-Zinkkonzentration nach FK beschrieben (47, 48, 120, 128), deren Bedeutung in Zusammenhang mit FK aber noch unklar ist. In einem kleinen Kollektiv von Kindern mit FK war die FK-Rezidivrate unter oraler Zinksubstitution im Vergleich zur Kontrollgruppe niedriger; an Nebenwirkungen traten Erbrechen und gastrointestinale Beschwerden auf; dauerhafte therapeutische Konsequenzen haben sich aus diesen Befunden bislang nicht ergeben (41).

Selen als Trigger

Selen wird eine Funktion im antioxydativen Schutzmechanismus neuronaler Zellen zugeschrieben (88, 131). Die Bestimmung der Selenkonzentration nach FK ergibt uneinheitliche Befunde: sowohl erniedrigte Konzentrationen (1, 38, 128) nach einfachen und rezidivierenden FK im Vergleich zur Kontrollgruppe als auch normale Selenkonzentrationen (67) wurden bislang beschrieben; Untersuchungen im Liquor wurden bislang nicht durchgeführt. Die erniedrigten Selenkonzentrationen normalisierten sich in allen Fällen spontan ohne Intervention (128). Ob die vermutete Reduktion der Glutathion-Peroxidase eine Bedeutung für das Auftreten von FK hat, ist noch unklar.

Kupfer als Trigger
In einem Kollektiv von 99 Kindern mit FK war die Kupferserumkonzentration im Vergleich zur Kontrollgruppe ohne FK erhöht mit bislang unklarer Bedeutung (128).

Magnesium als Trigger
Magnesium Ionen blockieren die Pore des exzitatorischen NMDA-Rezeptors (N-methyl-D-Aspartat). Über diesen Mechanismus kann Magnesium die Erregbarkeitsschwelle modulieren, indem es den exzitatorischen Kalziumeinstrom durch Antagonisierung des Kalziumeinstromes in die Zelle über den N-methyl-D-Aspartat-Rezeptor beeinflusst (10, 30). In einer aktuellen Studie wurde die Serumkonzentration des iMg^{2+} (ionisiertes Mg) bei 133 Kindern mit einfachen FK und 141 Kontrollkindern bestimmt. Nach FK lag signifikant häufiger eine Hypomagnesiämie (< 0,50 mmol/l) im Vergleich zur Kontrollgruppe vor. Parallel zur Hypomagnesiämie (< 135 mmol/l) bestand ein Hyponatriämie (10). Die Bedeutung dieser Befunde sind noch unklar, therapeutische Konsequenzen ergeben sich aktuell noch nicht, wenngleich tierexperimentell epileptische Anfälle durch orale Mg-Substitution erfolgreich unterdrückt werden können.

Weitere mögliche Realisationsfaktoren

Respiratorische Alkalose als Trigger
Hyperthermie kann eine Hyperpnoe bedingen mit der Folge einer Alkalose. Eine Alkalose steigert durch Erhöhung des kortikalen pH die Exzitabilität mit dem Risiko epileptischer Anfälle, eine Azidose vermindert diesen Effekt (129). So wiesen Kinder nach FK gehäuft eine unkompensierte Alkalose mit erhöhtem pH und erniedrigter pCO_2-Konzentration in der Blutgasanalyse im Vergleich zu Kindern mit fieberhaften Erkrankungen ohne FK auf (130). Da die Blutgaswerte aber immer erst postiktal bestimmt wurden und iktale Werte nicht vorliegen, ist die Bedeutung für das Auftreten fiebergebundener Anfälle nicht sicher bewiesen. Die Befunde können aber als ein zusätzlicher Triggerfaktor bei entsprechender Disposition zu FK gewertet werden (125).

Pränatale Trigger-Faktoren
Eine pränatale Nikotinexposition, nicht aber Kaffee und Alkoholgenuss der Mutter, geht mit einem leicht erhöhten Risiko für FK einher. Ob dies überhaupt von Bedeutung ist, ist bislang noch unklar (157). Kinder von nicht zeugungsfähigen Paaren hatten nur dann ein erhöhtes Risiko für FK, wenn eine pränatale hormonelle Behandlung und keine intrauterine Insemination durchgeführt worden war (142). Ob dies Nebenwirkungen der Behandlung oder vielleicht den Schweregrad der Zeugungsschwierigkeit widerspiegelt, ist unklar.

Tab. Q1-2 Auslösefaktoren, Trigger und Realisationsfaktoren für FK

Viren	Humanes Herpesvirus 6, Influenzaviren, Viren allgemein
Zytokine	IL-1ß, IL-1, IL-8, IL-1RA/IL-1ß, EGF
Spurenelemente	Eisenhaushalt, Zink, Selen, Kupfer, Magnesium
Hyperpnoe	Alkalose
Pränatale Faktoren	Nikotingenuss der Mutter und/oder pränatale Hormonbehandlung

GENETIK BEI FK

Familien- und Zwillingsstudien weisen auf genetische Faktoren für das Auftreten von FK hin, ein Drittel der Kinder mit FK haben eine familiäre Belastung mit Bevorzugung der maternalen Linie (152). Das Risiko für FK beträgt etwa 20 %, wenn ein Geschwister betroffen ist und 33 % bei Betroffensein eines Elternteils. Das Risiko für Geschwister steigt, sobald ein Elternteil zusätzlich betroffen ist. Die Konkordanzrate bei eineiigen Zwillingen beträgt 35–69 % und 14–20 % bei zweieiigen Zwillingen (127, 151) Es ist am ehesten davon auszugehen, dass für die Vielzahl der FK kein monogener Vererbungsmodus vorliegt, sondern ein polygenes Vererbungsmodell zugrunde liegt. Es wurden bislang etliche Genorte identifiziert, die mit Häufung zu fiebergebundenen Anfällen einhergehen, ohne dass bislang ein ursächliches FK-Gen identifiziert wurde (31, 127). Bei Familien mit mehreren Betroffenen ist ein autosomal-dominanter Erbgang mit reduzierter Penetranz wahrscheinlich. Das GEFS+-Syndrom (Generalisierte-Epilepsie-Fieberkrampf-Plus-Syndrom) ist ein seltenes familiäres Epilepsie-Syndrom mit FK, die auch noch jenseits des 6. Lebensjahres auftreten können, zusammen mit idiopathisch generalisierten afebrilen Anfällen. Da das klinische Spektrum der Anfälle sehr variabel ist mit fokalen und generalisierten Anfällen, mit und ohne FK, wurde vorgeschlagen, das Akronym GEFS+ in „Genetische Epilepsie mit Fieberkrämpfen plus" (GEF+) zu ändern (170). Insgesamt sollten im Zusammenhang mit FK oder GEF+-Variationen in 5 Genen genannt werden, für die ein gesicherter Zusammenhang nachgewiesen wurde: SCN1A, SCN1B, GABRG2, HCN1 und STX1B. Für weitere Gene, die entweder in OMIM genannt werden oder aufgrund einzelner Familien nachgewiesen wurden, ist die Datenlage als unzureichend einzuschätzen (SCN9A, ADGRV1, CPA6, GABRD und CPA6). Für die Mehrheit der Patienten mit FK oder GEF+ gibt es bislang keinen erklärenden genetischen Befund. Das Dravet-Syndrom, eine frühkindliche Enzephalopathie („Severe myoclonic epilepsy of infancy" [SMEI]) ist ein weiteres spezifisches Epilepsie-Syndrom mit enger Bindung zu fiebergebundenen Anfällen, nicht selten mit rezidivierenden Status epileptici und dem Nachweis von Mutationen im SCN1A-Gen in > 80 % der Fälle. Das Dravet-Syndrom ist ein Beispiel für epileptische Anfälle getriggert durch Fieber, teils auch „emotionales Fieber oder psychogenes Fieber" (111, 112). Eine weitere Beziehung zeigt sich bei den idiopathischen (genetischen) generalisierten Epilepsien (IGG/GGE), denen in etwa 15 % der Epilepsien FK vorausgehen.

PROLONGIERTE FIEBERGEBUNDENE ANFÄLLE UND MESIALE TEMPORALE SKLEROSE (MTS)

Falconer vermutete 1964 erstmals einen Zusammenhang zwischen prolongierten FK > 30 Minuten (pFK) im Kindesalter und der Entwicklung einer mesialen Temporallappensklerose (MTS) mit therapieresistenten Temporallappenanfällen (mesiale Temporallappenepilepsie, MTLE), da 30 % der Kinder seines epilepsiechirurgischen Kollektivs in der Vorgeschichte pFK aufwiesen im Vergleich zu 6 % mit anderer Pathologie (7, 40). Lang anhaltende fiebergebundene Anfälle schädigen den mesialen Temporallappen. Camfield et al. konnten zeigen – und so entspricht es auch der allgemeinen pädiatrisch-epileptologischen Erfahrung –, dass die Entwicklung einer MTS selten ist; sie fanden in einer populationsbasierten Studie eine Häufigkeit von 1 : 150.000 Kinder mit MTS nach pFK (22). Um die z. T. kontrovers diskutierte Ursache und Häufigkeit einer MTS nach pFK zu klären, wurde die prospektive multizentrische FEBSTAT-Studie (Consequences of Prolonged Febrile Seizures in Childhood) durchgeführt. Es konnten 199 Kinder im Alter von 1 Monat bis 6 Jahren nach einem pFK > 30 Minuten (median 70 Minuten!) eingeschlossen werden. Innerhalb von 72 Stunden wurde ein cMRT, ein EEG und eine ausführliche neuropädiatrische Untersuchung durchgeführt (58). In der Kontrollgruppe waren 159 Kinder, 15 von ihnen (9,4 %) hatten einfache FK. Nach pFK wiesen 22 Kinder (11,5 %) Hippocamusveränderungen – betont im Sommer-Sektor – im initialen T2-

gewichteten cMRT auf (133). 20 Kinder (10,5 %) hatten eine linksseitige Hippocampusmalrotation, in der Kontrollgruppe waren es 2,1 % (59, 133). Ein Jahr nach einem pFK konnten 14 von 22 Kindern mit initialer postiktaler Hippocampushyperintensität nachuntersucht werden: 10 hatten eine bereits visuell erkennbare überwiegend rechtsseitige Hippocampussklerose entwickelt, 12 wiesen eine Volumenminderung des Hippocampus auf; nur 1 von 116 Kindern mit einem initial unauffälligem cMRT entwickelte auffällige Signalveränderungen im Hippocampus. Im Vergleich zur Kontrollgruppe mit einfachen FK hatten Kinder nach pFK mit initial unauffälligem cMRT nach einem Jahr ein vermindertes rechtsseitiges Hippocampusvolumen und einen schmaleren Hippocampus mit einem verminderten Wachstum (85). Die Schlussfolgerung dieser Arbeitsgruppe lautete, dass eine hippocampale T_2-Signalvermehrung nach einem pFK Ausdruck einer akuten „Hippocampusverletzung" ist, die nach einem Jahr in eine radiologisch manifeste Hippocampussklerose einmünden kann. Auch ohne initiale T_2-Signalvermehrung kann sich nach einem pFK ein Volumenverlust des Hippocampus im weiteren Verlauf entwickeln (85). Ob der erhöhte Anteil einer Hippocampusmalrotation in der Gruppe nach prolongiertem FK (8,8 % vs. 2,1 %) mitursächlich für den febrilen Status epilepticus ist und überhaupt eine pathologische Bedeutung hat, bleibt unklar (26). Es bestand keine Beziehung zur Seite der Malrotation und der T_2-Signalveränderung. In einem 5-Jahres-Follow-up war das Risiko für einen erneuten febrilen Status epilepticus im Vergleich zur Kontrollgruppe mit einfachen FK signifikant erhöht. Der Nachweis einer Hippocampusveränderung erhöhte dieses Risiko 2,9- bis 3,4-fach verglichen mit einfachen FK. Daraus kann eine großzügige Anwendung einer Akutmedikation im Wiederholungsfall eines FK nach einem ersten pFK abgeleitet werden (59). Andererseits hatte die Mehrzahl der Patienten mit Hippocampussklerose keine Fieberkrämpfe in der Vorgeschichte. Es gibt für diese Veränderung im Temporallappen eine Vielzahl von Ursachen. Kein Risikofaktor für ein Rezidiv eines pFK waren eine Entwicklungsverzögerung, die Höhe der Körpertemperatur beim FK, eine positive Familienanamnese für Epilepsie oder ein einfach fokaler FK in der FEBSTAT-Studie. Die bisherige Analyse der FEBSTAT-Studie belegt somit den direkten Zusammenhang zwischen einem febrilem Status epilepticus (pFK > 30 Minuten) und der Entwicklung einer MTS mit dem hohen Risiko einer therapieresistenten Temporallappenepilepsie. Bedingt durch die verbesserten Möglichkeiten einer Akutintervention bei FK > 5 Minuten nimmt das Risiko der Entwicklung einer MTS ab. Der frühe und großzügige Einsatz fiebersenkender Medikamente mit möglicher antientzündlicher Wirkung auch im ZNS könnte eine Rolle spielen, was die Hypothese der diskutierten entzündungsbedingten Epileptogenese unterstützen könnte. Welcher Effekt der ausschlaggebende ist, ist nicht belegt; überzeugender ist die Verkürzung des epileptischen Anfalls (21). Nach pFK entwickelt sich kein bevorzugter afebriler Anfallstyp (22). In der Entwicklung einer MTS nach pFK wird dem HHV-6-Virus eine besondere Rolle zugeschrieben durch den Nachweis von HHV-6-DNA in reseziertem Hirngewebe bei MTS (13, 96). In einer Metaanalyse waren 21 % der FK-Kinder HHV-6-positiv, zwei Drittel (69 %) mit einfachem FK, ein Drittel (31 %) mit komplizierten FK (168). In der FEBSTAT-Studie war HHV-6 nach prolongierten FK bei 34 % der Kinder positiv, allerdings ohne Assoziation zu einer hippocampalen Pathologie in der zerebralen Bildgebung (39).

MORTALITÄT

Das Mortalitätsrisiko bei Kindern mit einfachen FK ist nicht erhöht (56, 102). In einer populationsbasierten Fallkontrollstudie über 28 Jahre war das Mortalitätsrisiko nach komplizierten FK bei Kindern mit neurologischen Auffälligkeiten leicht erhöht (56). In einer dänischen, ebenfalls populationsbasierten Studie hatten nur Kinder nach komplizierten FK mit neurologischer Vorerkrankung eine um 80 % erhöhte Mortalität im 1. Jahr und eine um 90 % erhöhte Mortalität im 2. Jahr gegenüber Kontrollkindern, danach glich sich die Mortalität wieder an

(158). In einer aktuellen großen dänischen Kohortenstudie hatte die Gruppe der Kinder mit Entwicklung einer Epilepsie nach FK ein erhöhtes Mortalitätsrisiko (163). Daraus ergibt sich ein erhöhtes Mortalitätsrisiko nach komplizierten FK für die ersten beiden Jahre nur bei neurologischer Grunderkrankung.
Fazit: Insgesamt zeigen die bisherigen Daten keine erhöhte Mortalität für einfache FK, nach komplizierten FK mit den bekannten Risikofaktoren ist die Mortalität erhöht.

EPILEPSIERISIKO NACH FK

Das Epilepsierisiko nach FK ist erhöht: In einer Metaanalyse aus 33 Studien mit 21.901 Kindern nach FK betrug das Risiko für eine Epilepsie 2,7 % über einen Beobachtungszeitraum von 10 Jahren im Gegensatz zum allgemeinen Epilepsierisiko von 0,5 % (5, 29). In der National General Practice Study of Epilepsy (NGPSE) mit einem Beobachtungszeitraum über 24 Jahre betrug das Risiko für eine Epilepsie nach FK für die Gesamtpopulation 6 %, mit einem deutlichen Peak bis zum 14. Lebensjahr, um sich danach wieder zu verringern (100). Risikofaktoren für eine Epilepsie nach FK sind positive Familienanamnese für FK, junges Alter bei 1. FK, neurologische Grunderkrankung, Höhe des Fiebers, komplizierter FK, febriler Status epilepticus (103; ➤ Tab. Q1-3). Zu ähnlichen Ergebnissen kommt auch die Rochester-Populationsstudie mit einer Nachbeobachtungszeit von 25 Jahren; ein besonders hohes Risiko bestand für neurologisch vorerkrankte Kinder mit einer Epilepsierate von 55 % (6)! Im Vergleich zum Epilepsierisiko nach einfachen FK von 1 % steigt das Risiko in Abhängigkeit der Anzahl der Risikofaktoren deutlich an. In einer aktuellen großen dänischen Kohortenstudie waren rezidivierende FK der entscheidende Risikofaktor für die Entwicklung einer Epilepsie und Depression (163). Nach febrilem Status epilepticus besteht ein Epilepsierisiko von 21 % (155).
Es besteht keine Evidenz für die Verhinderung des Auftretens einer Epilepsie nach FK durch eine antiepileptische Behandlung. 13 % bis 18 % der Kinder mit generalisierten Epilepsie-Syndromen haben in der Anamnese FK, ohne dass eine prophylaktische antiepileptische Behandlung dieses verhindern könnte, wie in einem Cochrane Review gezeigt werden konnte (109). Ob das Risiko einer späteren Epilepsie, ohne über ein effektives „Verhinderungstherapeutikum" zu verfügen, in die Aufklärung der Eltern nach einem FK gehört, ist schwierig zu entscheiden, da sich das Auftreten der Epilepsie nicht verhindern lässt (83). Wird die Frage von Eltern gestellt, wird eine entsprechende Aufklärung erfolgen. Bei 96 % der Kinder mit FK entwickelt sich keine Epilepsie. Eventuelle Sorgen der Eltern lassen sich nicht verhindern und sind nicht zu vernachlässigen. In einer prospektiven Studie entwickelten 27 von 501 Kindern (6, 155) nach FK eine Epilepsie in einem Zeitraum von 6 bis 42 Monaten; im gleichen Zeitraum boten 14/501 Kindern (2,8 %) nur einen afebrilen Anfall. Unter den Epilepsien – i. d. R. idiopathisch generalisierte Epilepsien – war das Spektrum breit: Grand-Mal-Epilepsie, SeLECTs (selbstlimitierende Epilepsie mit centrotemporalen spikes), fokale Anfälle – nicht SeLECTs, GEFS+, Petit-Mal-Epilepsie und juvenile myoklonische Epilepsie (JME), also überwiegend Epilepsien mit genetischem Hintergrund mit den bereits bekannten Risikofaktoren aus anderen Studien (➤ Tab. Q1-3).
Beziehung zwischen FK und späterer Epilepsie:

1. FK können das erste Symptom eines Epilepsie-Syndroms sein: z. B. Dravet-Syndrom, myoklonisch-astatische Epilepsie (MAE) und andere Epilepsie-Syndrome.
2. Kinder mit reinen FK und späterer Epilepsie haben eine angeborene „Prädisposition/Empfänglichkeit" für epileptische Anfälle.
3. Prolongierte FK können zu einer neuronalen Schädigung mit der Folge einer möglichen symptomatischen Epilepsie (z. B. MTLE) führen, wie die Ergebnisse in der FEBSTAT-Studie zeigen konnten (85, 133).

Tab. Q1-3 Faktoren für ein erhöhtes Rezidivrisiko nach 1. FK

Risikofaktoren
Positive Familienanamnese
Dauer des Fiebers bis zum Auftreten des FK • <1 h: 46 % Rezidivrisiko • 1–24 h: 25 % Rezidivrisiko • >24 h: 15 % Rezidivrisiko
Höhe des Fiebers • 38,3 °C: 42 % Rezidivrisiko • 39,4 °C: 29 % Rezidivrisiko • 40,6 °C: 12 % Rezidivrisiko
Alter <18 Monate 1. FK vor Ende des 1. Lebensjahres: 50 % Rezidivrisiko
Entwicklungsverzögerung Neurologisch auffälliger Befund
Tagesbetreuung – z. B. Kita
Komplizierter FK Prolongierter FK

ADHS NACH FIEBERKRAMPF

Die Prävalenz des ADHS (Aufmerksamkeitsdefizit-Hyperaktivitäts-Syndrom) liegt altersabhängig ohne wesentliche nationale Unterschiede im Kindes- und Jugendalter weltweit bei 5,3 % (95 % KI 5,01–5,56). Für Deutschland liegt sie bei 6,1 % für die Altersgruppe bis 17 Jahren mit den unterschiedlichen Verlaufsformen hyperaktiv-impulsiver Typ, unaufmerksamer Typ und Mischform aus beiden (9). In einer großen prospektiven dänischen Studie mit 906.379 Teilnehmern bis zum 22. Lebensjahr stieg das Risiko für die Entwicklung eines ADHS bei Menschen mit einer FK-Anamnese um den Faktor 1,28 % (95 % CI, 1,20–1,35) an, bei gleichzeitiger Epilepsie nach FK um den Faktor 3,22 (95 % CI, 2,72–3,83) (16, 76, 119). Ku et al. fanden eine signifikant höhere Inzidenz für die Entwicklung eines ADHS in Abhängigkeit der FK-Frequenz (119).

KOGNITIVE ENTWICKLUNG

Die oftmals vorhandene elterliche Sorge vor negativen Auswirkungen auf die mentale Entwicklung ihres Kindes nach einem FK ist nicht berechtigt.

Populationsbasierte Untersuchungen ergeben im Gegensatz zu älteren klinischen Studien, dass sich Kinder nach FK bis zum Schulalter sowohl bezüglich ihrer Intelligenz als auch ihres Verhaltens von gesunden Kontrollgruppenkindern nicht unterscheiden. Die gute Prognose war unabhängig von den häufigen Variablen in der Anamnese wie komplizierte FK, Dauer des FK, Zeitpunkt des Auftretens des FK und Wiederholungsfrequenz der FK. Eine Ausnahme bilden die Kinder, die bereits vor dem Auftreten eines FK ein neurologisches Defizit aufweisen; bei diesen handelt es sich um einen FK auf dem Boden einer neurologischen Grunderkrankung mit unterschiedlichster Prognose. In diesem Fall wäre eine weitergehende Diagnostik sinnvoll und eine humangenetische Diagnostik zu erwägen. Für die Beratung der meist sehr verängstigten Eltern ist die frühzeitige Einbeziehung der oben genannten Erkenntnisse sinnvoll, da sie schnell zu fühlbarer Entspannung und Beruhigung der Eltern führen. Bei reinen FK ohne Begleiterkrankungen ist die Prognose bezüglich der Entwicklung gut. Gegebenenfalls ist dieses Gespräch zu wiederholen, da in der Sorge um das Wohl des Kindes die Erstinformationen nicht in Erinnerung bleiben. In einer randomisierten prospektiven Langzeitbeobachtung bestand im Alter von 12 und 18 Jahren kein Unterschied zwischen Jugendlichen mit und ohne FK bezogen auf die schulische Leistung, die soziale Kompetenz und das Verhalten; z. B. besuchten Kinder nach Fieberkrämpfen signifikant häufiger ein Gymnasium als Kinder ohne Fieberkrampf (78, 103, 136).

BELASTUNG FÜR DIE ELTERN

Viele Eltern erleben den ersten epileptischen Anfall ihres Kindes als sehr bedrohliches Ereignis (12, 17). Daraus können sich nicht unerhebliche Beeinträchtigungen der Lebensqualität für die Eltern entwickeln. In der FEBSTAT-Studie wurde die Stressbelastung und die Lebensqualität der Eltern nach einem fiebergebundenem Status epilepticus und einfachem Fieberkrampf verglichen. Der elterliche Stressindex und die Lebensqualität waren nach einem einfachen FK deutlich negativer als in der Gruppe nach febrilem Status epilepticus. Dieser Unterschied war nach einem Jahr nicht mehr nachweisbar. Für Eltern von Kindern mit Entwicklungsproblemen war die Lebensqualität anhaltend eingeschränkt (50, 134).

VORGEHENSWEISE NACH EINEM FK

Stationäre Behandlungsnotwendigkeit nach FK

Nach einem unkomplizierten FK bei Kindern im Alter > 12 Monate und unauffälligem klinischen Untersuchungsbefund besteht bei nicht verunsicherten Eltern kein zwingender Grund zur stationären Aufnahme. Beim komplizierten FK hängt die Entscheidung vom klinischen Befund ab. Nach dem 1. FK kann ein kurzer stationärer Aufenthalt zur Beruhigung der Eltern und ausführlichen Beratung bzgl. Vorgehen und Prognose sinnvoll sein. Die Möglichkeit des Rezidivs während des gleichen Infekts sollte angesprochen werden (➤ Tab. Q1-3).

Fazit: Eine stationäre Beobachtung bei klinisch unauffälligem Kind ist nicht zwingend notwendig; das Alter des Kindes und die Einstellung der Eltern sind mitentscheidend.

Laboruntersuchungen

Nach einem FK stehen die sorgfältige Anamneseerhebung und klinische Untersuchung des Kindes an erster Stelle. Drei Fragen stehen im Vordergrund:

1. **Warum hat das Kind Fieber?**
2. **Liegt eine Entzündung des ZNS (Meningitis/Enzephalitis) mit der Notwendigkeit einer Lumbalpunktion vor?**
3. **Liegen neben dem FK weitere klinische Auffälligkeiten vor (Entwicklungsverzögerung, Dysmorphiezeichen, neurologische Defizite)?**

Lässt sich die Fieberursache klinisch klären und das Kind ist nicht stark beeinträchtigt, zeigt keine weiteren klinischen Auffälligkeiten, erübrigen sich bei einem unkomplizierten FK weiterführende Laboruntersuchungen. Nach einem komplizierten FK bestimmt das klinische Bild das weitere Vorgehen (23, 44, 99, 126, 141, 143, 169). Kinder, die sich nach dem FK nur zögerlich erholen, müssen besonders kritisch, engmaschig und sorgfältig untersucht werden. Ob ein erniedrigter Serumnatriumwert ein Risikofaktor für ein Rezidiv innerhalb des gleichen Infekts darstellt, ist sehr umstritten (73, 74, 89); Elektrolytveränderungen im Liquor sind ungeeignet, ein Rezidivrisiko im gleichen Infekt einzuschätzen (169). Zusätzliche klinische Konsequenzen ergeben sich aus einer Hyponatriämie nicht (89). Bei weiteren klinischen Auffälligkeiten wie z. B. einer Entwicklungsverzögerung kann weitergehende Diagnostik einschließlich humangenetischer Diagnostik sinnvoll sein.

Fazit: Der klinische Untersuchungsbefund ist die Basis der Handlungsentscheidung; eine Routinelabordiagnostik ist bei postiktal klinisch unauffälligem Kind nicht zwingend erforderlich.

Lumbalpunktion

Die Notwendigkeit einer Lumbalpunktion (LP) nach dem 1. FK aus Sorge, eine Meningitis zu übersehen, wurde schon immer kontrovers diskutiert. Die Indikation zur LP leitet sich in erster Linie aus einer sorgfältigen klinischen Untersuchung ab; Kinder mit einer postiktal zögerlichen Erholung und fokalen klinischen Zeichen wie z. B. einer Todd-Parese müssen besonders kritisch und sorgfältig untersucht werden.

Nur wenige Kinder haben beim ersten FK eine Meningitis (49, 52). Ein Alter < 2 Jahre und eine mentale Retardierung sind Risikofaktoren für einen FK bei Meningitis (93). Eine Metaanalyse zeigte beim einfachen FK eine Prävalenz von 0,2 % für eine ZNS-Infektion und 0,2 % für eine bakterielle Meningitis; das entspricht einer NNT (Number Needed to Treat), einen Fall einer behandlungsbedürftigen ZNS-Infektion zu entdecken, von 1109. Beim komplizierten FK betrug die Prävalenz für eine ZNS-Infektion 2,2 % und 0,6 % für eine bakterielle Meningitis mit einer NNT zur Entdeckung eines Kindes mit einer behandlungsbedürftigen ZNS-Infektion von 180. Klinische Symptome wiesen in 95 % der Fälle auf eine bakterielle Meningitis hin, sodass eine LP ohne klinische Zeichen für die Mehrzahl der Kinder von den Autoren als wenig sinnvoll eingestuft wurde (98). Watemberg et al. fanden unter 278 Kindern nach FK nur 2 mit einer aseptischen Meningitis, beide waren postiktal neurologisch auffällig (162). Keinen Fall einer Meningitis nach einfachem FK im Alter von 6 bis 18 Monaten hatten Hom et al. in ihrem Kollektiv von 150 Kindern (60). In allen prospektiven und retrospektiven Studien unterschiedlicher Kollektivgröße zur Frage der Notwendigkeit einer LP nach FK bei Kindern im Alter > 12 Monate waren die klinischen Zeichen für eine Meningitis vorhanden (24, 52, 53, 63, 70, 71, 107, 137).

Dagegen ist Vorsicht bei Säuglingen geboten: Kinder im Alter < 12 Monaten können weniger deutliche klinische Zeichen einer Meningitis aufweisen und müssen auch bei Vorliegen einer Meningitis nicht schwer krank wirken, insbesondere kann der Meningismus fehlen, sodass für Kinder unter 12 Monaten nach einem FK eine LP zum sicheren Ausschluss einer Meningitis durchgeführt werden muss. Auch die Empfehlung der American Academy of Pediatrics Committee on Quality, Improvement Practice Parameter aus 2011 lautet, Kinder im Alter < 12 Monaten nach einem FK „sicherheitshalber" lumbal zu punktieren. Diese Empfehlung kann uneingeschränkt übernommen werden. Ein Kind nach kompliziertem FK oder febrilem Status epilepticus, der Säugling < 12 Monaten sowie ungenügend geimpfte Kinder (101) und Kinder mit antibiotischer Vorbehandlung sollten großzügig lumbalpunktiert werden. Klinische Unerfahrenheit ist für die Entscheidung der Indikation einer LP bei Kindern älter als 12 Lebensmonate aber keine generelle Rechtfertigung für eine LP. Im Zweifelsfall hat der Unerfahrene den Erfahrenen zur klinischen Mitbeurteilung heranzuziehen.

Nach einer LP muss eine klinische Überwachung erfolgen, da einige Fälle beschrieben sind, bei denen die LP nach FK zunächst keine Entzündungszeichen aufwies, die sich dann aber bei anhaltend auffälligem klinischen Bild in der Re-LP fanden (98). Die Dauer der vollständigen Reorientierung kann dafür hilfreich sein: nach einfachen FK ist diese mit 0,3 Stunden im Median sehr kurz, bei symptomatischen FK (Meningitis) mit 2 Stunden im Median deutlich länger (72, 92, 95). Dies unterstreicht die FEBSTAT-Studie: Hier waren die Kinder mit einer LP jünger als Kinder ohne LP und hatten einen signifikant längeren febrilen Status. 3,8 % wiesen nach einem febrilen Status epilepticus eine Pleozytose im Liquor (> 5 WBC/mm^3) auf (90).

Eine postiktale Pleozytose im Liquor bedarf einer sorgfältigen Suche nach einer Infektion, gerade, wenn eine antibiotische Vorbehandlung besteht; dieser Befund darf nicht per se als anfallsbedingt eingestuft werden (104, 123, 162, 166, 167)!

Fazit: Keine Routine-LP bei Kindern > 12 Monate; Kinder nach komplizierten FK, Säuglinge sowie ungenügend geimpfte Kinder, antibiotisch vorbehandelte Kinder und Kinder mit verzögerter postiktaler Reorientierung sollten großzügig lumbalpunktiert werden. Klinische Unerfahrenheit ist keine Rechtfertigung für eine LP. Im Zweifelsfall muss der Unerfahrene den

Erfahrenen zur klinischen Mitbeurteilung heranziehen, bleiben jedoch Zweifel, sollte die LP erfolgen. Das klinische Bild ist immer entscheidend.

Antipyrese

Die Vorstellung, dass sich Fieberkrämpfe durch Temperatursenkung mit Antipyretika verhindern lassen, ist nicht belegt. Die placebokontrollierten Studien haben ergeben, dass eine Fiebersenkung nach dem 1. FK das Wiederauftreten weiterer FK im gleichen Infekt nicht verhindert. In einer randomisierten doppelblinden Studie mit Acetaminophen (Paracetamol) versus Placebo war das Auftreten von FK in beiden Gruppen gleich (140, 150). In einer Metaanalyse zu dieser Frage konnten 3 Studien mit 540 Kindern ausgewertet werden; 348 Kinder erhielten entweder Ibuprofen (5–10 mg/kg KG), Diclofenac (1,5 mg/kg KG) oder Acetaminophen (15 mg/kg KG) vs. 192 Kinder, die mit Placebo behandelt wurden, mit dem Ziel, FK primär zu vermeiden oder weitere FK während des gleichen Infekts zu verhindern. Zwischen beiden Gruppen bestand kein Unterschied: 22,7 % unter Antipyrese vs. 24,4 % unter Placebo erlitten einen FK bzw. ein Rezidiv (124). In einer aktuellen Untersuchung erhielten 219 Kinder 10 mg/kg KG Acetaminophen alle 6 Stunden über 24 Stunden und 204 Kinder Placebo. In der Verumgruppe trat bei nur 9,1 % der Kinder ein FK-Rezidiv während des gleichen Infekts auf, in der Placebogruppe war die Zahl der FK mit 23,5 % signifikant erhöht (97). Eltern können von Selbstvorwürfen entlastet werden, den neuerlichen FK ihres Kindes durch rechtzeitige Fiebersenkung nicht verhindert zu haben. Zusätzlich kann das Fiebersenken erheblich zum Wohlbefinden des Kindes beitragen.

Fazit: Eine Fiebersenkung verhindert nicht das Auftreten von FK. Das Rezidivrisiko während des gleichen Infekts kann möglicherweise gesenkt werden.

Notwendigkeit einer EEG-Ableitung

Prospektive Studien haben keine klare Beziehung zwischen Anfallsbereitschaft im EEG nach einem FK und einer späteren Epilepsieentwicklung ergeben. Nach einem aktuellen Cochrane Review mit Auswertung von 41 Studien zu dieser Frage besteht wenig Evidenz für eine EEG-Ableitung, das Gleiche gilt auch für den komplizierten FK (33, 132). Der Großteil der Untersuchungen beschäftigt sich mit der EEG-Notwendigkeit nach komplizierten FK. In der FEBSTAT-Studie war eine anhaltende herdförmige Verlangsamung und Amplitudenminderung im EEG ein Prädiktor für eine Hippocampuspathologie (106), in anderen Studien bestand ein signifikant höheres Risiko für afebrile Anfälle im weiteren Verlauf (51, 65, 69, 77, 105). Der Zeitpunkt einer EEG-Ableitung spielt für die Erfassung eines pathologischen Befunds beim Vergleich sofort oder 2 Wochen nach dem Ereignis keine Rolle, ebenso wenig besteht ein Unterschied zwischen einem Schlaf- oder Wach-EEG (66). Trotz dieser Datenlage kann aber eine EEG-Ableitung nach einem FK eine nicht unerhebliche, z. T. psychologische Bedeutung für die Eltern haben. Nach wie vor gehört in vielen Kliniken die EEG-Ableitung nach einem FK zur Routineuntersuchung. Wenn die Notwendigkeit und Sinnhaftigkeit einer EEG-Ableitung nach FK als bedeutsam erachtet wird, wäre ein ambulanter Untersuchungstermin 2 bis 3 Wochen nach dem Akutereignis sinnvoll, um zu diesem Zeitpunkt nochmals die anfallenden Fragen der Eltern zu besprechen. Zu diesem Zeitpunkt werden nach einem FK genetisch determinierte EEG-Merkmale wie benigne Sharp Wave Foci, generalisierte Spike Waves oder Fotosensibilität im EEG sichtbar (165). Bei Kindern mit einer neurologischen Vorerkrankung, einem komplizierten FK, ungewöhnlich langer postiktaler Bewusstseinsveränderung oder Todd-Parese empfiehlt sich eine EEG-Ableitung bereits in der Akutphase. Bei fokalen Veränderungen im EEG ist neben der LP auch eine zeitnahe zerebrale MRT-Diagnostik ratsam.

Fazit: Es besteht keine gesicherte Evidenz für die Ableitung eines EEGs nach einfachem FK. Beim komplizierten FK entscheidet das klinische Bild. Die EEG-Diagnostik wird dann, wenn möglich, in der Akutphase erfolgen.

MRT

Eine routinemäßige zerebrale Bildgebung (cMRT) ist weder bei einfachen noch bei komplizierten FK notwendig; Ausnahme sind besondere Fragestellungen wie z. B. fokale epilepsietypische Potenziale oder eine fokale ausgeprägte Verlangsamung im akuten EEG (35, 113). In Abhängigkeit des klinischen Untersuchungsbefunds kann sich die Indikation zur zerebralen Bildgebung im Einzelfall immer ergeben (fokales neurologisches Defizit, z. B. Reflexdifferenz, Todd-Parese; anhaltende Bewusstseinsstörung, fokale EEG-Veränderungen im Akut-EEG).
Fazit: Kein Routine-MRT nach FK!

BEHANDLUNG VON FK

Akuttherapie

Die Abgrenzung gutartiger FK von fiebergetriggerten Anfällen bei Kindern mit einem Epilepsie-Syndrom (z. B. Dravet-Syndrom, GEFS+-Syndrom) ist die frühe Herausforderung in der Frage einer Behandlung.
Die meisten fiebergebundenen Anfälle sind von kurzer Dauer und sistieren spontan innerhalb von 3 Minuten und benötigen daher keine medikamentöse Akutintervention. Anfälle mit einer Dauer von mehr als 5 Minuten sistieren i. d. R. nicht mehr spontan und sollten medikamentös unterbrochen werden (147). Diese Zusammenhänge werden den Eltern ausführlich nach dem 1. FK vermittelt; das verleiht den Eltern Sicherheit im Umgang mit eventuellen seltenen Rezidivanfällen. Ebenso gehört zur Erstbehandlung die Aufklärung über die exzellente Prognose unkomplizierter FK.
Für die Akutunterbrechung stehen in Deutschland rektales Diazepam in 2 Dosierungen zur Verfügung:
Säuglinge und Kinder < 15 kg KG erhalten: 5 mg, Kinder > 15 kg KG 10 mg; dies sind Anhaltspunkte (143). Individualisierte Dosierungen können erforderlich sein.
Bukkales Midazolam steht in 4 Dosierungen zur Verfügung und ist für FK ohne Epilepsie nicht zugelassen. Bei Bedarf muss dies im Rahmen eines individuellen Heilversuchs besprochen werden. Dosierung: 3 Monate bis < 1 Jahr: 2,5 mg; 1 Jahr bis < 5 Jahre: 5 mg; 5 Jahre bis < 10 Jahre: 7,5 mg; 10 Jahre bis < 18 Jahre: 10 mg. Dies sind Anhaltspunkte, bei extremen Abweichungen des Körpergewichts ist dies zu berücksichtigen (139).
Die nasale Midazolamapplikation ist in Deutschland nicht zugelassen (139). Bukkales Lorazepam ist aufgrund der langen Resorptionszeit unwirksam für die Akutbehandlung und sollte daher nicht mehr verordnet werden.
Zwischen rektalem Diazepam und bukkalem Midazolam besteht in der Effektivität kein signifikanter Unterschied (91). Bei der rektalen Diazepamgabe kann durch das Zusammendrücken der Gesäßbacken für einige Minuten das Zurücklaufen der Diazepamlösung verhindert werden. Eine wirksame Diazepam- oder Midazolamkonzentration im Serum ist nach 2–4 Minuten zu erwarten (91). Wenn der Anfall nach 5 Minuten nicht sistiert, kann die Dosis für beide Applikationswege wiederholt werden. Sollte der Anfall nach der 2. Gabe nicht sistieren, muss das Kind einem Arzt oder in der Klinik vorgestellt werden. Dort kann der Anfall dann im Bedarfsfall durch intravenöse Gabe eines Benzodiazepins unterbrochen werden (Lorazepam 0,05 mg/kg KG, Clonazepam 0,01–0,05 mg/kg KG, ➤ Tab. Q1-4); sollte auch dies versagen, erfolgt die Therapie wie bei einem Status epilepticus.
Nach Unterbrechung des Anfalls und Stabilisierung erfolgt die Klärung der Ursache, insbesondere Ausschluss einer entzündlichen ZNS-Erkrankung.
Die fehlende Effektivität der Fiebersenkung außer einer Anhebung des kindlichen Wohlbefindens ist besprochen. Uneinheitlich sind die Ergebnisse zur intermittierenden Prophylaxe zur Anfallsverhütung im Rahmen des Infekts (68, 75, 86, 115, 156). In einem aktuellen Cochrane Review wurden 30 Studien mit 4256 Kindern bewertet mit dem Ergebnis, dass sowohl eine

intermittierende Diazepamgabe bei Fieber ≥38,5 °C als auch eine kontinuierliche Gabe von Phenobarbital oral die Rezidivrate für FK senkt. Es wurde kein signifikant positiver Effekt für eine intermittierende Gabe von Phenobarbital, Phenytoin, Pyridoxin oder eine kontinuierliche Gabe von Phenobarbital versus Diazepam, intermittierendes rektales Diazepam vs. intermittierendes Valproat oder orales Diazepam vs. Clobazam gefunden. Intermittierendes Diazepam senkte gegenüber Placebo oder gar keiner Behandlung signifikant die Rate wiederholter FK, dieser Effekt war aber nach 60–72 Monaten nicht nachweisbar. Clobazam (0,75 mg/kg KG in 2 Tagesdosen während des Fiebers) vs. Placebo war hochsignifikant überlegen zur Vermeidung von Rezidivanfällen (11, 110). Auch durch eine intermittierende Levetiracetammedikation (15–30 mg/kg KG in 2 Tagesdosen) nach Beginn des Infekts für 1 Woche gegeben, senkt das Rezidivrisiko im Vergleich zur Kontrollgruppe (62). Insgesamt stehen aber die Ergebnisse in keinem Verhältnis zu den aufgetretenen Nebenwirkungen von bis zu 36 % mit Ataxie, Verhaltensstörungen oder Müdigkeit. Farwell et al. fanden in ihrer Studie eine Abnahme des IQ von 4 Punkten nach 2-jähriger kontinuierlicher Phenobarbitaltherapie (42).

Fazit: Es gibt keine hinreichende Evidenz für eine intermittierende oder kontinuierliche Therapie mit anfallssupprimierenden Medikamenten (ASM) bei FK im Kindesalter. Die Gabe von Zink (Zinksulfat 2 mg/kg, max. 50 mg) zur Vermeidung von FK-Rezidiven ist nicht sinnvoll, da ineffektiv (41).

Tab. Q1-4 Medikamente und deren Dosierung zur Akutunterbrechung eines epileptischen Anfalls im Kindesalter

Name	Dosierung	Applikation	Intervallgabe	Indikation
Paracetamol	15 mg/kg KG (Tageshöchstdosis 60 mg/kg KG	oral	Alle 6 h	Antipyrese
Ibuprofen	7,5 mg/kg KG (Tageshöchstdosis 30 mg/kg KG)	oral	Alle 6 h	Antipyrese
Diazepam	Sgl.: 0,25–0,5 mg/kg KG Klein-/Schulkind: 0,2–0,4 mg/kg	i. v. oder rektal	2. Gabe nach 10 min	Anfallsunterbrechung
Midazolam*	Sgl.: 3 Monate bis < 1 Jahr: 2,5 mg 1 Jahr bis < 5 Jahre: 5 mg 5 Jahre bis < 10 Jahre: 7,5 mg 10 Jahre bis < 18 Jahre: 10 mg	bukkal	2. Gabe nach 10 min	Anfallsunterbrechung
Clonazepam#	0,01-0.05 mg/kg KG Sgl. bis 0,5 mg–½ Ampulle Kleinkind: 1 mg–1 Ampulle Schulkind: 1–2 mg –1–2 Ampullen	i. v.	2. Gabe nach 10 min	Anfallsunterbrechung
Lorazepam	0,05 mg/kg KG Sgl.: bis 1 mg Klein-/Schulkind: 1–2,5 mg	i. v.	2. Gabe nach 10 min	Anfallsunterbrechung
Midazolam	0,15–0,2 mg/kg KG	i. v.	2. Gabe nach 10 min	Anfallsunterbrechung

* Zugelassen in Deutschland nur bei Epilepsie, wird aber auch bei Fieberkrämpfen, die länger als 5 Minuten andauern, verabreicht (Heilversuch).
\# Achtung verdünnte Lösung (Lösungsmittel + Substanz ergeben 2 ml)

Wer könnte von einer sofortigen Gabe eines Akutmedikaments profitieren?
Von 118 Kindern bekamen 6,8 % der Kinder nach dem 1. unkomplizierten FK ein Rezidiv in Form eines prologierten FK, nach dem 1. prolongierten FK > 10 Minuten bekamen 20 % der Kinder ein Rezidiv in Form eines erneuten prolongierten FK. In der FEBSTAT-Studie hatten 9,9 % der Kinder nach 1. febrilen Status epilepticus erneut einen prologierten FK > 30 Minuten, im Gegensatz zu nur 2,3 % der Kinder nach einfachem FK. Kinder mit postiktalen MRT-Veränderungen hatten ein 3,4-fach erhöhtes Risiko für ein Status-Rezidiv (59). Bei diesen Konstellationen ist den Eltern zur sofortigen Gabe einer Akutmedikation beim Rezidivanfall anzuraten.
Die Verordnung eines Akutmedikaments nach dem 1. FK kann eine nicht zu unterschätzende Beruhigung der Eltern sein, der sinnvolle und kritische Umgang damit muss sichergestellt sein.

Dauertherapie

Es besteht keine Evidenz für die Verhinderung des Auftretens einer Epilepsie nach FK durch ASM. Entgegen früheren Empfehlungen, bei denen Kinder nach rezidivierenden FK, insbesondere bei komplizierten FK eine Dauertherapie erhielten, kann diese Empfehlung nicht aufrechterhalten werden. Die gute Prognose auch rezidivierender FK rechtfertigt keine medikamentöse Dauertherapie. In Einzelfällen z. B. bei lebensbedrohlichem Status epilepticus oder rezidivierenden Status epileptici kann eine individuelle Empfehlung notwendig werden.

ZUSAMMENFASSUNG

FK sind häufig, zwei Drittel sind einfache FK. Die Ätiologie ist komplex und aktuell nicht sicher geklärt; sie besteht in einer altersabhängigen Reaktion des ZNS auf eine Temperaturerhöhung bei einer genetischen Disposition. Die Absoluthöhe des Fiebers ist entscheidend für die Anfallsauslösung. Die Prognose ist gut, das Risiko einer Epilepsie nach FK ist gering. Routine-Blutuntersuchung und Routine-Lumbalpunktion sind abzulehnen, das klinische Bild und das Alter des Kindes entscheidet über das Vorgehen. Prolongierte FK sind selten, das Risiko für die Entwicklung einer MST ist in heutiger Zeit wegen der Möglichkeiten konsequenter Anfallsunterbrechung gering. Für eine Akuttherapie stehen rektales Diazepam und individuell bukkales Midazolam zur Verfügung. Eine ASM-Langzeittherapie nach FK kann Rezidive und eine spätere Epilepsie nicht verhindern. Entscheidend ist eine umfassende gute Aufklärung der Eltern, um ihnen die Angst vor einer gestörten Entwicklung ihres Kindes nach einem FK zu nehmen. Die Prognose nach FK ist i. d. R. günstig. Nach dem 6. Geburtstag hat sich die Möglichkeit eines FK „verwachsen". Späte fiebergetriggerte Anfälle müssen an genetische Varianten wie das FS+-Syndrom und GEFS+-Syndrom, prolongierte FK oder FK kombiniert mit afebrilen Anfällen an ein Dravet-Syndrom denken lassen.

VERFAHREN ZUR KONSENSBILDUNG

Die Leitlinie wurde im Auftrag der GNP erstellt.

Eine repräsentativ zusammengesetzte Expertengruppe der Fachgesellschaften erarbeitete im informellen Konsens eine Empfehlung, die final vom Vorstand der beteiligten Fachgesellschaften verabschiedet wurde. Die Vorstände der beteiligten Fachgesellschaften haben der Leitlinie in der vorliegenden Form zugestimmt.

Beteiligte Fachgesellschaften
- Deutsche Gesellschaft für Neurologie (DGN)
- Deutsche Gesellschaft für Humangenetik (GfH)
- Deutsche Gesellschaft für Kinder- und Jugendmedizin (DGKJ)
- Deutsche Gesellschaft für Epileptologie (DGfE)
- Deutsche Gesellschaft für Allgemeinmedizin und Familienmedizin e.V. (DEGAM)

Autoren
Gerhard Kurlemann, Lingen; Hiltrud Muhle, Kiel

Mitglieder der Expertengruppe
B. Steinhoff (DGN), D. Mitter (GfH), J. Lemke (GfH), R. Trollmann (DGKJ), Bernd Neubauer (DGfE)

Erstellungsdatum: 10/1996
Letzte Überarbeitung: 05/2021
Nächste Überprüfung geplant: 05/2026

ADRESSEN

Autoren

Prof. Dr. med. Gerhard Kurlemann
Kinder- und Jugendmedizin
Bonifatius Hospital Lingen
Wilhelmstr. 13
49808 Lingen

Prof. Dr. med. Hiltrud Muhle
Klinik für Kinder- und Jugendmedizin II
Universitätsklinikum Schleswig-Holstein
Arnold-Heller-Str. 3
24105 Kiel

LITERATUR

Die Literatur zu diesem Beitrag finden Sie unter:
https://register.awmf.org/de/leitlinien/detail/022-005.

Q2 Therapie der Blitz-Nick-Salaam-Epilepsie (West-Syndrom) (S3)

B. Schmitt

WAS GIBT ES NEUES ZUR THERAPIE DER BNS-EPILEPSIE?

- Die rasche Diagnosestellung und die rasche Einleitung einer wirksamen Therapie sind wesentlich für den Erfolg der Behandlung und für die langfristige Prognose der BNS-Epilepsie.
- Hoch dosiertes Prednisolon (40–60 mg/Tag) hat wahrscheinlich die gleiche Wirksamkeit wie ACTH.
- Die Kombination von Hormontherapie (ACTH oder Prednisolon) mit Vigabatrin ist kurzfristig wirksamer als eine Hormon-Monotherapie (ACTH oder Prednisolon). Im langfristigen Outcome aber konnte die Überlegenheit nicht bestätigt werden.
- Hormontherapie (ACTH oder Prednisolon) allein oder in Kombination mit Vigabatrin sind die primären Therapieoptionen für die Behandlung der BNS Epilepsie.
- Vigabatrin bleibt die primäre Therapieoption für Kinder mit Tuberöse-Sklerose-Komplex und für Kinder mit Gründen, die gegen eine Hormontherapie sprechen.

DIE WICHTIGSTEN EMPFEHLUNGEN AUF EINEN BLICK

- Bei Verdacht auf BNS-Epilepsie soll die EEG-Diagnostik innerhalb weniger Tage erfolgen.
- Bei gesicherter Diagnose soll umgehend eine rasch wirksame Therapie begonnen werden.
- Die Eltern sollen ausführlich über die Erkrankung, über Wirkungen und Nebenwirkungen der Medikamente sowie über Förder- und Unterstützungsmöglichkeiten für Kind und Familie informiert werden.
- Kinder mit einer BNS-Epilepsie sollen primär mit Hormonen (ACTH oder Prednisolon) oder mit einer Kombination von Hormonen mit Vigabatrin behandelt werden.
- Kinder mit Tuberöse-Sklerose-Komplex und Kinder, bei denen Gründe vorliegen, die gegen eine Hormontherapie sprechen, sollen primär mit Vigabatrin behandelt werden.
- Der Therapieerfolg sollte für die Medikamente der ersten Ordnung jeweils nach ca. 14 Tagen klinisch und elektroenzephalografisch (Wach- und Schlaf-EEG) evaluiert werden.
- Wenn Medikamente der ersten Wahl keine Wirkung zeigen, sollen andere Therapieoptionen wie z. B. ketogene Diät, Sultiam, Topiramat, Valproat, Zonisamid oder Benzodiazepine eingesetzt werden.
- Bei Kindern, die nicht auf eine medikamentöse Therapie der ersten Wahl ansprechen, sollte früh die Möglichkeit eines epilepsiechirurgischen Vorgehens, insbesondere bei sichtbaren fokalen ZNS-Läsionen, geprüft werden.
- Therapieansätze, deren Wirksamkeit nicht in einer prospektiv randomisierten Studie nachgewiesen wurde, werden als methodisch nicht ausreichend geprüft angesehen und sollten keine primäre Therapieoption sein.

DEFINITIONEN

In dieser Leitlinie werden die englischen Begriffe „epileptic spasms" dem deutschen Begriff „epileptische Spasmen" und „infantile spasms" dem Begriff „BNS-Epilepsie" oder „BNS-Anfälle" gleichgesetzt. Epileptische Spasmen können, der ILAE-Klassifikation (International League Against Epilepsy) folgend, einen fokalen, generalisierten oder unbekannten Beginn haben. Der Begriff „infantile spasms" kann gemäß ILAE verwendet werden, wenn die epileptischen Spasmen im Kleinkindalter auftreten (Fisher et al. 2017).

Unter BNS-Epilepsie („infantile spasms" oder „epileptische Spasmen") versteht man serielle epileptische Spasmen mit symmetrischen oder asymmetrischen Beuge-, Streck- oder Beuge-Streckspasmen, die bei Kindern unter 2 Jahren auftreten. Gelegentlich können die Anfallssymptome sehr diskret sein (serielle tonische Anspannung einzelner Muskeln oder Muskelgruppen); sie sind dann oft nur im iktalen EEG als BNS-Anfälle zu identifizieren. Nicht serielle, einzelne Spasmen („infantile single spasm variant") kommen vor, sollten aber nur dann als BNS-Anfälle bezeichnet werden, wenn das iktale oder interiktale EEG mit der Definition einer BNS-Epilepsie vereinbar ist (Lux und Osborne 2004).
Ein West-Syndrom liegt vor, wenn die BNS-Anfälle mit Hypsarrhythmie im EEG assoziiert sind. Die Entwicklungsverzögerung ist nicht immer Definitionsbestandteil des West-Syndroms. Nicht zum West-Syndrom gehörende Varianten sind die „BNS-Epilepsie ohne Hypsarrhythmie" oder „Hypsarrhythmie ohne BNS-Anfälle". Da in der Literatur „infantile spasms" und „West-Syndrom" meist synonym verwendet werden, die „Interrater Reliability" bezüglich Hypsarrhythmie niedrig ist (Hussain et al. 2015) und bezüglich der Therapie meist nicht zwischen einer BNS-Epilepsie mit Hypsarrhythmie und einer solchen ohne Hypsarrhythmie unterschieden wird, machen diese Unterscheidungen in der Leitlinie keinen Sinn. Es wird der weiter gefasste Begriff der BNS-Epilepsie verwendet.
Die BNS-Epilepsie hat ein breites Spektrum möglicher Ursachen (Frost und Hrachovy 2003). Ätiologisch wurden bislang 3 Gruppen unterschieden (Lux und Osborne, 2004):

- Idiopathisch: keine erkennbare Ursache, keine neurologischen Zeichen oder Symptome.
- Kryptogen (griechisch: verborgen): Eine symptomatische Ätiologie wird vermutet, es finden sich aber keine strukturellen und biochemischen Ursachen. Anlass für eine solche Vermutung können z. B. eine vorausgehende Entwicklungsverzögerung, neurologische Symptome oder frühere Anfälle sein.
- Symptomatisch: Die Ursache der BNS-Epilepsie ist bekannt.

In der Literatur finden sich abweichende Definitionen für idiopathisch und kryptogen. Oft werden sie nicht differenziert und unter kryptogen zusammengefasst. Dies wurde aus pragmatischen Gründen in der vorliegenden Leitlinie ebenso gehandhabt. Daneben finden sich Begriffe wie „identified aetiology" und „no identified aetiology". Die ILAE Commission on Classification and Terminology empfiehlt, „kryptogen", „idiopathisch" und „symptomatisch" durch „genetic", „structural/metabolic" und „unknown etiology" zu ersetzen (Berg et al. 2010). Die Angaben in der Literatur zur BNS-Epilepsie erlauben aber nur selten eine so differenzierte Unterscheidung, weshalb die Leitlinie vorerst an den alten Begriffen festhält. Kryptogen deckt hierbei sinngemäß die Begriffe „unknown etiology" bzw. „no identified aetiology" ab und symptomatisch die Begriffe „genetic", „structural", „metabolic und „identified aetiology".[1]

THERAPIEN: ZUSAMMENFASSUNG UND WERTUNG

ACTH

- Es liegen keine placebokontrollierten Studien vor.
- ACTH ist bei kryptogener und symptomatischer BNS-Epilepsie wahrscheinlich wirksam (mehrere Studien EK 1+ und EK 2+), wobei die initiale Wirkung besser als die langfristige ist.
- Die Zeit bis zum Erfolg beträgt im Mittel 1–2 Wochen (mehrere Studien EK 1+ und EK 2+).
- Die Rate anfallsfreier Kinder war in der kryptogenen Gruppe höher als in der symptomatischen. Innerhalb der symptomatischen Gruppe fanden sich keine unterschiedlichen Therapieerfolge zwischen den verschiedenen Ätiologien (mehrere Studien EK 1+ bis EK 2+).

[1] Alle Verweise und weitergehende Informationen finden Sie unter: https://register.awmf.org/de/leitlinien/detail/022-022.

- Es gibt keine Daten bezüglich der Überlegenheit einer ACTH-Präparation.
- Hohe Dosen sind niedrigen Dosen nicht überlegen (2 Studien EK 1+).
- Es gibt keine kontrollierten Daten, die die Überlegenheit einer langen gegenüber einer kurzen (2 Wochen) Therapiedauer belegen (1 Studie EK 1+, 3 Studien EK 3). Es gibt aber Hinweise, dass eine mehrmonatige Therapie die Rückfallhäufigkeit reduziert (1 Studie EK 3).
- Bei Rückfällen nach kurzfristiger Therapie können Patienten mit BNS-Epilepsie erneut auf einen zweiten ACTH-Kurs, Glukokortikoide oder Vigabatrin ansprechen (EK 2–).
- Eine additive/supraadditive Wirkung von Pyridoxin/Pyridoxalphosphat oder $MgSO_4$ bei ACTH ist nicht ausreichend belegt.
- ACTH ist wahrscheinlich oralen Glukokortikoiden nicht überlegen. Neuere Studien (EK 1+ und EK 1–) und eine Metaanalyse zeigen bei ausreichend hoher Dosis eine Gleichwertigkeit von Prednisolon und ACTH. Die Unterlegenheit von Prednison gegenüber ACTH in einer älteren Studie (EK 1–) lag möglicherweise in der zu niedrigen Dosierung. Hancock et al. (2013) erwähnen in ihrem Review (ohne Literaturangabe), dass Prednison und Prednisolon bei Säuglingen nicht als äquivalente Behandlung betrachtet werden können, da der Prednison-Metabolismus bei Neugeborenen und Säuglingen infolge einer reduzierten HSD11B1-Kapazität reduziert ist. Auch nicht randomisierte, sehr hoch dosierte Studien mit Prednisolon oder Dexamethason zeigen eine Wirkung in der Größenordnung von ACTH (EK 2–).
- Eine kryptogene BNS-Epilepsie und ein kurzes Zeitintervall zwischen BNS-Manifestation und ACTH-Beginn sprechen besser auf ACTH an (1 Studie EK 1+, 2 Studien EK 2+, 6 Studien EK 3) und zeigen bei Ansprechen eine bessere mentale Entwicklung (1 Studie EK 1+, 1 Studie EK 2+, 6 Studien EK 3). Für Patienten mit symptomatischer Epilepsie ist der Zusammenhang nicht belegt.
- Es gibt schwache Hinweise, dass bei einer BNS-Epilepsie unbekannter Ätiologie der kognitive Entwicklungsstand nach ACTH oder Prednisolon besser ausfällt als nach Vigabatrin. Wird Vigabatrin aber mit ACTH oder Prednisolon kombiniert, findet sich der Unterschied zur ausschließlich hormonbehandelten Gruppe nicht mehr.
- Nebenwirkungen wie arterielle Hypertonie, Unruhe, Sedierung, Hypokaliämie, Hyperglykämie, Infektionen, Katarakt, Cushing-Syndrom, Volumenverlust des Gehirns, reversible hypertrophe Kardiomyopathie (ohne signifikante Obstruktion des linksventrikulären Ausflusses) und Nephrokalzinose werden mit variabler Häufigkeit berichtet. Schwere Nebenwirkungen werden mit 13 % benannt und Todesfälle waren meist Einzelfälle (Ausnahme: 1 retrospektive Studie mit sehr hohen Dosen und 4,5 % Todesfälle).
- Dosisabhängige ACTH Nebenwirkungen sind Bluthochdruck und Hirnvolumenverlust (2 Studien EK 1+). Für andere Nebenwirkungen ist ein Zusammenhang mit der Dosis nicht belegt.
- Es gibt nur sehr wenige Daten über das Auftreten einer Nebennierenrindeninsuffizienz nach Absetzen von ACTH und es gibt keine Daten, ob und welches Ausschleichen bzw. ob und welche vorübergehende Steroidsubstitution diese Störungen vermeiden können.

Glukokortikoide

- Glukokortikoide sind bei BNS-Epilepsie wahrscheinlich wirksam (EK 1+).
- Höhere Dosen der Glukokortikoide sind wahrscheinlich wirksamer als niedrige (EK 1+).
- Kryptogene BNS-Epilepsien sprechen im Vergleich zu symptomatischen Formen wahrscheinlich besser auf die Therapie an (EK 1+).
- Ein kurzes Zeitintervall zwischen BNS-Diagnose und Therapiebeginn scheint sowohl das Anfalls-Outcome als auch das Entwicklungs-Outcome günstig zu beeinflussen (EK 1+).

- Es gibt keine Daten, die die Überlegenheit eines bestimmten Glukokortikoids, einer bestimmten Applikationsform oder einer bestimmten Therapiedauer belegen.
- Zur abschließenden Beurteilung der Pulstherapie mit Glukokortikoiden ist die Datenlage bislang unzureichend.
- Glukokortikoide haben wie ACTH potenziell lebensbedrohliche Nebenwirkungen. Die Datenlage reicht nicht aus, um zu beurteilen ob Glukokortikoide ein besseres Sicherheitsprofil im Vergleich zu ACTH haben.
- Es gibt keine Daten über endokrinologische Störungen nach Absetzen von Glukokortikoiden nach Therapie der BNS-Epilepsie und es gibt keine Daten darüber, ob und welches „Ausschleichen" bzw. ob und welche vorübergehende Glukokortikoidsubstitution diese Störungen vermeiden kann.

Vigabatrin

- Vigabatrin ist wahrscheinlich wirksam bei BNS-Epilepsie (EK 1+).
- Höhere Dosen (100–150 mg/kg) sind wirksamer als niedrige (18–36 mg/kg) (EK 1+).
- Vigabatrin zeigt eine rasche Wirkung, meist innerhalb von 1–2 Wochen.
- Es gibt Hinweise, dass eine Behandlungsdauer von nur 6 Monaten auch bei symptomatischen Formen zu keiner erhöhten Rückfallquote führt (EK 3).
- Kinder mit Tuberöse-Sklerose-Komplex zeigen ein besseres Ansprechen (EK 1+).
- Vigabatrin ist gut verträglich. Nebenwirkungen sind Müdigkeit, Irritabilität und Hyperaktivität, gastrointestinale Probleme, Schlafstörungen, muskuläre Hypo- oder Hypertonie und Gewichtszunahme.
- Vigabatrinassoziierte MRT-Veränderungen (VAMV) sind reversibel und meist asymptomatisch. Es gibt aber Hinweise, dass unter der Kombination von Vigabatrin und Hormonen VAMV mit reversiblen Bewegungsstörungen, Enzephalopathie und Dysautonomie einhergehen können. Dies möglicherweise vermehrt bei Kindern mit Trisomie 21.
- Es gibt Hinweise, dass der präventive Einsatz von Vigabatrin bei Tuberöse-Sklerose-Komplex zu besseren Langzeitergebnissen hinsichtlich Kognition und Epilepsie führt. Laufende Studien werden diesbezüglich möglicherweise mehr Klarheit bringen.

Gesichtsfeldeinschränkungen:

- Kinder mit BNS-Epilepsie weisen auch ohne Vigabatrin in einem hohen Prozentsatz ophthalmologische Störungen und retinale Defekte auf.
- Die Studien lassen bei BNS-Epilepsie keine eindeutige Risikoeinschätzung bezüglich Gesichtsfeldeinschränkungen bzw. retinaler Defekte durch Vigabatrin zu.
- Viele mit unterschiedlichen Methoden durchgeführte ophthalmologische Studien zeigen statistisch signifikante Unterschiede zwischen Vigabatrin behandelten Kindern und einer Kontrollgruppe, ohne dass daraus auf klinisch relevante Gesichtsfeldeinschränkungen geschlossen werden konnte.
- Das Risiko einer Gesichtsfeldeinschränkung durch Vigabatrin scheint bei Kindern geringer zu sein als bei Erwachsenen. Möglicherweise ist das Risiko bei Kleinkindern nochmals niedriger.
- Klinisch relevante Gesichtsfeldeinschränkungen durch Vigabatrin werden bei Kindern nur ausnahmsweise berichtet.
- Eine hohe kumulative Gesamtdosis und eine lange Dauer der Vigabatrinbehandlung spielen wahrscheinlich bei der Entstehung einer Gesichtsfeldeinschränkung eine Rolle. Gefährdet wären demnach insbesondere Kinder mit Tuberöse-Sklerose-Komplex.
- Auch wenn das Risiko einer Gesichtsfeldeinschränkung durch Vigabatrin nicht ausgeschlossen werden kann, scheint es bei einer Therapiedauer von unter 6 Monaten (bzw. 3–4 Monaten, wie in aktuellen Studien praktiziert) sehr gering zu sein.

Sonstige Medikamente

Die Studien und Fallserien zu **Sultiam, Benzodiazepinen, Immunglobulinen, Levetiracetam, Topiramat, Felbamat, Valproat, Pyridoxin, Pyridoxalphosphat und Zonisamid** zeigen keine ausreichende Evidenz oder eine zu geringe bzw. verzögerte Wirksamkeit, um eine Therapieempfehlung der engeren Wahl auszusprechen. Eine Wirksamkeit ist im Einzelfall möglich bzw. nicht ausgeschlossen, ein Therapieversuch kann bei Therapieresistenz in Betracht gezogen werden. Für Valproat braucht es wahrscheinlich hohe Dosen (> 60 mg/kg) und eine längere Behandlungsdauer. Vor einer Therapie mit Valproat sollte eine metabolische, speziell mitochondriale Erkrankung bedacht und möglichst ausgeschlossen werden. Ein Therapieversuch mit Pyridoxin 30 mg/kg/Tag über 3–5 Tage kann in Betracht gezogen werden, wenn ein substanzieller Verdacht auf eine Vitamin-B6-abhängige Epilepsie vorliegt oder eine Therapieresistenz auf Mittel der engeren Wahl besteht. Da die überwiegende Zahl der betroffenen Patienten prompt auf die erste Pyridoxin-Gabe reagiert, sollte der Therapieversuch den Einsatz von Mitteln der engeren Wahl nicht verzögern. Bezüglich neuer Therapieansätze mit **Tetrahydrocannabinol/Cannabidiol** oder bei TSC **Everolimus** liegen bislang keine überzeugenden Daten vor, die einen primären Einsatz zur Behandlung der BNS-Epilepsie empfehlen.

Ketogene Ernährungstherapien

- Die klassische ketogene Diät (KKD) ist eine Therapieoption für die Behandlung von BNS-Anfällen (EK 1–EK 3), wenn Glukokortikoide/ACTH und Vigabatrin erfolglos waren.
- KKD kann zusätzlich zu Vigabatrin in Erwägung gezogen werden, wenn Vigabatrin nicht ausreichend wirksam ist und eine hormonelle Therapie nicht eingesetzt werden kann.
- In Einzelfällen zeigt KKD ein rasches Therapieansprechen (Dressler et al. 2019; Eun et al. 2006; Hirano et al. 2015; Hong et al. 2010; Kossoff et al. 2008).
- Es gibt Hinweise, dass es sich früh – in den ersten 2–4 Wochen – abzeichnet, ob ein Patient auf KKD anspricht. Deshalb kann es sinnvoll sein, die Wirksamkeit nach 2 Wochen zu evaluieren und bei Nichtansprechen einen Therapiewechsel durchzuführen.
- Mit dem klinischen Ansprechen bessert sich das EEG, wobei dies zeitlich verzögert eintritt.
- Die Dauer der KKD kann möglicherweise auf 6–8 Monate begrenzt werden (Kang et al. 2011).
- Eine KKD als Ersttherapie vor medikamentöser Behandlung oder der Einsatz einer modifizierten Atkins-Diät (MAD) kann bisher nicht empfohlen werden.

Epilepsiechirurgie und Vagusnervstimulation

Ein epilepsiechirurgischer Eingriff ist unter entsprechenden Voraussetzungen bei BNS-Epilepsie eine therapeutische Option (EK 3). Es finden sich klare Hinweise, dass die Entwicklung der betroffenen Kinder von einem frühen epilepsiechirurgischen Eingriff profitiert.

Zusammenfassende Beurteilung aller Therapien

Für die Therapie der BNS-Epilepsie ist die Wirksamkeit von ACTH, Glukokortikoiden und Vigabatrin in mehreren Studien (EK 1+) sehr wahrscheinlich nachgewiesen. ACTH und ausreichend hoch dosiertes Prednisolon haben einen vergleichbaren Wirkungsgrad. Die Hormontherapie scheint bessere Resultate zu erzielen als Vigabatrin. Die Kombination von Hormonen (ACTH oder Prednisolon) mit Vigabatrin wiederum scheint wirksamer zu sein als Hormontherapie allein. Für Kinder mit TSC bleibt Vigabatrin Mittel der 1. Wahl (EK 1+). Für die anderen Substanzen (Sultiam, Benzodiazepine, Immunglobuline, Levetiracetam, Pyridoxin, Pyridoxalphosphat, Topiramat, Felbamat, Valproat, Zonisamid und ketogene Diät) ist eine Wirksamkeit in Studien mit kleinen Fallzahlen oder offenen Studien mitgeteilt worden. Bezüglich Tetrahydrocannabinol/Cannabidiol oder Everolimus bei TSC ist die Datenlage für

eine Aussage bislang unzureichend. Epilepsiechirurgie ist eine Therapieoption, wenn Therapieresistenz vorliegt und verschiedene Untersuchungsverfahren auf einen resezierbaren Ursprungsherd hinweisen.
Die Einschätzung einer wahrscheinlich nachgewiesenen Wirkung von ACTH, Glukokortikoiden und Vigabatrin wird von den Autoren des Cochrane Reviews und der Amerikanischen „Practice Parameter" ähnlich wie in unserer Leitlinie formuliert. Bezüglich der anderen Medikamente sahen die Autoren des Cochrane Reviews und der Amerikanischen „Practice Parameter" keine ausreichende Evidenz für eine Empfehlung. Ketogene Diät und Epilepsiechirurgie und Vagusnervstimulation wurden nicht bewertet.
Gemäß den ILAE-Empfehlungen für die Behandlung von Säuglingsepilepsien (Bericht der Task Force der ILAE-Kommission für Pädiatrie von 2015, [Wilmshurst et al. 2015]) gehört eine prächirurgische Abklärung zur Identifizierung von potenziellen Kandidaten für die Epilepsiechirurgie zu den Standards der Versorgung in dieser Altersgruppe.

Finanzielle Auswirkungen

Die Kosten für die Tagesbehandlung in Deutschland liegt für Vigabatrin ca. bei 1,50–3 EUR für Prednisolon bei 0,70–1,10 EUR, Depot-ACTH bei 23–35 EUR. Mit höheren finanziellen Auswirkungen einhergehend sind die stationäre Einleitung einer ketogenen Diät (ketogene Säuglingsnahrung) und die prächirurgische Abklärung im Falle einer chirurgischen Therapieoption.

Kontrollen

Verlaufskontrollen unter Therapie

In den ersten Wochen der Therapie wird ein wöchentlicher Kontakt (ggf. telefonisch) mit den Eltern bzw. Bezugspersonen des Kindes empfohlen (Grinspan et al. 2020). Der Therapieerfolg soll für die Medikamente der ersten Ordnung jeweils nach ca. 14 Tagen klinisch und elektroenzephalografisch (Wach- und Schlaf-EEG) evaluiert werden. Für Non-Responder sind die Kontrollen nach der 2. Therapiewoche individuell festzulegen. Für Responder werden regelmäßige Kontrollen unter Einschluss eines EEGs (möglichst Schlaf-EEG mit anschließender Wachphase) empfohlen. Die Dauer der Kontrollen hängt individuell von der Therapie, dem Verlauf der Epilepsie und der neurologischen Entwicklung des Kindes ab.

Kontrollen und Maßnahmen unter ACTH und Glukokortikoiden

Unter Glukokortikoid- oder ACTH-Therapie wird eine großzügige stationäre Aufnahme bei Eintreten von Komplikationen und Nebenwirkungen empfohlen. Hierbei kann auch die Überlastung der Betreuungspersonen eine Indikation zur stationären Aufnahme des Kindes darstellen.

- Vor Therapiebeginn: MRT des Schädels (soweit noch nicht erfolgt), internistischer Status, Blutdruck, Blutbild, Blutzucker, Serum-Elektrolyte, Leberwerte, Nierenwerte (Harnstoff, Kreatinin), Herzultraschall.
- Unter Therapie:
  - Magenschutz in Betracht ziehen (Grinspan et al. 2020).
  - Frühzeitige und adäquate Antibiotikagabe (Neutropenieschema) bei Fieber.
  - Vermeidung von Varizellenkontakt. Bei Varizellenkontakt Blutentnahme zur Bestimmung des Varizellen IgG-Titer und passive Immunisierung (innerhalb von 72 Stunden nach Varizellenkontakt), ohne das Resultat der Antikörperbestimmung abzuwarten.
  - Keine Lebendimpfstoffe (MMR, Varizellen) 4 Wochen vor bis 4 Wochen nach der Glukokortikoid- oder ACTH-Therapie.

  - Inaktivierte Impfstoffe (Totimpfstoffe) können bis 1 Woche vor und ab 1 Woche nach der Therapie verabreicht werden. Auch unter der Therapie ist eine Impfung mit Totimpfstoffen möglich, es besteht aber gegebenenfalls eine eingeschränkte Immunantwort.
  - Internistischer Status alle 2 Wochen und bei Bedarf Herzultraschall bei Hypertension und bei klinischer Symptomatik, Blutdruck 1 × pro Woche, ab der 4. Woche 2 × pro Woche. Wöchentlich 1 × Blutzucker.
- Ausschleichen der ACTH-/Glukokortikoid-Dosis unter endokrinologischen Gesichtspunkten.
  - Es gibt keine Studie, die bezüglich Wirkung und Nebenwirkung ein bestimmtes Vorgehen bei der Beendigung von ACTH oder Glukokortikoiden (Ausschleichen) nahelegt.
  - Es gibt keine Daten über endokrinologische Störungen nach Absetzen von ACTH oder Glukokortikoiden. Insbesondere bei kurzen Therapieprotokollen wurden keine Komplikationen im Zusammenhang mit dem Absetzen von ACTH und Glukokortikoiden beobachtet bzw. beschrieben, z. B. (Lux et al. 2004; O'Callaghan et al. 2017).
  - Es gibt keine Daten, ob und welches Ausschleichen bzw. ob und welche Kortikoidsubstitution Störungen vermeiden kann.
  - Dennoch gibt es nicht nur theoretische Hinweise darauf, dass im Anschluss an eine Therapie mit ACTH oder Glukokortikoiden Komplikationen im Zusammenhang mit einer supprimierten Hypothalamus-Hypophysen-Nebennierenachse und damit einer unzureichenden Kortisol-Antwort bei körperlichem Stress (z. B. Fieber, Trauma, Operation) auftreten können. Dieses Risiko ist umso höher, je länger die Therapie durchgeführt wurde.
  - Die Datenlage reicht für eine generelle Empfehlung nicht aus, rechtfertigt aber die Darstellung von diagnostischen und therapeutischen Möglichkeiten, die ein solches Risiko mindern können. Klinische Studien zur entsprechenden Risikoabschätzung sind unbedingt anzustreben.
  - Jeder Patient sollte sicherheitshalber für ca. 1 Jahr nach Behandlung eine ärztliche Bescheinigung erhalten, in der die durchgeführte ACTH oder Glukokortikoidtherapie aufgeführt ist und die Möglichkeit einer unzureichenden Stressantwort bei schweren Erkrankungen oder körperlichem Stress (Addison-Krise) erwähnt ist.

Um das Risiko einer akuten Krise infolge Kortisolmangels zu vermindern, wird insbesondere nach längerer Therapie mit Glukokortikoiden folgendes Reduktionsschema vorgeschlagen: Wenn im Rahmen der therapeutischen Reduktion von Prednisolon die physiologische Prednisolon-Dosis von 2,5–3 mg/m²/Tag erreicht ist, sollte eine Umstellung auf die Äquivalenzdosis 10–12 mg/m²/Tag Hydrokortison in 2–3 Einzeldosen erfolgen. Anschließend Reduktion um 2 mg/m²/Woche bis auf 50 % der physiologischen Hydrokortisondosis (5–6 mg/m²/Tag) über mehrere Wochen. In dieser Reduktionsphase kann die Messung der Morgen-Kortisolkonzentration im Serum alle 4 Wochen bis zur Normalisierung insofern von Bedeutung sein, als dass bei Erreichen der Normalwerte individuell Hydrokortison abgesetzt werden kann. Es ist aber zu beachten, dass eine ausreichende hormonelle Antwort der Nebennierenrinde auf körperlichen Stress damit möglicherweise noch nicht gewährleistet ist. Diese ausbleibende Stressreaktion kann bis zu 1 Jahr nach Ende der ACTH- oder Glukokortikoidtherapie beobachtet werden und zu schweren Komplikationen (z. B. lebensbedrohlichen Hypoglykämien [Rushworth et al. 2018]) führen.

Die Durchführung eines Synacthentests in 4-wöchentlichen Abständen, bis die Stressreserve wieder hergestellt ist (Peak-Kortisol > 550 nmol/l) bringt eine weitere Information: Bis zur Normalisierung des Synacthentests (oder wenn kein Synacthentest vorliegt) sollte bei Auftreten von Stress 25–30 mg/Tag Hydrokortison in 3–4 Einzeldosen oral oder als Dauerinfusion verabreicht werden.

ACTH kann durch die negative Rückkopplung ebenfalls die Hypothalamus-Hypophysen-Nebennierenachse supprimieren, allerdings ist diese Suppression weniger gut vorhersehbar und dokumentiert als bei der Glukokortikoidtherapie. Vor Absetzen einer ACTH-Therapie sollte demnach ebenso eine Bestimmung der Morgen-Kortisolkonzentration im Serum und bei einer nicht ausreichenden Morgen-Kortisolkonzentration ein Ausschleichen über Hydrokortison nach dem oben genannten Schema erfolgen. In diesem Fall kann die intakte Stressreserve nur mittels eines CRH-Tests nachgewiesen werden. Die Beurteilungskriterien für diesen Test variieren in der Literatur aber erheblich und sind nicht explizit auf das Säuglingsalter bezogen. Bei Erwachsenen wird ein Kortisolanstieg um > 200 nmol/l und ein ACTH-Anstieg um mindestens 50 % als ausreichend angesehen.

Kontrollen unter Vigabatrin
Ob ophthalmologische Verlaufskontrollen aufgrund der Vigabatrin-Therapie empfohlen werden sollen, bleibt unklar. Kontrollen des Gesichtsfeldes sind bei Säuglingen und Kleinkindern nicht möglich. Elektroretinografische Untersuchungen (ERG) können in diesem Alter Hinweise für eine retinale Schädigung ergeben, erfordern jedoch eine Untersuchung in Sedierung. Ab dem kognitiven Alter von 8 Jahren kann bei kooperativen Patienten eine Kontrolle des Gesichtsfeldes empfohlen werden. Bei Kindern mit Entwicklungsstörungen und bei Kindern unter 8 Jahren sind die Kontrollen meist nicht durchführbar oder die Ergebnisse unzuverlässig. Pathologische Befunde müssen in jedem Fall überprüft werden. Generell gilt, dass Kinder mit BNS-Epilepsie auch ohne Vigabatrin Risikopatienten bezüglich der Entwicklung von Sehstörungen sind, weshalb eine augenärztliche Anbindung in jedem Fall sinnvoll ist.

Entwicklungskontrolle
Eine wesentliche Qualitätskontrolle der therapeutischen Maßnahmen stellt die motorische und kognitive Entwicklung dar. Zu ihrer Überprüfung werden neuropädiatrische Untersuchungen und standardisierte entwicklungsneurologische Testuntersuchungen (Bayley, Griffith etc.) empfohlen. Eine detaillierte Dokumentation des Entwicklungsstandes bzw. der Entwicklungsdefizite ist erforderlich. Als Zeitpunkte für diese Untersuchung werden 18 Monate und auf jeden Fall vor Schuleintritt empfohlen. Zusätzlich eingeschobene Untersuchungstermine sind je nach Entwicklungsverlauf in Betracht zu ziehen. Entsprechende Therapien sind, wenn notwendig, einzuleiten. Die Nachkontrollen zur kognitiven und körperlichen Entwicklung der Kinder sind durch Personen durchzuführen, die eine entsprechende Ausbildung und Erfahrung aufweisen. Bei gegebenen Voraussetzungen können die Untersuchungen durch Neuropädiater, Kinderärzte, Allgemeinärzte, Psychologen oder Pädagogen erfolgen.

EMPFEHLUNGEN ZUM VORGEHEN UND ZUR THERAPIE

Therapieziele

Evidenz	Empfehlung 1	Empfehlungsgrad
Hoch	Ziel der Therapie soll die rasche Anfallsfreiheit für BNS-Anfälle und das Sistieren der Hypsarrhythmie im Wach- und Schlaf-EEG als Voraussetzung für die bestmögliche Entwicklung des Kindes sein.	⇑⇑
Literatur: O'Callaghan et al. 2011, 2017, 2018 (EK 1+) und Tabelle 4 und 5		
Konsensstärke: > 95 %		

Therapieeinleitung und Betreuung

Abklärung und Einleitung der Therapie sowie die Weiterbetreuung der betroffenen Kinder erfolgen in der Regel durch einen Facharzt für Kinder- und Jugendmedizin mit Schwerpunkt Neuropädiatrie. Die Therapieeinleitung erfolgt meist unter stationärer Beobachtung zeitgleich mit der Diagnostik. Ausnahmsweise ist der Beginn der Therapie auch ambulant durch einen erfahrenen Kinderepileptologen möglich.

Bei Beginn einer Glukokortikoid- oder ACTH-Behandlung ist eine fundierte Kenntnis der Nebenwirkungen erforderlich und die Kooperation mit einem Kinderendokrinologen und Kinderkardiologen sinnvoll. Therapierefraktäre Formen der BNS-Epilepsie sind möglichst einem neuropädiatrischen Zentrum mit breiten diagnostischen Möglichkeiten zuzuweisen.

Evidenz	Empfehlung 2	Empfehlungsgrad
Hoch	Bei Verdacht auf BNS-Epilepsie soll die EEG-Diagnostik innerhalb weniger Tage erfolgen.	⇑⇑
Literatur: O'Callaghan et al. 2011, 2017, 2018 (EK 1+) und Tabelle 4 und 5		
Konsensstärke: >95 %		

Evidenz	Empfehlung 3	Empfehlungsgrad
Hoch	Bei gesicherter Diagnose soll umgehend eine rasch wirksame Therapie begonnen werden.	⇑⇑
Literatur: O'Callaghan et al. 2011, 2017, 2018 (EK 1+) und Tabelle 4 und 5		
Konsensstärke: >95 %		

Kommentar zu Empfehlung 1, 2 und 3:

Jeweils starke Empfehlung ⇑⇑ aufgrund zahlreicher, zum Teil gut belegter Studien (EK 1+, EK 2+, EK 3), welche zeigen, dass eine rasche Diagnosestellung und die rasche Einleitung einer wirksamen Therapie für ein gutes Therapieergebnis (Ansprechen der Therapie, Epilepsie-Outcome und kognitives Outcome) erforderlich ist (Auvin et al. 2012; Cohen-Sadan et al. 2009; Glaze et al. 1988; Gordon, 1980; Ito et al. 2002; Kivity et al. 2004; Lerman und Kivity, 1982; Lombroso, 1983; O'Callaghan et al. 2018, 2011, 2017; Singer et al. 1980; Matsumoto et al. 1981; Widjaja et al. 2015). Dies gilt vor allem für Patienten mit idiopathisch/kryptogener BNS-Epilepsie, aber auch für symptomatische BNS-Epilepsien (Eisermann et al. 2003; Goh et al. 2005; O'Callaghan et al. 2018).

Nicht selten liegt bei der Erstkonsultation eine Video-Aufzeichnung der Anfälle durch die Eltern vor. Auch dann ist die Bestätigung der Diagnose mittels EEG-Aufzeichnung erforderlich, da nichtepileptische Ereignisse oder andere Anfallsformen eine BNS-Epilepsie imitieren können. Empfohlen wird ein Schlaf-EEG, ergänzt durch eine mehrminütige EEG-Aufzeichnung nach dem Aufwachen, in der nicht selten BNS-Anfälle registriert werden können. Das Vorliegen einer Hypsarrhythmie ist kein zwingendes Kriterium für die Diagnosestellung. Im Zweifelsfall empfiehlt sich eine längere Video-EEG Aufzeichnung mit dem Ziel, BNS-Anfälle aufzuzeichnen.

Evidenz	Empfehlung 4	Empfehlungsgrad
Schwach	Der Therapieerfolg sollte für die Medikamente der ersten Ordnung jeweils nach ca. 14 Tagen klinisch und elektroenzephalografisch (Wach- und Schlaf-EEG) evaluiert werden.	⇑
Literatur: siehe Spalte „Zeit Beurteilung" in den Tabellen		
Konsensstärke: > 95 %		

Kommentar zu Empfehlung 4:
Eine Überprüfung des Therapieerfolgs nach ca. 14 Tagen entspricht den primären Outcome-Kriterien aktueller Therapiestudien zur Behandlung der BNS-Epilepsie. Es gibt aber keine Studien, die unterschiedliche Zeiträume verglichen haben. Die Empfehlung bei schwacher Evidenz begründet sich wie die Empfehlungen 1–3 in der Notwendigkeit eines raschen und anhaltenden Therapieerfolgs. Von einem ersten klinischen Therapieerfolg kann dann gesprochen werden, wenn 48 Stunden keine BNS-Anfälle mehr aufgetreten sind. Eine Reduktion der BNS-Anfälle kann nicht als ausreichender Therapieerfolg gewertet werden. Der elektroenzephalografische Therapieerfolg erfordert ein hypsarrhythmiefreies Wach- und Schlaf-EEG. Der klinische Therapieerfolg kann dem elektroenzephalografischen vorausgehen. Umstritten ist die Rolle des EEGs für die Therapieentscheidung zu diesem Zeitpunkt. Persistiert die Hypsarrhythmie trotz klinischem Therapieerfolg, soll sehr sorgfältig nach subklinischen und diskreten klinischen Anfallsmustern, ggf. unter Zuhilfenahme einer Video-EEG-Langzeitaufzeichnung gesucht werden. Ob allein eine persistierende Hypsarrhythmie einen Wechsel der Therapie zu diesem Zeitpunkt erfordern muss, ist eine offene Frage, die durch die Literatur nicht ausreichend belegt ist. Der Therapiewechsel sollte jedoch eingehend diskutiert werden. Zumindest sollte eine engmaschige Kontrolle solcher Patienten gewährleistet sein.

Evidenz	Empfehlung 5	Empfehlungsgrad
Expertenkonsens	Die Eltern sollen ausführlich über die Erkrankung, über Wirkungen und Nebenwirkungen der Medikamente sowie über Förder- und Unterstützungsmöglichkeiten für Kind und Familie informiert werden. Hierfür sind wiederholte Gespräche in verständlicher Sprache erforderlich und es soll ausreichend Gelegenheit bestehen, Fragen und Ängste der Eltern zu besprechen.	⇑⇑
	Die Einbindung einer Psychologin kann hilfreich sein, ebenso die Abgabe einer schriftlichen Information über die Erkrankung und die Therapie der BNS-Epilepsie. Es wird empfohlen, einen in der Epileptologie geschulten Sozialpädagogen/Sozialarbeiter hinzuzuziehen und die Möglichkeit zur Verordnung von sozialmedizinischer Nachsorge zu prüfen.	⇔
Keine spezifischen Studien zur BNS-Epilepsie		
Konsensstärke: > 95 %		

Kommentar zu Empfehlung 5:
Bei fehlenden BNS-spezifischen Studien wird im Rahmen eines Expertenkonsenses eine „starke" und eine „Kann"-Empfehlung ausgesprochen. Die Information der Eltern über die Erkrankung und über Nebenwirkungen der Medikamente sowie die Information über Unterstützungsmöglichkeiten gehört zu den zentralen Aufgaben des Arztes. Eltern von betroffenen

Kindern sind erfahrungsgemäß in einer emotionalen und psychischen Ausnahmesituation und selten in der Lage, die gebotenen Informationen im ersten Gespräch zu verstehen. Wiederholte Gespräche mit dem behandelnden Arzt über Therapie, Wirkungsweise und Nebenwirkungen der Medikamente sowie über die zur Verfügung stehenden Förder- und Unterstützungsmöglichkeiten für Kind und Familie tragen zur Stabilisierung der Familie bei, erhöhen die Compliance und beugen einer Überforderung der Eltern vor.
Da die Diagnosemitteilung nicht selten mit einer erheblichen psychischen Belastung der Eltern einhergeht, kann das Angebot einer psychologischen Begleitung hilfreich sein. Auch die Einschaltung von Sozialpädagogen/Sozialarbeitern, besonders wenn sie epileptologisch geschult sind, und die Verordnung von sozialmedizinischer Nachsorge können wesentlich dazu beitragen, die psychosoziale Belastung der Eltern zu vermindern. Die Abgabe einer schriftlichen Information zur BNS-Epilepsie (z. B. Patientenleitlinie) sowie die Aushändigung von Befundkopien ist eine weitere Möglichkeit, Eltern über die Erkrankung ihres Kindes zu informieren.

Empfehlung Medikamente

Evidenz	Empfehlung 6	Empfehlungsgrad
Hoch	Kinder mit einer BNS-Epilepsie sollen primär mit Hormonen (ACTH oder Prednisolon) oder mit einer Kombination von Hormonen mit Vigabatrin behandelt werden.	⇑⇑
Literatur: Go et al. 2012; Hancock et al. 2013; Lux et al. 2004a, 2005a; O'Callaghan et al. 2017, 2018; sowie Tabellen 1–3		
Konsensstärke: >75 %		

Kommentar zu Empfehlung 6:
Zur Datenlage (Body of Evidence) siehe Langfassung der Leitlinie Kapitel 5.1, 5.2, 5.3.
Es liegen ausreichend hochwertige Studien vor, welche die Wirksamkeit von Hormonen (ACTH, Prednisolon und andere Glukokortikoide) und der Kombination von Hormonen und Vigabatrin belegen (Lux et al. 2004a, 2005a; O'Callaghan et al. 2017, 2018; sowie Tabellen 1–3 und 7–10). Für ACTH und Prednisolon wird diese Sichtweise auch in einem Cochrane Review (Hancock et al. 2013) vertreten und für ACTH in der 2012 aktualisierten amerikanischen Guideline zur Behandlung der BNS-Epilepsie (Go et al. 2012).
ACTH steht im deutschsprachigen Raum nur als synthetisches Produkt zur Verfügung (Synacthen®, Depot-Synacthen®). Durch die vorliegende Literatur ist recht gut abgesichert, dass niedrige ACTH-Dosen ebenso wirksam sind wie hohe und auch mit kurzen Therapieprotokollen (Lux et al. 2004) ein guter Therapieerfolg erzielt werden kann.
Glukokortikoide: Am besten untersucht ist Prednisolon in Dosierungen von 40–60 mg/Tag (entsprechend etwa 7,5 mg/kg/Tag). Neben Prednisolon konnten auch andere Glukokortikoide mit unterschiedlichen Dosierungen und Schemata eine Wirkung bei der BNS-Epilepsie erzielen (siehe Tabelle 7a und b). Niedrigere Dosen von Prednison sind wahrscheinlich weniger wirksam als höhere Dosen von Prednisolon (Lux et al. 2004). Die Behandlungsdauer mit Glukokortikoiden betrug in den Studien 4–16 Wochen. Bei kurzer Behandlungsdauer (4 Wochen) ist die Rezidivrate möglicherweise etwas höher als bei längerer Dauer.
Bei Non-Respondern (nach 2 Wochen) auf Hormontherapie empfiehlt sich ein Wechsel auf ein anderes Therapieschema. Dabei entfällt das therapeutische, nicht aber das endokrinologische Ausschleichen (siehe 5.9.2).

Kombination von Vigabatrin mit ACTH oder Prednisolon: Grundlage für die Empfehlung sind die Resultate der ICISS-Studie (O'Callaghan et al. 2017, 2018)(beide EK 1+). In dieser Studie zeigte die Kombination von Vigabatrin mit ACTH oder Prednisolon nach 2 Wochen signifikant bessere Resultate als die Monotherapie mit ACTH oder Prednisolon. Allerdings konnte dieser Unterschied in der Nachuntersuchung im Alter von 18 Monaten nicht mehr festgestellt werden. Dies war gemäß den Autoren möglicherweise darauf zurückzuführen, dass Non-Responder der Hormon-Monotherapie nach 2 Wochen zusätzlich Vigabatrin erhielten und damit faktisch auf eine Kombinationstherapie umgestellt wurden (O'Callaghan et al. 2018). Erwähnenswert sind aber auch Berichte (EK 3) über Nebenwirkungen der Kombinationstherapie (Bewegungsstörungen, Enzephalopathie und Dysautonomie) insbesondere bei Kindern mit Trisomie 21 (Bhalla und Skjei 2020). Bis zum Vorliegen weiterer Daten erscheint deshalb eine gewisse Vorsicht bei der Anwendung der Kombinationstherapie bei Kindern mit Trisomie 21 angebracht (Bhalla und Skjei 2020).

Evidenz	Empfehlung 7	Empfehlungsgrad
Hoch	Kinder mit Tuberöse-Sklerose-Komplex und Kinder, bei denen Gründe vorliegen, die gegen eine Hormontherapie sprechen, sollen primär mit Vigabatrin behandelt werden	⇑⇑
Literatur: Chiron et al. 1997; Hancock und Osborne 1999; sowie Tabellen 8–11		
Konsensstärke: > 95 %		

Kommentar zu Empfehlung 7:
Zur Datenlage (Body of Evidence) siehe Langfassung der Leitlinie Kapitel 5.3.2.
Tuberöse-Sklerose-Komplex ist eine häufige Ursache der BNS-Epilepsie (1–33 %, im Durchschnitt 11 %) (Frost und Hrachovy 2003). In allen Studien konnte eine gute Wirkung von Vigabatrin bei BNS-Epilepsie im Zusammenhang mit Tuberöse-Sklerose-Komplex aufgezeigt werden.
Vigabatrin ist neben ACTH/Glukokortikoiden eine Therapieoption 1. Wahl. Die Wirksamkeit von Vigabatrin wurde in mehreren EK-1-Studien (Elterman et al. 2001; Lux et al. 2004, 2005; Vigevano und Cilio 1997) nachgewiesen. Zwei EK-1-Studien (Lux et al. 2004, 2005; Vigevano und Cilio 1997) zeigen aber auch, dass die Hormontherapie (ACTH oder Prednisolon) im Vergleich zu Vigabatrin in der Wirksamkeit überlegen ist. Auch die amerikanische Guideline zur Behandlung der BNS-Epilepsie erwähnt eine Überlegenheit von ACTH gegenüber Vigabatrin (Go et al. 2012).
In den meisten Studien wird Vigabatrin in Dosen von 75–150 mg/kg verabreicht. Meist erfolgt die initiale Einstellung in 1 bis 2 Schritten auf 75–100 mg/kg und nach einer Woche eine Anhebung auf 100–150 mg/kg, wenn der Therapieerfolg ausbleibt. Bei Nicht- oder unzureichendem Ansprechen sollte Vigabatrin wegen der potenziellen Gefahr von späteren Gesichtsfeldeinschränkungen rasch wieder abgesetzt werden. Aus dem gleichen Grund sollte die Behandlung mit Vigabatrin bei unkompliziertem Verlauf möglichst nach 6 Monaten abgeschlossen sein.

Evidenz	Empfehlung 8	Empfehlungsgrad
Hoch	Folgende Therapieschemata sind wirksam und sollten angewendet werden: • Prednisolon 40–60 mg/Tag p. o.: Dauer jeweils 2 Wochen + 2 Wochen schrittweise Beendigung **oder** • Depot ACTH (Tetracosactide): 40–60 IE i. m. für 2 Wochen, jeweils alle 2 Tage + 2 Wochen schrittweise Beendigung über Prednisolon p. o. **oder** • Vigabatrin 100–150 mg/kg/Tag: 3 Monate + 1 Monat schrittweise Beendigung	⇑
Literatur: **Prednisolon-Schema:** (EK 1+): Lux et al. 2004a, 2005a; O'Callaghan et al. 2017, 2018; Wanigasinghe et al. 2015, 2017; Yi et al. 2019 **ACTH-Depot-Schema:** (EK 1+): Lux et al. 2004a, 2005a; O'Callaghan et al. 2017, 2018; Wanigasinghe et al. 2015, 2017 **Vigabatrin-Schema:** (EK 1+): Lux et al. 2004a, 2005a; O'Callaghan et al. 2017, 2018; Vigevano und Cilio 1997; Wanigasinghe et al. 2015, 2017; sowie EK 2 und EK 3 in Tabelle 8–11		
Konsensstärke: > 95 %		

Kommentar zu Empfehlung 8:
Bei hoher Evidenz wird nur eine „Sollte"-Empfehlung ausgesprochen, da auch andere Behandlungsschemata für ACTH, Glukokortikoide und Vigabatrin wirksam sind. Die beschriebene kurze Behandlungsdauer hat gegenüber einer längeren Therapiedauer den Vorteil geringerer Nebenwirkungen. Grundsätzlich wird ein genaues Studium der jeweiligen Therapieregime vor ihrer Anwendung empfohlen.

Evidenz	Empfehlung 9	Empfehlungsgrad
Schwach	Wenn Medikamente der ersten Wahl keine Wirkung zeigen, sollen andere Therapieoptionen wie z. B. ketogene Diät, Sultiam, Topiramat, Valproat, Zonisamid oder Benzodiazepine eingesetzt werden.	⇑⇑
Literatur: EK 1, EK 2 und EK 3 (Tabelle 14–20)		
Konsensstärke: > 75 %		

Zur Datenlage (Body of Evidence) siehe Langfassung der Leitlinie Kapitel 5.4, 5.5.
Kommentar zu Empfehlung 9. In Anbetracht der ungünstigen Prognose einer therapierefraktären BNS-Epilepsie wurde bei schwacher Evidenz eine starke Empfehlung ausgesprochen. Alle beispielhaft aufgeführten Therapien zeigten bei einem Teil der Kinder mit BNS-Epilepsie eine Wirkung, weshalb diese bei Therapieresistenz gegenüber ACTH, Glukokortikoiden und Vigabatrin eine weitere Behandlungsoption darstellen.

Evidenz	Empfehlung 10	Empfehlungsgrad
Schwach	Bei Kindern, die nicht auf eine medikamentöse Therapie der ersten Wahl ansprechen, sollte früh die Möglichkeit eines epilepsiechirurgischen Vorgehens, insbesondere bei sichtbaren fokalen ZNS-Läsionen, geprüft werden.	⇑
Literatur: zahlreiche EK-3-Studien (siehe Kapitel 5.6. der Langfassung)		
Konsensstärke: >95 %		

Zur Datenlage (Body of Evidence) siehe Langfassung der Leitlinie Kapitel 5.6.

Kommentar zu Empfehlung 10:
Die vorliegenden Daten sprechen für eine bessere Entwicklung der operierten Kinder im Vergleich zu nicht operierten Kindern in anderen publizierten Studien (Asarnow et al. 2008; Jonas et al. 2005). Hierbei fiel die Entwicklung umso besser aus, je höher der präoperative Entwicklungsstand und je kürzer das Intervall zwischen Epilepsiebeginn und Operation war. Bei Non-Respondern sollte deshalb die Möglichkeit eines epilepsiechirurgischen Vorgehens früh evaluiert werden, insbesondere bei sichtbaren fokalen ZNS-Läsionen. Voraussetzungen für einen epilepsiechirurgischen Eingriff bei BNS-Epilepsie sind:
- Therapierefraktäre BNS-Epilepsie.
- Keine Hinweise auf degenerative oder metabolische Erkrankung.
- Keine Kontraindikationen für eine Operation und keine inakzeptablen neuen neurologischen Defizite. Die Vorteile einer besseren Epilepsieeinstellung müssen gegen mögliche, operationsbedingte neurologische Defizite abgewogen werden.

Befunde, die ein epilepsiechirurgisches Vorgehen in Betracht ziehen lassen (Shields et al. 1992):
- Fokale Anfälle vor und während der BNS-Epilepsie.
- Fokale strukturelle Veränderungen in CT oder MRT.
- Interiktaler fokaler Hypometabolismus oder iktaler fokaler Hypermetabolismus im PET (nur im Verbund mit CT/MRT oder EEG-Befund).
- Fokale EEG-Veränderungen vor der BNS-Epilepsie, interiktale fokale EEG-Veränderungen: subklinische fokale Entladungen, dominanter fokaler SW-Fokus, fokale Verlangsamung, fokale verminderte Beta-Wellen.
- Fokale neurologische Zeichen.

Die prächirurgische Abklärung sollte nur an einem pädiatrisch erfahrenen Epilepsie-Zentrum durchgeführt werden. Bei nachgewiesener Therapieresistenz sollte der Operationszeitpunkt so früh als möglich gewählt werden.

Evidenz	Empfehlung 11	Empfehlungsgrad
Expertenkonsens	Therapieansätze, deren Wirksamkeit nicht in einer prospektiv randomisierten Studie nachgewiesen wurde, werden als methodisch nicht ausreichend geprüft angesehen und sollten keine primäre Therapieoption sein. Die Anwendung solcher Therapieansätze sollte in größerem Umfang nur im Rahmen kontrollierter, randomisierter Studien (RCT) erfolgen.	⇑
Keine Studien		
Konsensstärke: >95 %		

Kommentar zu Empfehlung 11:
Die Evidenz für diese Empfehlung liegt indirekt im Vorhandensein zahlreicher EK-1-Studien mit rasch wirksamen Medikamenten. Der Expertenkonsens vertritt deshalb die Meinung, dass ein „Probieren" mit nicht geprüften Therapien als initiale Maßnahme nicht zu rechtfertigen ist. Ungeprüfte Therapieansätze sind nur im Rahmen qualitativ akzeptabler Studien anzuwenden. Bei therapierefraktärer BNS-Epilepsie besteht aber weiterhin die Möglichkeit einer Behandlung im Rahmen eines individuellen Heilversuchs nach sorgfältiger Aufklärung der Sorgeberechtigten.

OFFENE FRAGEN UND ZUKÜNFTIGE ENTWICKLUNGEN

Ungeklärt sind unverändert die optimale Dosierung von ACTH und Glukokortikoiden sowie deren Beendigung und die notwendigen Kontrollen danach. Ob Kinder mit Glukokortikoid- oder ACTH-Therapie kognitiv besser abschneiden als mit Vigabatrin behandelte Kinder, kann ebenfalls nicht abschließend beurteilt werden.
Mit Unsicherheit behaftet bleibt die Anwendung von Vigabatrin. Die gravierenden Folgen einer persistierenden BNS-Epilepsie und die prompte Wirksamkeit von Vigabatrin relativieren mögliche Nebenwirkungen in Form konzentrischer Gesichtsfeldeinschränkungen.
Vorerst offen bleibt die Frage, ob die Kombination von Hormontherapie und Vigabatrin für die Patienten einen Vorteil bringt. Erste Resultate (O'Callaghan et al. 2017) sprachen für ein verbessertes Ansprechen, im Langzeitverlauf (O'Callaghan et al. 2018) aber konnten die Vorteile nicht betätigt werde. Darüber hinaus gibt es erste Hinweise, dass die Kombination von Hormonen und Vigabatrin möglicherweise Nebenwirkungen hervorruft (Bhalla und Skjei 2020; Dill et al. 2013; Fong et al. 2013; Hussain et al. 2017). Ob dies mittel- oder langfristig zu einer Neubewertung der Kombinationstherapie führt, bleibt ebenfalls offen.
Eine weitere zukünftige Herausforderung wird sein, Therapieoptionen unter Berücksichtigung der Ätiologie der BNS-Epilepsie (z. B. genetische und metabolische) zu untersuchen und zu entwickeln.

VERFAHREN DER KONSENSFINDUNG

S3-Leitlinie der Gesellschaft für Neuropädiatrie (GNP).

Autor
Bernhard Schmitt, Zürich

Leitlinienbeauftragte
Regina Trollmann, Erlangen

Version: 3.0
Erstveröffentlichung: 03/2009
Aktualisierung: 02/2021
Nächste Überprüfung geplant: 02/2026

ADRESSEN

Prof. Dr. med. Bernhard Schmitt: bernhard.schmitt@uzh.ch

LITERATUR

Die Literatur zu diesem Beitrag finden Sie in der Langfassung unter:
https://register.awmf.org/de/leitlinien/detail/022-022.

Q3 Pädiatrische Multiple Sklerose

P. Huppke, J. Gärtner

PRÄAMBEL

Die Diagnostik und Behandlung der Multiplen Sklerose im Kindes-und Jugendalter erfordert akut rasche Entscheidungen sowie die Initiierung langfristiger immunmodulatorischer Therapien. Möglichst klare Regeln und Empfehlungen sind dabei hilfreich. Der jeweilige Empfehlungsgrad (EG) für die besprochenen Maßnahmen leitet sich aus der Evidenzstärke (ES) ab: A „Soll"-Empfehlung (starke Empfehlung), B „Sollte"-Empfehlung (Empfehlung), O „Kann"-Empfehlung (offen) (Bundesärztekammer [BÄK] 2010 [cited 2010 Nov 19]; Wong 2001). Die Einschätzung der Evidenzstärke (➤ Tab. Q3-1) basiert auf dem System des „Oxford Centre for Evidence-Based Medicine Levels of Evidence" (http://www.cebm.net/levels_of_evidence.aspOxford-Centre for Evidence Based Medicine 2001; https://www.cebm.net/oxford-covid-19-evidence-service/). Zusätzlich werden klinische Konsenspunkte (KKP) – wie in vielen anderen Leitlinien üblich – formuliert. Ein KKP entspricht guter klinischer Praxis („Good Clinical Practice Point") und wird im Konsens und aufgrund der klinischen Erfahrung der Mitglieder der Leitliniengruppe als ein Standard angesehen (modifiziert nach SIGN; www.sign.ac.uk/guidelines/fulltext/50/section7.html).

Tab. Q3-1 Verwendete orientierende Zuordnung von Evidenzstärke zu Empfehlungsgrad

Evidenzstärke		Empfehlungsgrad
Ia	Systematischer Review randomisierter, kontrollierter Studien mit Homogenität	A
Ib	Mindestens eine randomisierte, kontrollierte Studie	
Ic	Alles-oder-Nichts-Effekt	
IIa	Systematischer Review kontrollierter Studien ohne Randomisierung	B
IIb	Mindestens eine Kohortenstudie	
IIc	Studie mit quasi-experimentellem Ansatz, z. B. Vorher-Nachher-Untersuchungen	
III	Systematischer Review von Fall-Kontroll-Studien	0
IV	Fall-Kontroll-Studie	
V	Expertenkomitee/Expertenmeinung	KKP

Die Leitlinie fokussiert auf die wichtigsten Aspekte der Diagnostik und Therapie der pädiatrischen Multiplen Sklerose. Dabei hat sie den Schwerpunkt im Bereich der Therapieempfehlungen. Für die pädiatrische Multiple Sklerose gibt es keine spezielle nationale Leitlinie.
Die Leitlinie ist orientiert an der Leitlinie zur Multiplen Sklerose im Erwachsenenalter (AWMF-Leitlinie „Multiple Sklerose", Registernummer: 030-050) sowie dem Positionspapier zur verlaufsmodifizierenden Therapie der Multiplen Sklerose 2021 der Multiple Sklerose Konsensusgruppe (MSTKG; [1]). Sie behandelt als Erweiterung konkrete Handlungsempfehlungen für das Akut-Management sowie die immunmodulatorische Dauertherapie im Kindes- und Jugendalter.

DEFINITION UND EPIDEMIOLOGIE

Die Multiple Sklerose (MS) ist eine der häufigsten neurologischen Erkrankungen. Sie manifestiert sich zumeist im 2. bis 4. Lebensjahrzehnt, in ca. 3 bis 5 % aller Fälle jedoch bereits vor dem 17. Lebensjahr (pädiatrische MS). Man nimmt an, dass jedes Jahr 100 Kinder und Jugendliche in Deutschland neu an MS erkranken. Das Auftreten vor dem 10. Lebensjahr ist mit einer Inzidenz von 0,09/100.000 sehr selten, es steigt in der Adoleszenz auf 2,64/100.000 (2). Grundsätzlich scheint es sich bei pädiatrischer MS und der MS des Erwachsenenalters (adulte MS) um die gleiche Erkrankung zu handeln, die jedoch in Bezug auf klinische Symptomatik, Verlauf und Therapie altersabhängige Besonderheiten aufweist. So findet sich z. B. das Überwiegen von weiblichen Betroffenen erst nach der Pubertät, während zuvor beide Geschlechter gleich häufig betroffen sind.

VERLAUFSFORMEN PÄDIATRISCHER MS

Klinisch isoliertes Syndrom (KIS): Als KIS wird ein erster klinischer Schub bezeichnet, bei dem die McDonald-Diagnosekriterien noch nicht erfüllt sind, aber sowohl die klinische Symptomatik als auch das Läsionsmuster im MRT typisch für eine Multiple Sklerose sind. Durch die Einführung der neuen McDonald-Diagnosekriterien 2017 (s. u.) werden nur noch wenige Patienten für kurze Zeit einem KIS zugeordnet (3).

Schubförmige remittierende MS (RRMS): Bei einer schubförmigen MS, der die allermeisten pädiatrischen MS-Patienten zugeordnet werden, treten Schübe mit mono- oder multifokaler klinischer Symptomatik auf, die sich innerhalb von einigen Wochen vollständig oder unvollständig zurückbildet. Die mittlere Schubrate beträgt bei der pädiatrischen MS 1,9 im 1. Jahr nach Manifestation, 0,7 im 2. Jahr und 0,4 im 3. Jahr (4). Ob es schon bei Kindern und Jugendlichen, wie bei einigen erwachsenen MS-Patienten, zu einer Progression der Behinderung ohne Krankheitsaktivität kommt (Progression Independent of Relapse Activity [PIRA]) ist bisher nicht untersucht.

Sekundär progrediente MS (SPMS): Die sekundär progrediente MS bezeichnet ein zweites Krankheitsstadium der MS, bei dem es zu einer schleichenden Zunahme der Behinderung kommt, häufig ohne zusätzliche Schübe. Laut Studien, die jedoch vor der Einführung der modernen MS-Therapie durchgeführt wurden, kommt es bei Manifestation der MS im Kindes- oder Jugendalter in der Regel nach 10–20 Jahren zum Übergang in die sekundäre Progredienz (5). Es ist zu erwarten, dass die Prognose der heute diagnostizierten Patienten deutlich besser ist.

Primär progrediente MS (PPMS): Bei dieser Verlaufsform der MS kommt es schon primär zu einer kontinuierlich zunehmenden Behinderung ohne Schübe. Diese Verlaufsform der MS stellt im Kindes- und Jugendalter eine Rarität dar.

Radiologisch isoliertes Syndrom (RIS): Ein RIS liegt vor, wenn z. B. bei der Abklärung von Kopfschmerzen inzidentelle MRT-Befunde, die mit einer MS vereinbar sind, gefunden werden, ohne dass klinisch oder anamnestisch MS-typische Symptome vorliegen. Ein RIS ist keine Verlaufsform einer MS und stellt auch keine Therapieindikation dar. Bei einigen Patienten mit RIS wird aber später eine MS diagnostiziert. Insbesondere bei hoher Läsionslast oder kontrastmittelaufnehmenden Läsionen muss eine sorgfältige Anamneseerhebung und Untersuchung erfolgen, um die Diagnose einer MS nicht zu verzögern. Gegebenenfalls ist eine kurzfristige Verlaufskontrolle durchzuführen.

KLINISCHE SYMPTOMATIK

Die ganz überwiegende Mehrheit der pädiatrischen MS-Patienten hat einen schubförmigen remittierenden Verlauf.

Wie bei der adulten MS wird ein Schub definiert als ein neurologisches Symptom, welches mindesten 24 Stunden anhält, einen Abstand von mindestens 30 Tagen zum vorangegangenen Schub hat und nicht anderweitig erklärbar ist (z. B. durch Fieber oder große Hitze).
Bei Kindern ist der erste Schub häufig multifokal. Dabei stehen motorische und sensible Störungen, Ataxie, Sphinkterstörungen, aber auch kognitive Probleme im Vordergrund. Bei Jugendlichen dagegen treten meist monosymptomatische Schübe auf, insbesondere Optikusneuritiden, sensible Ausfälle/Parästhesien, aber auch Lähmungen (6). Insgesamt haben pädiatrische MS-Patienten im Vergleich mit adulten MS-Patienten eine höhere entzündliche Aktivität mit mehr histologischer Entzündungsaktivität und im MRT nachweisbaren Läsionen und einer höheren Schubrate (7, 8). Auf der anderen Seite findet sich eine bessere Regeneration der Schubsymptome und der Behinderungsgrad nimmt langsamer zu (9). Aufgrund des frühen Erkrankungsalters erreichen pädiatrische MS-Patienten, die nicht effektiv behandelt werden, trotz des günstigeren Erkrankungsverlaufs einen vergleichbaren Behinderungsgrad 10 Jahre früher als Erwachsene mit MS (5).

HÄUFIGSTE DIFFERENZIALDIAGNOSEN

MOG-Antikörper-assoziierte Erkrankungen: MOG-Antikörper-assoziierte Erkrankungen sind im Kindes- und Jugendalter die wichtigste Differenzialdiagnose der pädiatrischen MS, da sie klinisch sehr ähnlich sein können und insbesondere bei Kindern häufiger sind. Die Erkrankung verläuft schubhaft, monophasisch oder rekurrierend. Typisch sind Optikusneuritiden, Myelitiden oder eine akute demyelinisierende Enzephalomyelitis (ADEM). Wie bei der MS können aber alle Systeme betroffen sein. Hinweisend auf eine MOG-Antikörper-assoziierte Erkrankung ist der fehlende Nachweis oligoklonaler Banden im Liquor und große, schlecht begrenzte Läsionen in der T2-Wichtung im MRT. Für den Nachweis der MOG-Antikörper, der für die Diagnose notwendig ist, sollte ein zellbasierter Assay durchgeführt werden.
Neuromyelitis-optica-Spektrum-Erkrankungen (NMOSD): Die NMOSD mit Nachweis von Aquaporin-4-Antikörpern ist im Kindes- und Jugendalter sehr selten. Typisch sind häufig getrennt voneinander auftretende langstreckige Myelitiden und Optikusneuritiden, es werden aber auch Enzephalopathien mit Bewusstseinsstörungen, rezidivierendem Erbrechen oder Schluckauf beschrieben. Die rekurrierend verlaufende Erkrankung führt unbehandelt rasch zu schweren Residuen.
Zerebrale Kleingefäß-Vaskulitis: Bei einer Vaskulitis der kleinen zerebralen Gefäße können multifokale Symptome und im MRT nachweisbare Läsionen auftreten, die nur mittels Hirnbiopsie von einer MS unterschieden werden können. Diagnostisch kann eine Bestimmung des Von-Willebrand-Faktors (vWF), der bei der Erkrankung erhöht sein kann, wegweisend sein (10).

DIAGNOSTIK

Da es keine Befunde im Labor oder der Bildgebung gibt, die das Vorliegen einer Multiplen Sklerose beweisen, müssen andere Erkrankungen, die zu einem ähnlichen klinischen Bild führen, differenzialdiagnostisch ausgeschlossen werden.
Blutuntersuchungen bei Erstvorstellung:
- Blutbild mit Differenzialblutbild, BSG
- Blutzucker, Laktat, Elektrolyte (Na, K, Ca), CK, ALT, LDH, Harnsäure, CRP, Vitamin B_{12}
- ANA, Anti-Phospholipid-Antikörper, Anti-ds-DNS-Antikörper, Lupus-Antikoagulans, Aquaporin-4-Antikörper, MOG-Antikörper (Zell-Assay)
- Borrelien-Serologie, EBV-Serologie

Liquoruntersuchungen bei Erstvorstellung:

- Zellzahl, Eiweiß, Zucker, Laktat
- Liquorspezifische oligoklonale Banden (OKB), Ig-Quotienten nach Reiber, MRZ Liquor/Serum (Masern, Röteln, VZV-Antikörper), Borrelien-Antikörper

Oligoklonale Banden (3 oder mehr) ausschließlich im Liquor sind nicht spezifisch für eine MS, sondern werden auch im Rahmen anderer entzündlichen Erkrankungen und auch bei Gesunden in geringerer Anzahl (< 3 %) nachgewiesen. Da bei über 90 % aller pädiatrischen MS-Patienten oligoklonale Banden im Liquor nachweisbar sind, muss ein negativer Befund aufmerken lassen (11).

Weitere Diagnostik bei Erstvorstellung:

- MRT kranial und spinal mit Gadolinium (zyklische Gadolinium-Kontrastmittel verwenden, außer bei Erstdiagnose oder anstehenden Entscheidungen zu einer Therapieumstellung zurückhaltender Einsatz)
- Abdomensonografie einschließlich Restharnbestimmung zum Nachweis einer Blasenentleerungsstörung bei entsprechenden Symptomen oder spinalen Herden
- Visus- und Augenmotilitätsprüfung, Perimetrie, Fundoskopie, Farbsehtest, OCT-Messungen
- Evozierte Potenziale VEP, AEP, SSEP
- EEG

DIAGNOSEKRITERIEN

Die Diagnose MS wird anhand der zuletzt 2017 revidierten McDonald-Kriterien gestellt (3). Mit den McDonald-Kriterien wird nachgewiesen, dass eine zeitliche Dissemination vorliegt, der Patient also eine chronisch-entzündliche Erkrankung des ZNS hat und eine räumliche Dissemination vorliegt, also mehr als nur eine anatomische Struktur von der Entzündung betroffen ist. Eine Besonderheit für die pädiatrischen MS ist, dass ein erster Schub nicht als solcher gewertet werden kann, wenn eine komplexe multifokale Symptomatik mit Enzephalopathie besteht, da ein solcher Schub nicht sicher von einer ADEM unterschieden werden kann.

MS kann nach den McDonald-Kriterien von 2017 diagnostiziert werden:

1. Wenn ≥2 Schübe aufgetreten sind und mindestens ein Schub klinisch objektiviert werden konnte und die zweite Symptomatik mit hoher Wahrscheinlichkeit einem Schubereignis entsprach.
2. Wenn ≥2 Schübe aufgetreten sind, von denen ein Schub objektiviert werden konnte und der Nachweis einer räumlichen Dissemination in der MRT gelingt durch: ≥1 T2-Läsion in mindestens 2 von 4 MS-typischen Regionen des ZNS (juxtakortikal, periventrikulär, infratentoriell, spinal). Ein schubauslösender Herd (z. B. spinal) darf mitgezählt werden.
3. Wenn 1 Schub aufgetreten ist, ≥2 klinisch objektivierbare Läsionen bestehen und der Nachweis einer zeitlichen Dissemination in der MRT gelingt durch das gleichzeitige Auftreten von Gadolinium aufnehmenden und nicht aufnehmenden Läsionen oder den Nachweis von neuen Läsionen in einer zweiten MRT. Alternativ kann der Nachweis der zeitlichen Dissemination durch den Nachweis von oligoklonalen Banden im Liquor ersetzt werden.
4. Wenn 1 Schub aufgetreten ist mit ≥1 objektivierbaren Läsion und Nachweis einer räumlichen Dissemination in der MRT durch: ≥1 T2-Läsion in mindestens 2 von 4 MS-typischen Regionen (infratentoriell, juxtakortikal, periventrikulär, spinal) und Nachweis einer zeitlichen Dissemination durch das gleichzeitige Auftreten von Gadolinium aufnehmenden und nicht aufnehmenden Läsionen oder durch den Nachweis von neuen Läsionen in einer zweiten MRT nach mehr als 30 Tagen. Alternativ kann der Nachweis der zeitlichen Dissemination durch den Nachweis von oligoklonalen Banden im Liquor ersetzt werden.

THERAPIE

Es gibt derzeit nur wenige kontrollierte prospektive klinische Studien für die Behandlung der pädiatrischen MS. Die Therapie erfolgt daher weitgehend in Anlehnung an die Leitlinien der MS im Erwachsenenalter, wobei bei Kindern und Jugendlichen verschiedene Besonderheiten zu beachten sind.

Therapie des akuten Schubs

- Ein Schub sollte möglichst bald, d.h. innerhalb von 2–5 Tagen nach Beginn der klinischen Symptomatik behandelt werden.
- Es werden intravenös einmal täglich 20 mg/kg KG Methylprednisolon (Maximaldosis 1 g/Tag) für 3–5 Tage unter zusätzlicher Gabe eines Protonenpumpenhemmers (z.B. Omeprazol) gegeben.
- 7–14 Tage nach Beendigung des Steroidpulses sollte eine Reevaluation erfolgen. Bei nur geringer Besserung oder Zunahme der klinischen Symptomatik wird die Steroidtherapie in gleicher Weise wiederholt.
- Sind die klinischen Symptome gravierend, z.B. Hemiparese, Tetraparese oder Blindheit, und bessern sich diese nicht deutlich durch die Steroidpulsbehandlungen, werden möglichst zeitnah 5 Zyklen einer Plasmapherese (PE) oder Immunadsorption (IA) durchgeführt.

Immuntherapie

Es hat sich gezeigt, dass die Prognose der MS durch eine effektive Therapie in den ersten Jahren der Erkrankung entscheidend verbessert werden kann. Gerade dann ist die Entzündung am stärksten und kann durch moderne Immuntherapeutika deutlich reduziert werden.

Die Indikation zu einer Immuntherapie besteht daher, sobald die Diagnose MS gestellt wurde.

Ziel der Immuntherapie ist eine möglichst komplette Unterdrückung der klinisch und radiologisch nachweisbaren Krankheitsaktivität.

Immuntherapeutika

Entsprechend der Leitlinie „Diagnose und Therapie der Multiplen Sklerose, Neuromyelitis Optica Spektrum und MOG-IgG-assoziierte Erkrankungen“ werden die Immuntherapien in 3 Wirksamkeitskategorien eingeteilt (bei den neueren Immuntherapeutika werden die Studien, die zur Zulassung im Kindes- und Jugendalter geführt haben, kurz erwähnt). Bei für die Altersgruppe nicht zugelassenen Medikamenten sollte u.U. eine Genehmigung der Krankenkasse eingeholt werden, um Regressforderungen zu vermeiden:

- **Kategorie 1:** Relative Reduktion der Schubrate in Vergleich zu Placebo von 30–50 %
  - Beta-Interferone:
    - IFN-ß1b z.B. Betaferon®/Bayer-Schering bioidentisch zu Extavia®/Novartis: zugelassen ab 12 Jahren
    - IFN-ß1a Avonex®/Biogen Idec: zugelassen ab 18 Jahren
    - IFN-ß1a Rebif®/Merck Serono: zugelassen ab 2 Jahren
  - Dimethylfumarat (Tecfidera®): Zugelassen ab 13 Jahren
    - FOCUS-Studie: Open-Label-Studie mit 20 Patienten im Alter von 10 bis 17 Jahren über 24 Wochen. Ergebnis: Signifikante Reduktion neu entstehender T2-Läsionen im MRT. Häufigste Nebenwirkungen: gastrointestinale Probleme, Flushing (12).
    - CONNECTED-Studie: Extension der FOCUS-Studie. Ergebnis: Signifikante Reduktion der Schubrate verglichen mit vor Beginn der Therapie (13).

  - CONNECT-Studie: Open-Label-Studie über 96 Wochen, in der die Wirkung von Dimethylfumarat und IFN-ß1a (Avonex®) verglichen wurde. Ergebnis: Schubrate und Anzahl neuer T2-Läsionen bei den mit Dimethylfumarat behandelten Patienten signifikant geringer (14).
- Diroximelfumarat (Vumerity®) – keine Erfahrungen bei pädiatrischer MS und keine Zulassung < 18 Jahren
- Glatirameracetat: (Copaxone®, CLIFT®): zugelassen ab 12 Jahren
- Teriflunomid (Aubagio®): zugelassen ab 10 Jahren:
  - TERICIDS-Studie: Doppelblindstudie, randomisiert, placebokontrolliert mit 166 Patienten im Alter von 10 bis 17 Jahren über 96 Wochen. Ergebnis: Keine signifikante Reduktion der Zeit bis zum nächsten Schub, aber signifikant weniger neue T2-Läsionen und Gadolinium aufnehmende Läsionen im MRT in der Gruppe der mit Teriflunomid behandelten Patienten (15).

• **Kategorie 2:** Relative Reduktion der Schubrate im Vergleich zu Placebo von 50–60 %:
  - Fingolimod (Gilenya®): zugelassen ab 10 Jahren
    - PARADIGMS-Studie: Randomisierte doppelblinde Studie, in der die Wirksamkeit von Fingolimod gegenüber Interferon-β1a untersucht wurde. Die Patienten, die Fingolimod erhielten, hatten eine signifikant niedrigere Schubrate und weniger neue T2-Läsionen in MRT-Kontrollen (16).
  - Cladribin (Mavenclad®) – keine Erfahrungen bei pädiatrischer MS und keine Zulassung < 18 Jahren
  - Ozanimod (Zeposia®) – keine Erfahrungen bei pädiatrischer MS und keine Zulassung < 18 Jahren

• **Kategorie 3:** Reduktion der Schubrate um > 60 % im Vergleich zu Placebo oder > 40 % im Vergleich zu Substanzen der Kategorie 1:
  - Natalizumab (Tysabri®) – zahlreiche retrospektive Studien haben bei pädiatrischen MS-Patienten eine ähnlich gute Wirkung gezeigt wie bei der adulten MS. Das Medikament wird regelmäßig bei pädiatrischer MS eingesetzt, es gibt aber keine Zulassung < 18 Jahren.
  - Ocrelizumab (Ocrevus®) – wenig Erfahrung bei pädiatrischer MS und keine Zulassung < 18 Jahren. Pädiatrische klinische Studie (OPERETTA 2) wird derzeit durchgeführt.
  - Ofatumumab (Kesimpta®) – wenig Erfahrung bei pädiatrischer MS und keine Zulassung < 18 Jahren. Pädiatrische klinische Studie (NEOS) wird derzeit durchgeführt.
  - Alemtuzumab (Lemtrada®) – wenig Erfahrung bei pädiatrischer MS und keine Zulassung < 18 Jahren. Pädiatrische klinische Studie (LEMKIDS) ist abgeschlossen. Die Ergebnisse stehen noch aus.

Bezüglich der Nebenwirkungen und der notwendigen Untersuchungen vor, während und nach Immuntherapien verweisen wir auf die Leitlinie „Diagnose und Therapie der Multiplen Sklerose, Neuromyelitis Optica Spektrum und MOG-IgG-assoziierte Erkrankungen – Living Guideline" (AWMF-Registernummer: 030–050) sowie die Qualitätshandbücher des KKNMS (www.kompetenznetz-multiplesklerose.de/wp-content/uploads/2021/01/KKN_2004_WEB_medikamentenhandbuch.pdf).

Auch pädiatrische MS-Patienten, die jünger als 12 Jahre sind, sollten zeitnah nach Diagnosestellung behandelt werden. Problematisch ist dabei, dass nur IFN-ß1a (Rebif®) eine Zulassung ab 2 Jahren hat. Da die Erwachsenendosis der Immuntherapeutika zu schweren Nebenwirkungen führen kann, muss für jeden Patienten die individuell verträgliche Dosis gefunden werden. Die Therapie von Kindern und Jugendlichen mit MS sollte daher spezialisierten Zentren vorbehalten bleiben.

Wahl des Immuntherapeutikums

- Die Patienten werden bei Diagnosestellung einer milden/moderaten Verlaufsform oder einer (hoch-)aktiven Verlaufsform zugeordnet und entsprechend behandelt.
- Patienten, die der milden/moderaten Verlaufsform zugeordnet wurden, die aber in den Verlaufskontrollen einen klinischen oder radiologischen Progress zeigen, werden sekundär der (hoch-)aktiven Verlaufsform zugeordnet und entsprechend behandelt.
- Patienten, bei denen eine Immuntherapie aufgrund von Nebenwirkungen beendet werden muss, werden mit einem anderen Medikament derselben Wirksamkeitskategorie behandelt.

Kriterien für eine (hoch-)aktive Verlaufsform bei Diagnosestellung

Hinweisend auf eine (hoch-)aktive MS, bei der schon bei Diagnosestellung die Indikation zu einer Therapie mit Medikamenten der Wirksamkeitskategorien 2 und 3 besteht, ist:

- wenn ein Schub zu einem schweren alltagsrelevanten Defizit nach Ausschöpfen der Schubtherapie geführt hat und/oder
- bei schlechter Erholung von den ersten beiden Schüben[1] und/oder
- bei hoher Schubfrequenz – ≥3 in den ersten ca. 2 Jahren1 oder ≥2 im ca. 1. Jahr nach Krankheitsbeginn1 – und/oder
- bei EDSS ≥3,0 im ca. 1. Jahr und/oder
- bei Pyramidenbahnbeteiligung im ca. 1. Krankheitsjahr und/oder
- wenn zum Zeitpunkt der Diagnose folgender MRT-Befund vorliegt: ≥2 Gd+-Läsionen und eine hohe T2-Läsionslast mit besonderer Wichtung spinaler oder infratentorieller Läsionen.

Kriterien für eine (hoch-)aktive Verlaufsform unter Therapie:

Bei der Beurteilung der Effektivität einer Immuntherapie muss bedacht werden, dass die Wirkung der meisten Präparate erst nach 3 Monaten vollständig ausgebildet ist.

Der Verlauf der RMS ist als (hoch-)aktive Verlaufsform einzustufen, wenn bei behandelten Patienten zu einem Zeitpunkt nach dem sechsten Monat nach dem Beginn einer Immuntherapie

- mindestens ein klinisch eindeutig objektivierbarer Schub oder
- ein klinischer Schub[2] und ≥1 neue MS-typische Läsion[3] in der MRT oder
- zu mindestens zwei Zeitpunkten ≥1 neue MS-typische Läsion3 in der MRT in einem Zeitraum von bis zu ca. zwei Jahren oder
- zu einem Zeitpunkt eine deutliche Zunahme der T2-Läsionslast in der MRT nachweisbar ist.

Da sich die pädiatrische MS im Vergleich zur adulten MS schon zu Beginn oft durch eine höhere Entzündungsaktivität auszeichnet, wird die Mehrzahl der pädiatrischen MS-Patienten der (hoch-)aktiven Verlaufsform zugeordnet.

Immuntherapie milde/moderate Verlaufsform

Patienten mit leichter oder moderater Verlaufsform werden mit Medikamenten der Kategorie 1 behandelt. Für die pädiatrischen MS sind zugelassen:

- Rekombinante Interferon-beta-Präparate: Kommen in Deutschland regelmäßig zum Einsatz.
- Glatirameracetat: Kommt in Deutschland regelmäßig zum Einsatz.
- Teriflunomid: Erst seit 2021 in Deutschland ab 10 Jahren zugelassen, daher bestehen wenig Erfahrungen.
- Dimethylfumarat: Erst seit 2022 in Deutschland ab 13 Jahren zugelassen, daher bestehen wenig Erfahrungen.

---

1 Bei retrospektiver Beurteilung zum Entscheidungszeitpunkt, keine prospektive Beobachtung bzw. kein Abwarten.
2 Der sich klinisch oder zusatzdiagnostisch nicht objektivieren lässt.
3 Juxtakortikal/kortikal, periventrikulär, infratentoriell oder spinal, mind. 3 mm Durchmesser.

Immuntherapie bei (hoch-)aktiver Verlaufsform
In Deutschland ist nur Fingolimod (Gilenya®) bei Patienten < 18 Jahren für die Behandlung der (hoch-)aktiven Verlaufsform zugelassen. Fingolimod ist der Wirksamkeitskategorie 2 zugeordnet und ist ab dem Alter von 10 Jahren zugelassen. Kommt es unter der Therapie mit Fingolimod zu einer objektivierbaren Krankheitsaktivität (s. o.) sollte die Therapie in Absprache mit erfahrenen Zentren auf ein Medikament der Wirksamkeitskategorie 3 umgestellt werden. Auch bei Fingolimod ist aber zu beachten, dass die volle Wirksamkeit erst 3 Monate nach Therapiebeginn anzunehmen ist.
Besteht bei Diagnosestellung der V. a. eine hochaktive MS kann schon primär mit einem Präparat aus der Wirksamkeitskategorie 3 therapiert werden. Derzeit werden in Deutschland vor allem Natalizumab (Tysabri®) und Ocrelizumab (Ocrevus®) eingesetzt. Für das Kindes- und Jugendalter besteht derzeit die meiste Erfahrung mit Natalizumab; hierzu liegen Ergebnisse aus kleineren Fallserien vor (17, 18). Die Therapie mit Natalizumab führt in der Regel zu einem weitgehenden Stillstand der Krankheitsaktivität. Patienten, die mit Natalizumab behandelt werden, müssen engmaschig betreut werden, da unter der Therapie eine progressive multifokale Leukenzephalopathie (PML) auftreten kann. Es gibt Hinweise aus Studien an Erwachsenen, dass eine Verlängerung des Injektionsintervalls auf 6 Wochen bei ähnlicher Wirkung das Risiko einer PML reduziert (19). Auch bei pädiatrischen Patienten wird daher häufig das Injektionsintervall auf 6 Wochen verlängert. Diese Therapie ist dann aber off label. Für das Risiko, an einer PML zu erkranken, ist entscheidend, ob im Blut Antikörper gegen das JC-Virus nachweisbar sind. Dies ist in Deutschland in ca. 50 % der Patienten mit pädiatrischer MS der Fall (20). Bei Patienten, denen Antikörper gegen das JC-Virus nachgewiesen werden können, wird in der Regel keine Therapie mit Natalizumab initiiert. Patienten mit hochaktiver pädiatrischer MS, bei denen JCV-Antikörper nachgewiesen wurden, erhalten in der Regel eine Therapie mit Ocrelizumab oder Rituximab. Beide Immuntherapien sind ähnlich gut wirksam wie Natalizumab.

Verlaufskontrollen unter Immuntherapie
Die Verlaufskontrollen unter Immuntherapie sollen Nebenwirkungen aufdecken und die Wirksamkeit überprüfen. Bezüglich der Kontrolle von möglichen Nebenwirkungen wird auf die Qualitätshandbücher des KKNMS (www.kompetenznetz-multiplesklerose.de/wp-content/uploads/2021/01/KKN_2004_WEB_medikamentenhandbuch.pdf) verwiesen. Für die Beurteilung der Wirksamkeit der Immuntherapie sollten zunächst 6-monatlich klinische Kontrollen mit MRT erfolgen.

Psychosoziale Betreuung
Trotz deutlicher Verbesserung der Prognose durch den Einsatz neuer Immuntherapeutika können Patienten mit pädiatrischer MS kognitive Beeinträchtigungen und Probleme mit der Krankheitsverarbeitung haben. Zudem können unter oder unabhängig von einer effektiven Therapie eine Fatigue und Depressionen auftreten, die zu Schulausfällen und psychosozialen Problemen führen können. Die Betreuung von Kindern und Jugendlichen mit MS erfordert daher ein multidisziplinäres Team aus Ärzten, Psychologen, Physio- und Ergotherapeuten und Sozialpädagogen, das den Patienten kontinuierlich betreut.

VERFAHREN ZUR KONSENSUSBILDUNG

Manuskript wurde im Umlaufverfahren per E-Mail mehrfach mit allen beteiligten Experten diskutiert und konsentiert. Die Vorstände der beteiligten Fachgesellschaften haben der Leitlinie in der vorliegenden Form zugestimmt.

Am 30.11.2023 wurde das Zulassungsalter von Gylenia® (ab 10 Jahren) und Avonex® (ab 18 Jahren) aktualisiert.

Autorin/Autor
Peter Huppke, Jena; Jutta Gärtner, Göttingen

Beteiligte Fachgesellschaften
- Gesellschaft für Neuropädiatrie (GNP)
- Deutsche Gesellschaft für Neurologie (DGN)
- Deutsche Gesellschaft für Kinder- und Jugendmedizin (DGKJ)

Erstellungsdatum: 10/2022
Letzte Überarbeitung: 01/2023
Nächste Überprüfung geplant: 01/2028

ADRESSEN

Autorinnen/Autoren

Prof. Dr. Peter Huppke
Klinik für Neuropädiatrie
Universitätsklinikum Jena
Am Klinikum 1
07747 Jena

Prof. Dr. Jutta Gärtner
Klinik für Kinder- und Jugendmedizin
Abteilung Neuropädiatrie
Universitätsmedizin Göttingen
Robert-Koch-Str. 40
37075 Göttingen

LITERATUR

1. Wiendl H et al. Multiple Sklerose Therapie Konsensus Gruppe (MSTKG): Positionspapier zur verlaufsmodifizierenden Therapie der Multiplen Sklerose 2021 (White Paper). Der Nervenarzt 92(8): 773–801, 2021
2. Reinhardt K et al. Multiple sclerosis in children and adolescents: incidence and clinical picture – new insights from the nationwide German surveillance (2009–2011). Eur J Neurol 21(4): 654–659, 2014
3. Thompson AJ et al. Multiple sclerosis. Lancet 391(10130): 1622–1636, 2018
4. Stark W, Huppke P, Gartner J. Paediatric multiple sclerosis: the experience of the German Centre for Multiple Sclerosis in Childhood and Adolescence. J Neurol 255 Suppl 6: 119–22, 2008
5. Renoux C et al. Natural history of multiple sclerosis with childhood onset. N Engl J Med 356(25): 2603–2613, 2007
6. Huppke B et al. Clinical presentation of pediatric multiple sclerosis before puberty. Eur J Neurol 21(3): 441–446, 2014
7. Gorman MP et al. Increased relapse rate in pediatric-onset compared with adult-onset multiple sclerosis. Arch Neurol 66(1): 54-9, 2009
8. Pfeifenbring S et al. Extensive acute axonal damage in pediatric multiple sclerosis lesions. Ann Neurol 77(4): 655–667, 2015
9. Mowry EM et al. Demyelinating events in early multiple sclerosis have inherent severity and recovery. Neurology 72(7): 602–608, 2009
10. Cellucci T et al. von Willebrand factor antigen – a possible biomarker of disease activity in childhood central nervous system vasculitis? Rheumatology 51(10): 1838–1845, 2012

11. Pohl D et al. CSF characteristics in early-onset multiple sclerosis. Neurology 63(10): 1966–1967, 2004
12. Alroughani R et al. Safety and Efficacy of Delayed-Release Dimethyl Fumarate in Pediatric Patients With Relapsing Multiple Sclerosis (FOCUS). Pediatr Neurol 83: 19–24, 2018
13. Alroughani R et al. Delayed-Release Dimethyl Fumarate Safety and Efficacy in Pediatric Patients With Relapsing-Remitting Multiple Sclerosis. Front Neurol 11: 606418, 2020
14. Vermersch P et al. Effect of Dimethyl Fumarate vs Interferon beta-1a in Patients With Pediatric-Onset Multiple Sclerosis: The CONNECT Randomized Clinical Trial. JAMA Netw Open 5(9): e2230439, 2022
15. Chitnis T et al. Safety and efficacy of teriflunomide in paediatric multiple sclerosis (TERIKIDS): a multicentre, double-blind, phase 3, randomised, placebo-controlled trial. Lancet Neurol 20(12): 1001–1011, 2021
16. Chitnis T et al. Trial of Fingolimod versus Interferon Beta-1a in Pediatric Multiple Sclerosis. N Engl J Med 379(11): 1017–1027, 2018
17. Huppke P et al. Natalizumab use in pediatric multiple sclerosis. Arch Neurol 65(12): 1655-8, 2008
18. Margoni M et al. No evidence of disease activity including cognition (NEDA-3 plus) in naive pediatric multiple sclerosis patients treated with natalizumab. J Neurol 267(1): 100–105, 2020
19. Foley JF et al. Comparison of switching to 6-week dosing of natalizumab versus continuing with 4-week dosing in patients with relapsing-remitting multiple sclerosis (NOVA): a randomised, controlled, open-label, phase 3b trial. Lancet Neurol 21(7): 608–619, 2022
20. Huppke P et al. JC virus antibody status in a pediatric multiple sclerosis cohort: Prevalence, conversion rate and influence on disease severity. Multiple sclerosis 21(4) 382–387, 2014

Q4 Ketogene Ernährungstherapien (KET)

J. Klepper

EINFÜHRUNG

Ketogene Ernährungstherapien (KET) sind fettreiche, kohlenhydratarme Diäten, die den metabolischen Zustand des Fastens imitieren. Die aus dem Fettabbau entstehende Ketose lässt sich durch KET beliebig lange aufrechterhalten. Hauptindikationen sind pharmakoresistente sowie schwer behandelbare Epilepsien im Kindes- und Jugendalter. Da das Gehirn ausschließlich auf Glukose und Ketone zur Energieversorgung angewiesen ist, sind KET zudem Therapie der Wahl bei einigen Störungen des zerebralen Energiestoffwechsels.

Die wichtigsten Empfehlungen auf einen Blick

- Ketogene Ernährungstherapien (KET) sind weltweit anerkannte Therapieoptionen bei pharmakoresistenten und schwer behandelbaren Epilepsien im Kindes- und Jugendalter[1,2]. Ihre Wirksamkeit ist in zahlreichen Publikationen, darunter 13 randomisierten Studien, gut belegt[3,4].
- Diäten wie die modifizierte Atkins-Diät (MAD) oder die niedrigglykämische Index-Therapie (LGIT) werden zunehmend eingesetzt: sie sind durch den geringeren Fettanteil schmackhafter und bekömmlicher, in praxi leichter durchführbar und verbessern so die Akzeptanz. Ärztliche und diätetische Begleitung ist auch bei diesen Diätformen erforderlich, die Ketose kann jedoch deutlich geringer sein[2].
- KET sind Therapie der Wahl bei seltenen Störungen des zerebralen Energiestoffwechsels wie dem Glukosetransporter-Typ 1-Defekt (Glut1-Defekt) und dem Pyruvatdehydrogenase-Mangel (PDH-Mangel)[5–8].
- KET müssen ärztlich verordnet werden und erfordern ein Behandlungsteam von Arzt und Ernährungsfachkraft. Die Berechnung erfolgt individuell durch die Ernährungsfachkraft. Kohlenhydratfreie Supplemente (Vitamine, Mineralstoffe, Spurenelemente) sind bei allen KET-Formen erforderlich[2].

Was gibt es Neues?

- Erstmals sind internationale Empfehlungen für KET bei Säuglingen[9, 10], bei Erwachsenen, bei Glut1-Defekt[6] sowie zur intravenösen Anwendung[11] verfügbar.
- Spezifische Epilepsiesyndrome sprechen besonders gut auf KET an[2, 12] (➤ Tab. Q4-1).
- Von besonderem Interesse ist der Einsatz von KET bei pädiatrischem und adultem refraktärem und superrefraktärem Status epilepticus [13–27].
- Daten zu einem potenziellen kardiovaskulären Risiko durch KET sind nach wie vor widersprüchlich[28–31].
- Zunehmende Herausforderungen im Rahmen von KET sind die Transition jugendlicher Patienten in die Erwachsenenmedizin[32] sowie geeignete Infrastrukturen und Finanzierung ambulanter Strukturen[33–35].
- Orale Ketone sind verfügbar und für spezifische Stoffwechselstörungen einsetzbar, aber aufgrund fehlender Wirksamkeitsdaten bei KET jedoch nicht etabliert[36, 37].
- Der Einsatz von KET bei spezifischen Stoffwechselstörungen, neurodegenerativen Erkrankungen, Tumoren, im Leistungssport sowie der Zusammenhang mit dem Mikrobiom steht zunehmend im wissenschaftlichen Interesse, allerdings ist deren Effektivität bisher nicht belegt[38].

GRUNDLAGEN UND WIRKMECHANISMEN

Ketone enthalten mindestens drei Kohlenstoffatome und eine nicht endständige Carbonylgruppe (>C=O). Im Fasten werden Ketone aus dem Fettabbau (ß-Oxidation) in der Leber produziert und sind alternative Energieträger für viele Körperorgane, darunter Muskulatur und Gehirn. Klinisch relevant sind Acetoacetat, 3-OH-Butyrat und Aceton.

Wirkmechanismus bei pharmakoresistenten/schwer behandelbaren Epilepsien

Antikonvulsive Mechanismen der KET sind komplex (für Übersichten siehe [39–42]). Die chronische Ketose hebt das zerebrale Energieniveau an, setzt vermehrt inhibitorische Neurotransmitter wie GABA frei und reduziert die Entstehung freier Sauerstoffradikale. Auch die Kohlenhydratrestriktion oder eine möglichst konstante Blutzuckerkonzentration werden als antikonvulsive Mechanismen diskutiert. Ketone können auch direkte antikonvulsive Wirkung entfalten. Die komplexe Interaktion dieser Effekte stabilisiert die synaptische Funktion und senkt damit die zerebrale Krampfbereitschaft. Im Einzelnen wirken KET durch:

- direkte antikonvulsive und neuroprotektive Effekte der Ketone,
- Reduktion freier Sauerstoffradikale und dadurch reduzierter oxidativer Stress bei verbesserter mitochondrialer Funktion und Biogenese,
- ein erhöhtes zerebrales Energieniveau durch Bereitstellung von mehr intrazerebralem ATP,
- verminderte Erregbarkeit neuronaler Membranen durch Blockierung von Natrium- und Kaliumkanälen durch mehrfach ungesättigte Fettsäuren (PUFAs),
- vermehrte Synthese und Wirkung inhibitorischer Neurotransmitter (GABA),
- antikonvulsive Wirkung der Decansäure (Caprinsäure), einer mittelkettigen Fettsäure, durch direkte Inhibition von AMPA-Rezeptoren,
- Beeinflussung der DNA-Methylierung als neuer epigenetischer Wirkmechanismus,
- Hemmung des mTor-Pathways.

Wirkmechanismus bei Störungen des zerebralen Energiestoffwechsels

Ketone können bei vermindertem Glukosetransport über die Blut-Hirn-Schranke (Glut1-Defekt) oder gestörtem Abbau von Glukose (PDH-Mangel) dem Gehirn als alternativer Brennstoff dienen und den zerebralen Energiemangel ausgleichen[43].

Weitere Wirkmechanismen

Ketone wirken aufgrund ihrer hohen Energiedichte und ihres zur Glukose alternativen Stoffwechsels vermutlich neuroprotektiv. Durch vermehrte zerebrale Energiereserven und damit größerer Widerstandsfähigkeit von Neuronen, Reduktion freier Radikale und Modulation von Entzündungsaktivität und des mitochondrialen Energiestoffwechsels[44–46] werden KET zunehmend als adjuvante Therapie bei neurodegenerativen Erkrankungen (Morbus Alzheimer, Morbus Parkinson)[47–49], Multiple Sklerose[50–52], Hirntumoren[53] sowie bei Schädel-Hirn-Traumata[54] untersucht. Auch Einflüsse auf das Mikrobiom[55–59] sowie epigenetische Mechanismen[41, 60] werden aktuell diskutiert.

INDIKATIONEN

Die Indikationen für KET lassen sich in zwei Bereiche einteilen:

- Pharmakoresistente/schwer behandelbare Epilepsien (Hauptindikation)
- Spezifische Stoffwechselstörungen

Pharmakoresistente/schwer behandelbare Epilepsien

Pharmakoresistenz ist definiert als mangelnde Anfallskontrolle trotz adäquater Therapieversuche mit mindestens zwei fachkundig eingesetzter Antikonvulsiva [61]. Im Kindesalter sind KET hier weltweit etabliert[1]. Eine aktuelle Cochrane-Analyse[4] von 11 randomisiert-kontrollierten Studien mit 778 Patienten (712 Kinder/Adoleszenten, 66 Erwachsene, Beobachtungszeitraum 2–16 Monate) ergab – bei zwar niedrigem Evidenzgrad, aber gestützt durch weitere Metaanalysen[3,9] – bis zu dreimal höhere Raten an Anfallsfreiheit und bis zu sechsmal höhere Anfallskontrolle von > 50 %, verglichen mit herkömmlichen Therapien.

Mittlerweile haben sich KET auch zur Therapie bestimmter Epilepsien und Epilepsiesyndrome als vorteilhaft erwiesen[2, 12] (➤ Tab. Q4-1), während es zu anderen Krankheitsbildern meist nur Einzelfallberichte gibt, die hier nicht alle aufgeführt werden können. Auch im Erwachsenenalter sind mittlerweile KET bei pharmakoresistenten Epilepsien empfohlen, allerdings mit

Tab. Q4-1 KET zur Therapie bestimmter Epilepsien und Epilepsiesyndrome

KET empfohlen (Anfallskontrolle > 70 % im Vergleich zu > 50 %[2] in alphabetischer Reihenfolge):
• Angelman-Syndrom[63, 64]
• Dravet-Syndrom[65–70]
• Epilepsie mit myoklonisch-atonen Anfällen (Doose-Syndrom)[71–74]
• „Febrile infection-related epilepsy syndrome" (FIRES)[16, 27, 75]
• Formulanahrung (ausschließlich) bei Säuglingen/Kindern mit pharmakoresistenten Epilepsien (PEG-Sondierung)[76, 77]
• Komplex-1-Mitochondriopathien[46, 78] (s. ➤ Abschnitt „Stoffwechelstörungen")
• Ohtahara-Syndrom[78, 79]
• Super-refraktärer Status epilepticus[13, 16, 17, 19, 20, 23–25]
• Tuberöse-Sklerose-Komplex[21, 72, 73, 80–83]
• West-Syndrom[84–89]
KET durchführbar (Anfallskontrolle ca. 50 %[2] in alphabetischer Reihenfolge):
• Absencen im Kindesalter[90–92]
• CDKL5-assoziierte epileptische Enzephalopathie[93, 94]
• ESES (Epilepsie mit kontinuierlichen Spike-Wave-Entladungen im Schlaf)[95]
• Juvenile Myoklonus-Epilepsie[96]
• Kortikale Malformationen[97–99]
• Lafora-Krankheit[100]
• Landau-Kleffner-Syndrom[101]
• Lennox-Gastaut-Syndrom[102, 103]
• Rett-Syndrom[104, 105]
• Säuglingsepilepsie mit wandernden fokalen Anfällen[106–108]
• Subakute sklerosierende Panenzephalitis (SSPE)[109, 110]

deutlich niedrigeren Erfolgsraten im Vergleich zu Kindern und Jugendlichen[62] (s. ➤ Abschnitt „KET im Erwachsenenalter – Indikationen").
Bei pharmakoresistenten Epilepsien mit struktureller Ursache sollte die Indikation zur Epilepsiechirurgie im Vorfeld abgeklärt werden[2, 99]. Dabei können KET auch prächirurgisch eingesetzt werden und zu einer Verbesserung führen[97, 99].

Stoffwechselstörungen

Bei zwei Störungen des zerebralen Energiestoffwechsels sind KET die Therapie der Wahl:

- Glukosetransporter (Glut1)-Defekt (OMIM 606777, ICD-10: E74.9)[6] und
- Pyruvatdehydrogenase-Mangel (OMIM 312 170, ICD-10: E74.4)[5, 7, 8, 111, 112].

Patienten mit Glut1-Defekt zeigen in der Regel prompte und nachhaltige Anfallskontrolle auf KET. Ein Absetzversuch einer Komedikation mit Antikonvulsiva nach erfolgreicher Anfallskontrolle durch KET ist daher indiziert[113, 114]. Auch die komplexe zerebrale Bewegungsstörung und die Gesamtentwicklung spricht auf KET an, jedoch in unterschiedlichem Ausmaß[6, 115, 116] – einzelne Therapieversager bei Glut1-Defekt und KET sind beschrieben[117]. Ein positiver Effekt durch orale Gabe von Ketonen[36] oder Triheptanoin bei Glut1-Defekt wird diskutiert[118–122], dieses sind jedoch keine etablierten Therapien. In den bisher zwei randomisierten Multicenterstudien zur Wirkung von Triheptanoin bei Glut1-Defekt konnte weder eine verbesserte Anfallskontrolle noch eine Reduktion der paroxysmalen Bewegungsstörung[123, 124] erreicht werden. Ebenso ist ein Nutzen von Alpha-Liponsäure bei Glut1-Defekt nicht belegt[125, 126].
Der Pyruvat-Dehydrogenasemangel ist im Gegensatz dazu eine schwere neurodegenerative Erkrankung. Thiamin, Vitamincocktails und Antikonvulsiva haben nur begrenzten therapeutischen Effekt. Ketone umgehen – wie beim Glut1-Defekt – den metabolischen Defekt und wirken als alternative Energiequelle[127]. Trotz positiver Einzelfallberichte[5, 7, 111, 112], insbesondere bei Pyruvatdehydrogenase-E1-Mangel[8], ist der Erfolg durch KET, insbesondere beim Fehlen von Anfällen, bei degenerativem Verlauf oft schwer objektivierbar, kontrollierte Studien fehlen[128].
Bei weiteren Stoffwechselstörungen, insbesondere Störungen des Intermediärstoffwechsels wie Glykogenosen Typ III,V und VII[129–134], AGC1-Defizienz[135], Adenylosuccinat-Lyase-Mangel sowie bei mitochondrialen Komplex-1-Defekten[46, 78] können Symptome und Laborparameter durch KET günstig beeinflusst werden (Übersicht siehe[127]). Vereinzelt werden bei Stoffwechselstörungen mit pharmakoresistenter Epilepsie KET zur Anfallskontrolle eingesetzt, u.a. bei Harnstoffzyklus-Defekten und nonketotischer Hyperglyzinämie[127] – dies ist jedoch kein kausaler, sondern ein rein symptomatischer Therapieansatz.
Cave: Stoffwechselstörungen, bei denen eine KET aufgrund des (evtl. letalen) Hypoglykämie-Risikos kontraindiziert ist, können im Einzelfall durch die Gabe von oralen Ketonen (D/L-Natrium-3OHB) erfolgreich therapiert werden (hyperinsulinämische Hypoglykämie[136]; multipler Acyl-CoA-Dehydrogenasemangel (MADD)[137]). Die Anwendung oraler Ketone/Ketoester lässt sich im strengen Sinne nicht den KET zuzuordnen. Sie ist Einzelfällen vorbehalten, sollte durch ein auf diese Stoffwechselstörung spezialisiertes Team erfolgen und unterscheidet sich in Durchführung, Monitoring und Nebenwirkungen substanziell von KET und ist damit nicht Gegenstand dieser Leitlinie.

KONTRAINDIKATIONEN

Indikation und Durchführung der KET und Ausschluss von Kontraindikationen liegen in der ärztlichen Verantwortung. ➤ Tab. Q4-2 und ➤ Tab. Q4-3 geben eine Übersicht über absolute und relative Kontraindikationen, Wirkmechanismen und die empfohlene Diagnostik.

Absolute Kontraindikationen

Grundsätzlich sind Störungen des mitochondrialen Fettsäurentransports, der Fettsäureoxidation, der Glukoneogenese, der Ketonkörperbildung und des Ketonkörperabbaus absolute Kontraindikationen[2].

Tab. Q4-2 Absolute Kontraindikationen

Absolute Kontraindikation	Mechanismen	Empfohlene Diagnostik
Pyruvatcarboxylase-Mangel	Metabolische Azidose, Umwandlung von Pryruvat zu Oxaloacetat gestört	Aminosäuren[a], organische Säuren[c], Glukose[a], Ammoniak[a], Spezialdiagnostik
Störungen der Fettsäureoxidation (inklusive des Fettsäuretransports über die Mitochondrienmembran, hier die häufigsten aufgelistet): • Short-Chain Acyl-CoA Dehydrogenase Deficiency (SCADD) • Medium-Chain Acyl-CoA Dehydrogenase Deficiency (MCADD) • Long-Chain 3-hydroxyacyl-CoA Deficiency (LCHADD) • Very Long-Chain Acyl-CoA Dehydrogenase Deficiency (VLCADD)	Die gestörte Fettsäureoxidation führt zu einer unzureichenden Ketonkörperbildung.	Acylcarnitinprofil[b], organische Säuren[c], Ketonkörper[a,c]
Ketoneogenesedefekte/Ketolysedefekte	Gestörter Aufbau/Abbau von Ketonkörpern	Acylcarnitinprofil[b], Ketone[a,c] Spezialdiagnostik
Gluconeogenesedefekte und einige Glykogenosen (z. B. Glykogenose Typ I) Monocarboxylattransporter-Mangel	Lebensbedrohliche Hypoglykämien bei Einleitung der KET durch Reduktion der exogenen Kohlenhydratzufuhr	Laktat[a], Ketone[a,c], organische Säuren[c], Glukose[a], Blutgasanalyse[a], Anamnese
Hyperinsulinismus	s. o. durch Insulinwirkung	Insulin[a], Cortisol[a], Anamnese
Carnitinstoffwechselstörungen: Carnitinpalmitoyltransferase (CPTI/II)-Defekt, Carnitintranslocase (CACT)-Mangel	Gestörter Transport langkettiger Fettsäuren in die Mitochondrien	Acylcarnitinprofil[b] Spezialdiagnostik
Intermittierende Porphyrie	Kohlenhydratmangel kann einen Schub auslösen	5-Aminolävulinsäure[c], Porphobilinogen[c], PBG-Desaminase-Aktivität (in Erythrocyten)

[a] Blut, [b] Trockenblut, [c] Urin, [d] Liquor

Relative Kontraindikationen

Bei bestimmten Diagnosen sollten KET nicht oder nur mit großer Vorsicht eingesetzt werden. Einige der relativen Kontraindikationen sind historisch bedingt[138], schlecht belegt[139] und gelten nicht immer für alle KET-Formen. So war z. B. bei einem Kind mit Pyruvatdehydrogenase-Mangel und Diabetes mellitus Typ I die erfolgreiche Fortführung der KET möglich[140]. Im Zweifelsfall sollte Rücksprache mit erfahrenen Anwendern von KET gehalten werden.

Tab. Q4-3 Relative Kontraindikationen

Relative Kontraindikation	Mechanismus	Empfohlene Diagnostik bei Verdacht
Mitochondriale Atmungskettendefekte (außer Komplex-I-Defekt)	Ketose verstärkt Laktatazidose Mangelhafte ATP-Synthese	Ausschluss Mitochondriopathie (Genetik, Muskelbiopsie)
Nephrolithiasis, renale tubuläre Azidose	Vermehrte Nierensteine durch niedrigen Urin-pH bei Ketose	Sonografie Nieren → ggf. Alkalisierung des Urins
Leber-/Nieren-/Pankreas-Erkrankung	Störung verschiedener Stoffwechselwege	Anamnese, Labor
Kardiomyopathie, kardiale Arrhythmien, Long-QT-Syndrom	QT-Verlängerung unter KET	Echokardiografie, EKG, ggf. Langzeit-EKG
Osteoporose, Osteopenie	Kalziummangel unter KET; Azidose	Calciumhosphat im Urin, Vitamin D, Knochendichte
Ungeklärte Stoffwechselstörung	Je nach Verdachtsdiagnose	Weiterführende Abklärung
Störungen des Lipidstoffwechsels (fam. Hypercholesterinämie u. a.)	KET verstärken Lipidstoffwechselstörung	Cholesterin (gesamt, HDL, LDL), Triglyzeride
Selenmangel	Potenziell arrhythmogen	Selen im Serum
Therapie mit Carboanhydrasehemmern (Topiramat, Sultiam, Zonisamid)	Verstärken Azidose	Blutgasanalyse
Schwangerschaft	Unklar; Schwangerschaftsketoazidose	Schwangerschaftstest
Essstörungen (Anorexie)		
Gleichzeitige Anwendung von Propofol	Propofol-Infusionssyndrom	Anamnese
Mangelnde Akzeptanz und fehlende Mitarbeit von Patient und Familie/Schule etc.; unüberbrückbare Sprachbarrieren	Unzureichende Behandlungsbasis	Aufklärungsgespräch

[a] Blut, [b] Trockenblut, [c] Urin, [d] Liquor

VORAUSSETZUNG UND DURCHFÜHRUNG

KET können nur im Team aus Neuropädiatern/spezialisierten Pädiatern oder Neurologen, einer Ernährungsfachkraft mit spezieller Fortbildung und gegebenenfalls einem Psychologen sowie dem Patienten und dessen Sorgeberechtigten gelingen. Die Indikation muss eindeutig, Kontraindikationen ausgeschlossen und die regelmäßige Nachsorge gewährleistet sein[141]. KET sollten, insbesondere bei Säuglingen und Kindern, stationär eingeleitet werden, da dadurch Komplikationen bei Stoffwechselumstellung schnell und effektiv erkannt und therapiert werden können und eine intensive diätetische Schulung von Patienten und Angehörigen erfolgen kann. Der Aufenthalt beträgt ca. 5–7 Tage, bei schwieriger Einleitung evtl. auch länger. Für eine ambulante Einleitung in deutschsprachigen Ländern fehlen derzeit geeignete Infrastrukturen und Finanzierungen. Initiales Fasten ist nicht mehr empfohlen und bei Säuglingen, Kleinkindern, bei Pyruvatdehydrogenase-Mangel oder einer Begleitmedikation mit Carboanhydrasehemmern definitiv kontraindiziert[2].

Besonderheiten in der Schweiz:

- In der Schweiz wird MAD nach Ausschluss von Stoffwechseldefekten jenseits des Säuglingsalters regelhaft ambulant eingeführt. In der Regel werden mittags und abends Ketone und Glukose im Kapillarblut bestimmt, Blutgasanalysen sind ambulant nicht durchführbar.
- Die Ernährungsfachkräfte in der Schweiz heißen Ernährungsberater FH (BSc).
- Die Maßeinheiten für Glukose/pCO_2 sind in der Schweiz anders mmol/l resp. kPa.
- Die Schweiz hat nur eine Empfehlung für Vitamin-D-Prophylaxe im Säuglingsalter, keine für Fluoride.

Diätetische Empfehlungen: Vor Beginn jeder KET ist die Aufzeichnung einer Perzentilenkurve für Größe und Gewicht erforderlich, um später im Verlauf die körperliche Entwicklung beurteilen zu können. Eine Ernährungsanamnese (sinnvoll ist ein Protokoll über drei Tage) dient dem Kennenlernen der Ernährungsgewohnheiten des Patienten, bildet die Grundlage für die Erstellung von Berechnungen bzw. Tagesplänen und bei der Entscheidung, ob der Patient für KET geeignet ist.

Die verschiedenen ketogenen Ernährungstherapien (KET; ➢ Abb. Q4-1)

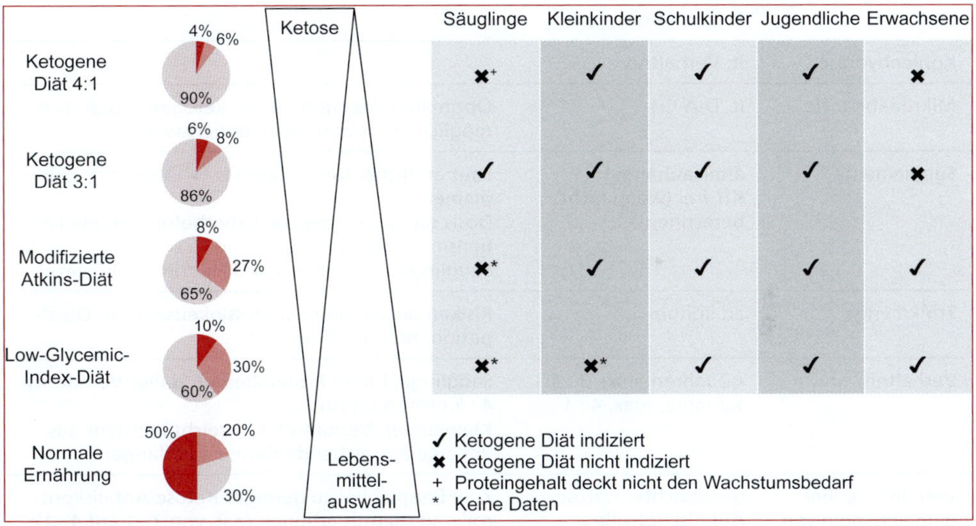

	Säuglinge	Kleinkinder	Schulkinder	Jugendliche	Erwachsene
Ketogene Diät 4:1	✖+	✔	✔	✔	✖
Ketogene Diät 3:1	✔	✔	✔	✔	✖
Modifizierte Atkins-Diät	✖*	✔	✔	✔	✔
Low-Glycemic-Index-Diät	✖*	✖*	✔	✔	✔

Abb. Q4-1 Ketogene Ernährungstherapien[142]

Klassische ketogene Diät (KKD)

Die KKD kann sehr gut als Formulanahrung (z. B. per Sonde) angeboten werden oder wird auf der Basis von D-A-CH-Empfehlungen individuell berechnet. Diese sind Referenzwerte für die tägliche Zufuhr von Energie und Nährstoffen der Fachgesellschaften Deutschlands, Österreichs und der Schweiz für den deutschsprachigen Raum (➢ Tab. Q4-4). Zunächst wird anhand von Größe, Gewicht und der Bewegungsintensität der tägliche Energiebedarf ermittelt. Die Proteinzufuhr ist altersabhängig und sollte mindestens den D-A-CH-Empfehlungen entsprechen. Der Fettanteil liegt je nach Verhältnis bei 82–90 %. Sowohl mittelkettige Triglyzeride (MCT-Diät) als auch langkettige Triglyzeride (LCT-Diät) erzielen eine Ketose, die Wirkung beider Diäten ist offensichtlich gleich[143]. In der Regel wird jedoch die klassische LCT-Diät eingesetzt, da sie besser verträglich ist. Bei Durchführung einer MCT-Diät mit 30–60 % der Energie in Form von MCT-Fett ist zu beachten, dass der Anteil an MCT-Fett auf jeden Fall schrittweise gesteigert wird, um den häufig auftretenden gastrointestinalen Beschwerden entgegenzuwirken:

- Bei Kindern unter zwei Jahren im ketogenen Verhältnis von maximal 3 : 1 Fett zu Nichtfett[10]
- Bei Kindern über zwei Jahre sowie bei gutem Ansprechen mit starker Ketose oder problematischer Akzeptanz individuell angepasst auf niedrigere (2,5 oder 2 : 1) oder auch höhere (3,5 : 1 oder 4 : 1) ketogene Verhältnisse[2]

Tab. Q4-4 Klassische ketogene Diät (KKD)

Klassische ketogene Diät	Empfehlung	Kommentar
Energie	lt. D-A-CH	Individuelle Anpassung an Alter, Gewicht und körperliche Aktivität
Protein	lt. D-A-CH (eher etwas höher)	Altersabhängige Referenzwerte der D-A-CH beziehen sich auf die Zufuhr von Protein mit hoher biologischer Wertigkeit, die unter ketogener Diät nicht gewährleistet ist.
Fett	lt. Verhältnis	
Kohlenhydrate	lt. Verhältnis	
Mikronährstoffe	lt. D-A-CH	Optimale Versorgung unter ketogener Diät nicht möglich, müssen supplementiert werden
Supplemente	altersabhängig KH-frei (wenn nicht: berechnen!)	Laut ärztlicher Verordnung (s. ➤ Abschnitt „Supplemente") Dosis ggf. abhängig von Laborbefunden und Lebensmittelauswahl Säuglinge: + Vitamin D und Fluorid (Prophylaxe)
Trinkmenge	ad libitum	Risiken bei zu geringer Flüssigkeitszufuhr: Obstipation, Nierensteine
Verhältnis	<2 Jahren: max. 3 : 1 >2 Jahre: max. 4 : 1	Säuglinge: hoher Proteinbedarf, daher Verhältnis 4 : 1 nicht möglich Kleinkinder: Verhältnis 3 : 1 reicht meistens aus, um eine ausreichende Ketose zu erlangen
Verhältnis außerdem abhängig von	gewünschter Ketose Anfallskontrolle Mitarbeit	Zum Beispiel bei zu geringer Ketose/Anfallskontrolle: Verhältnis erhöhen (z. B. von 3 : 1 auf 4 : 1); Um Beispiel bei zu hoher Ketose/schlechter Mitarbeit Verhältnis senken (z. B. von 4 :1 auf 3:1)
Verhältnis/Mahlzeit	Konstant	Das verordnete Verhältnis **muss** bei jeder Mahlzeit eingehalten werden.
MCT/LCT	LCT	Bei Obstipation, Dyslipidämie oder zur Verstärkung der Ketose kann, je nach Verträglichkeit, ein Teil der LCT-Fette durch MCT-Fett schrittweise ersetzt werden.
Fettempfehlung	Pflanzenöl Margarine (ungehärtet)	Pflanzenfette mit mehrfach ungesättigten Fettsäuren (z. B. Raps-, Walnuss-, Sojaöl) als Ausgleich zu den gesättigten Fettsäuren der tierischen Lebensmittel verwenden.

Tab. Q4-4 Klassische ketogene Diät (KKD) *(Forts.)*

Klassische ketogene Diät	Empfehlung	Kommentar
Anzahl der Mahlzeiten/Tag	nach Bedarf und Alter mind. 3 ×/Tag	Abhängig von den Essgewohnheiten des Kindes
Energiemenge pro Mahlzeit	variabel	Abhängig vom Appetit des Kindes
Laktose/Fruktose in industriell hergestellten Produkten	eingeschränkt erlaubt	Analyse und Berechnung (E-, F-, KH-Gehalt) durch Diätassistenz erforderlich
Süßstoffe/Stevia	erlaubt	Angemessen dosieren (gastrointestinale Nebenwirkungen)
Erythrit	erlaubt	Angemessen dosieren
Zuckeraustauschstoffe	eingeschränkt erlaubt mit Berechnung	Nur nach Rücksprache mit Diätassistenz
Ballaststoffe	nicht resorbierbar ohne Berechnung	Zugabe steigert Volumen der Mahlzeiten/Sättigungsgefühl; Verwendung bei Obstipation

Modifizierte Atkins-Diät (MAD)[144]:

Diese Diät ist ebenfalls sehr kohlenhydratarm (10–20 g/Tag) und fettreich (60–65 % der Energie; entspricht einem ketogenen Verhältnis von ca. 1 : 1), aber weniger restriktiv als die KKD[145]. Die Berechnung der Mahlzeiten ist wesentlich einfacher und der Zeitaufwand für die Schulung und für die Durchführung zu Hause geringer, da nur die Kohlenhydrate berechnet werden (➤ Tab. Q4-5). Allerdings sollte darauf geachtet werden, dass die Eiweißzufuhr nicht zu hoch ist, um die Bildung von Glukose aus Eiweiß (Glukoneogenese) zu vermeiden. Die Effektivität der MAD bei Kindern unter zwei Jahren ist wenig untersucht[146, 147].

Tab. Q4-5 Modifizierte Atkins-Diät (MAD)

Modifizierte Atkins-Diät	Empfehlung	Kommentar
Energie	ohne Berechnung	
Protein	ohne Berechnung	Nicht zu viel – Gluconeogenese!
Fett	60–65 %	Reichlich zu jeder Mahlzeit verwenden, z. B. Butter, Sahne, Öl, Mascarpone, Crème fraîche
Kohlenhydrate	Beginn: 10–12 g/Tag nach dem 1. Monat schrittweise auf 20 g/Tag steigern	Kohlenhydrate in sehr fettreichen Lebensmitteln (s. o.; Wurst, Käse) werden nicht angerechnet
Mikronährstoffe	lt. D-A-CH	Optimale Versorgung unter modifizierter Atkins-Diät nicht möglich, müssen supplementiert werden
Supplemente	altersabhängig KH-frei (wenn nicht: berechnen!)	Lt. ärztlicher Verordnung Dosis abhängig von Blutanalysen und Lebensmittelauswahl
Trinkmenge	ad libitum	Risiken bei zu geringer Flüssigkeitszufuhr: Obstipation, Nierensteine

Tab. Q4-5 Modifizierte Atkins-Diät (MAD) *(Forts.)*

Modifizierte Atkins-Diät	Empfehlung	Kommentar
LCT/MCT	LCT	Bei Obstipation, Dyslipidämie oder zur Verstärkung der Ketose kann, je nach Verträglichkeit, ein Teil der LCT-Fette durch MCT-Fett ersetzt werden.
Fettempfehlung	Pflanzenöl Margarine (ungehärtet)	Pflanzenfette mit mehrfach ungesättigten Fettsäuren (z. B. Raps-, Walnuss-, Sojaöl) als Ausgleich zu den gesättigten Fettsäuren der tierischen Lebensmittel verwenden.
Anzahl der Mahlzeiten/Tag	nach Bedarf mind. 3 ×/Tag	Abhängig von den Essgewohnheiten des Kindes
Süßstoffe/Stevia	erlaubt	Angemessen dosieren
Erythrit	erlaubt	Angemessen dosieren
Zuckeraustauschstoffe	eingeschränkt erlaubt mit Berechnung	Nur nach Rücksprache mit Diätassistenz
Ballaststoffe	nicht resorbierbar ohne Berechnung	Zugabe steigert Volumen der Mahlzeiten/Sättigungsgefühl; bei Obstipation

Niedrigglykämische Index-Therapie (LGIT)
Bei dieser Ernährungsform werden komplexe Kohlenhydrate (ca. 40–60 g/Tag) mit einem glykämischen Index < 50 in jeder Mahlzeit mit Protein und Fett kombiniert, dabei werden die Kohlenhydrate möglichst gleichmäßig über den Tag verteilt, um einen annähernd konstanten Blutzuckerspiegel zu erreichen[148]. Der Fettanteil sollte bei ca. 60 % der Energiezufuhr liegen (➤ Abb. Q4-1).
Eine neue Form der KET, die **modifizierte ketogene Diät,** ist eine Mischform von MAD und KKD[149]. Kohlenhydrate werden mit ca. 5 % des täglichen Kalorienbedarfs (ca. 30 g/Tag) bilanziert und der Fettanteil sollte ca. 75 % des täglichen Kalorienbedarfs betragen. Proteine werden nicht berechnet. Diese Diätform wurde als Option für Erwachsene konzipiert und findet bisher im deutschsprachigen Raum keine Anwendung.
Für alle KET gilt: Um einen Fettanteil von 60–90 % zu erreichen, ist neben der Auswahl fettreicher Lebensmittel auch der Zusatz von z. B. Sahne, Butter, Mascarpone, oder Mayonnaise zu jeder Mahlzeit erforderlich. Daraus ergibt sich ein hoher Anteil an Lebensmitteln tierischen Ursprungs, die überwiegend gesättigte Fettsäuren enthalten. Aus diesem Grund muss darauf geachtet werden, dass auch pflanzliche Fette mit mehrfach ungesättigten Fettsäuren (z. B. Raps-, Walnuss-, Sojaöl) verwendet werden[141]. Da die Kohlenhydrate stark reduziert werden, sind alle Zucker und zuckerhaltigen Lebensmittel nicht geeignet. Zum Süßen können Süßstoffe und Stevia verwendet werden. Zuckeraustauschstoffe, mit Ausnahme von Erythrit, müssen berechnet werden.
Um der Entstehung von Nierensteinen vorzubeugen, ist auf eine ausreichende Flüssigkeitszufuhr zu achten[150]. Gegebenenfalls kann der Urin alkalisiert werden[151].

Einleitung

KET können sowohl stationär als auch ambulant eingeleitet werden – Hintergrund sind neben historischen Entwicklungen die Art der KET sowie landesspezifische Regelungen für eine Kostenübernahme durch die jeweiligen Krankenkassen. MAD und LGIT können nach sicherem Ausschluss von Stoffwechseldefekten ambulant eingeleitet werden – für KKD, insbesondere bei Säuglingen, wird eine stationäre Einleitung empfohlen. Deren Vorteile sind neben der schnelleren Stoffwechselumstellung eine bessere Kontrolle derselben sowie die effektive Schulung im Umgang mit KET. Weiter fehlen in Deutschland und Österreich für das ambulante Management von KET noch entsprechende Strukturen und deren Finanzierung.

Stationäre Einstellung: Die Umstellung von Normalkost auf jede Form der KET erfolgt ohne vorausgehende Nüchternphase und schrittweise (Ausnahme Intensivtherapie, s. ➤ Abschnitt „Besondere Situationen"). Bei klassischen Diäten (KKD) mit festem Quotienten erfolgt eine Erhöhung des Quotienten (1 : 1, 2 : 1, 3 : 1 usw.) oder der Austausch einzelner Mahlzeiten (1. Tag eine ketogene Mahlzeit, 2. Tag zwei ketogene Mahlzeiten usw.). Bei der modifizierten Atkins-Diät (MAD) wird die tägliche Kohlenhydratmenge innerhalb weniger Tage oder sofort bis auf eine festgelegte Tagesmenge (z. B. 10 g KH) reduziert. Die Einleitung der LGIT erfolgt durch Reduktion der Kohlenhydratzufuhr auf 40–60 g/Tag und kann auch ambulant durchgeführt werden, wenn Infrastruktur und Nachsorge vorhanden ist. Erlaubt sind kohlenhydratfreie Flüssigkeiten ad libitum (Wasser, ungesüßter Tee etc.). Antikonvulsiva werden unverändert belassen; zu berücksichtigen sind aber mögliche Interaktionen von Antikonvulsiva (Carboanhydrasehemmer, Valproat) mit KET.

Diagnostik und Verlaufskontrollen

Direkt vor Einleitung KET erfolgt eine Nüchtern-Blutentnahme (BGA/Blutzucker/Ketosemessung). In der Einleitungsphase erfolgt die Ketosemessung im Säuglings-/Kindesalter üblicherweise im Blut; entsprechende Bedside-Geräte zur Messung der Blutketone sind verfügbar. Die semiquantitative Messung der Urinketone (Messparameter: Acetoacetat) ist möglich, aber ungenauer, da sie im Vergleich zur Messung im Blut eine erhebliche zeitliche Latenz aufweist. Die Bestimmung von Aceton in der Atemluft ist derzeit keine verlässliche Methode[152]. Nach Erreichen eines Blutketonwertes von 1 mmol/l 3OHB, bzw. ab dem 2. Tag sollten Blutketone, Blutzucker und BGA alle 4–6 Stunden vor den Mahlzeiten erfolgen. Ziel sind stabile Werte (➤ Tab. Q4-6) bei kompensierter metabolischer Azidose.

Tab. Q4-6 Gewünschte Blutparameter unter regulärer Kost und unter KET (KKD und MAD)

Parameter	Reguläre Kost	Ziel KET (KKD)	Kommentar
Blutzucker (mg/dl/mmol/l)	± 100/5,5	± 60 bis 80/3,0 bis 4,5	
3OHB (mmol/l)	0	2–5 (6)	
pH	7,35–7,45	7,35–7,45	Leichte respiratorisch kompensierte metabolische Azidose
BE	± 0	–5 bis –10	
pCO_2 (mmHg/kPa)	± 40/5,5	± 35/4,5	

Die Ketose unter KET nach erfolgter Einleitung sollte regelmäßig kontrolliert werden. Hierfür können sowohl Urinteststreifen als auch ein Messgerät für die kapilläre Messung der Blutketose (OHB im Kapillarblut, Zielbereich lt. Verordnung: bei KKD 2–5 mmol/l; bei MAD 1–3 mmol/l) eingesetzt werden. Für Verlaufskontrollen ist die semiquantitative Messung im Urin mittels Teststreifen ausreichend (Acetoacetat, Zielbereich + bis +++). Nach Erreichen einer stabilen Ketose genügen punktförmige Kontrollen 2–3 ×/Woche. Bei Komplikationen (z. B. Infekte, Wiederauftreten/Zunahme von Anfällen, Benommenheit) sollte immer die Blutketose bestimmt und ärztliche Rücksprache genommen werden.

Akzeptanz, Gewichts- und Wachstumsentwicklung des Kindes werden in regelmäßigen Abständen beurteilt und die KET gegebenenfalls angepasst. Klinische Kontrollen werden zu Beginn monatlich (Säuglinge) bzw. alle drei Monate empfohlen. Nach einem Jahr unter stabiler Ketose können die Untersuchungsintervalle auf einen Abstand von 6 bis 12 Monaten ausgedehnt werden[2, 153]. Zwischen den Vorstellungsterminen muss die Möglichkeit eines telefonischen Austausches mit Patienten sichergestellt werden. ➤ Tab. Q4-7 gibt einen Überblick über Zeitpunkt und Parameter der Verlaufsdiagnostik unter KET[2, 153].

Tab. Q4-7 Empfohlene Diagnostik bei KET

Parameter	Vor Einleitung	Induktionsphase	Vor Entlassung	Verlaufskontrollen
Blutzucker+ und BGA+	x x	(alle 4–6 h	x	(x)
3OHB+ (Keton)	x x	bedside)	x	x x
Elektrolyte	-		x	-
Gr. BB, CRP	x	-	-	x
Kleines BB	x	-	-	x
Leber-/Nieren-Parameter	x	-	-	x
Lipase, Amylase		-	-	x
Lipidstatus*		-	-	
Medikamenten-Spiegel	x x	-	-	x
Acylcarnitinprofil	x x	-	-	(x)
Vitamin D		- -	-	(x)
Carnitin-Status				(x)
Urinstatus	x x		x x	- (x)
Urinketone	x x	x	- x	(x) x
Ca/Kreatininquotient**		-	x	
Urin-pH				
EEG	x	-	(x)	x
EKG	x	-	-	(x)
Sonografie Nieren	x	-	-	(x)

+ kapilläre Messung
BGA = Blutgasanalyse; 3OHB = 3-Hydroxybutyrat; BB = Blutbild
* Gesamt-Cholesterin, HDL-/LDL-Cholesterin, Triglyzeride (nüchtern)
** 10 ml Morgenurin
(x) optional

Der Erfolg KET lässt sich frühestens nach sechs Wochen, in der Regel aber nach drei Monaten beurteilen[2]. Bei Patienten mit Glut1-Defekt oder PDH-Mangel wird zur Deckung des Energiebedarfs des wachsenden Gehirns eine höhere Ketose (altersangepasst und „so hoch wie tolerierbar") empfohlen[6]. Bei MAD und LGIT werden in der Regel niedrigere Werte (meistens um 2 mmol/l) erreicht als unter KKD. Neben der Reduktion von Anfallsdauer und -frequenz sind Verbesserungen von Vigilanz, Belastbarkeit und Lebensqualität, wie unter KET häufig beobachtet, zu berücksichtigen[154, 155]. Steht Letzteres im Vordergrund, können KET auch bei mäßiger Anfallskontrolle weitergeführt werden.

Schulung

Patient und Angehörige werden während des stationären Aufenthalts im Umgang mit KET und Ketonmessung geschult. Die Entlassung erfolgt nach abgeschlossener dietätischer Schulung, bei stabiler Ketose und nach vollem ketogenen Kostaufbau. Die Schulung sollte beinhalten:

1. Ernährungsgrundlagen
2. Geeignete Lebensmittel für KET
3. Berechnung der KET (mit Austauschtabellen/Computerprogrammen)
4. Abwiegen der Lebensmittel (in Gramm)
5. Zubereitung von KET
6. Vorbereitungen für die Durchführung der KET zu Hause/im Kindergarten/in der Schule
7. Stolpersteine: versteckter Zucker, Zuckeraustauschstoffe, Softdrinks, Lebensmittelkennzeichnung
8. Kontrolle von Ketonen in Blut und Urin
9. Richtlinien für Mahlzeiten außer Haus, Reisen, Krankheit, Medikamente, Arztkonsultation etc.
10. Umgang mit Diätfehlern
11. Verhalten im Krankheitsfall (z. B. Erhöhung der Flüssigkeitszufuhr; kompatible Medikamente bei interkurrenten Erkrankungen)
12. Beratung zu Implementierung und potenziellen Schwierigkeiten im Alltag (Vermeiden von Ausgrenzung, Vermittlung der KET im sozialen Kontext)

Gutes Informationsmaterial zu KET ist über Selbsthilfegruppen und Hersteller ketogener Produkte kostenfrei erhältlich.

Eine sozialmedizinische Anamnese der familiären Situation, des sozialen Umfeldes, der Umsetzung der KET im Alltag und notwendiger Hilfen (z. B. Einzelfallhilfe in Kita oder Schule, finanzielle Unterstützung) sollte erfolgen, um eine Durchführung unabhängig vom familiären und sozialen Status und Erwerbstätigkeit möglich zu machen[156].

Supplemente

Grundsätzlich sind die landesspezifischen Empfehlungen zu Prophylaxen (Vitamin K und D, Fluorid) gültig. Multivitamine, Mineralstoffe und Spurenelemente, insbesondere Kalzium, müssen bei allen KET von Beginn an in Form von kohlenhydratfreien Präparaten zusätzlich supplementiert werden, um Mangelzustände zu vermeiden[157]. Sind diese nicht erhältlich, müssen die Kohlenhydrate angerechnet werden. Erfolgt dies altersadaptiert, gibt es bisher bei Mikronährstoffen keine Hinweise auf Defizite durch KET[2]. Einige im Handel erhältliche speziell für KET hergestellte Lebensmittel (z. B. Formulanahrung) enthalten bereits Mikronährstoffe. In den meisten Fällen wird jedoch eine Deckung des Tagesbedarfs nur erreicht, wenn auch der tägliche Energiebedarf zumindest annähernd gedeckt wird. Daher ist beim Einsatz dieser Lebensmittel zu überprüfen, ob und in welcher Menge die Gabe von Supplementen erforderlich ist. Probiotika, Omega-3-Fettsäuren, orale Ketone oder Ketoester als Supplemente sind für die Durchführung von KET nicht erforderlich. Ebenso gibt es keine klare Empfehlung für die Anwendung von Laxanzien bei Obstipation unter fettreicher KET.

Die Supplementation mit Carnitin wird seit Langem kontrovers diskutiert. KET über längere Dauer, Antikonvulsiva wie Valproat oder Mangelernährung können zu Carnitinmangel mit Schwäche, Hypotonie, Apathie, Hypoglykämie, Azidose, Kardiopathie und Leberveränderungen führen[158]. Daher wird empfohlen, Carnitin im Rahmen der halbjährlichen Verlaufskontrollen zu bestimmen. Im Bedarfsfall wird die Substitution mit einer Tagesdosis von 50–100 mg/kg KG/Tag, max. 2 g/Tag empfohlen[141] – als mögliche Nebenwirkung kann ein durch Dosisreduktion reversibler, fischähnlicher Geruch auftreten.

Orale Citrate alkalisieren und verringern so das Risiko von Nierensteinen und möglicherweise auch die Demineralisierung des Knochens. Verwendet wird Kaliumnatriumhydrogencitrat; Dosierung: 2 meq/kg KG/Tag in 2 Einzeldosen Tagesdosis 2–3 ML = 5–7,5 g = 44–66 mmol Alkali bis zu einem Urin-pH-Wert von 6,2–7,4. Derzeit gibt es keine eindeutige Empfehlung, Citrate regelhaft einzusetzen; viele Zentren überwachen stattdessen Flüssigkeitshaushalt und Nierenfunktion inklusive Nierensonografie im Rahmen der Routinekontrollen.

Antikonvulsiva und KET

Unter KET treten keine signifikante Veränderungen der Serumkonzentrationen von Antiepileptika auf [159], sodass nach Einleitung der KET keine Dosianpassung erforderlich ist. Zu Interaktionen mit KET (➤ Tab. Q4-8) ist jedoch wenig bekannt [160, 161].
In der Regel werden Antiepileptika bei Einleitung der KET unverändert belassen und erst bei Erfolg der Diät, d. h. frühestens drei Monate nach Einleitung, vorsichtig reduziert. Folgende Interaktionen mit KET sind bekannt:

Tab. Q4-8 Antikonvulsiva und KET

Wirkstoff	Interaktion mit KET	Mögliche Folgen
Valproinsäure[161, 162]	Hemmt die ß-Oxidation von Fettsäuren (klinische Bedeutung unklar)	Unzureichende Ketose; Hepatopathie [163]
Azetazolamid Topiramat[160, 164] Sultiam Zonisamid	Carboanhydrasehemmer (klinisch relevant!)	Metabolische Azidose
Phenobarbital Brom	Lipophil, vermehrte Freisetzung durch Fettabbau im Fasten/unter KET veränderte Resorption	Wirkspiegel erhöht
Phenobarbital Valproinsäure Benzodiazepine Chloralhydrat	Hemmen den Glut1-Transporter in vitro[165] (klinische Bedeutung unklar)	Verstärken Glut1-Defekt?
Lamotrigin	Reduziert die Effektivität von KET[166]	Unzureichende Anfallskontrolle

Vorsicht ist bei der Kombination KET mit Carboanhydrasehemmern (Azetazolamid, Sultiam, Topiramat, Zonisamid) geboten – hier kann es zu einer ausgeprägten metabolischen Azidose kommen[2, 164]. Grundsätzlich sollte daher vor Einleitung der KET ein Absetzen dieser Medikamente in Erwägung gezogen werden. Falls dies nicht möglich ist, sollte jedes noch so kurze Fasten unbedingt vermieden und ein engmaschiges BGA-Monitoring durchgeführt werden. Im Falle einer Azidose sollte zügig eine intravenöse glukosefreie Flüssigkeitssubstitution, gegebenenfalls auch frühzeitige Gabe von Bicarbonat, begonnen werden[164].
Die Kombination KET mit Valproat zeigt in vitro gegenläufige Wirkmechanismen, ist in der Praxis jedoch meist problemlos möglich[161, 162]. Aufgrund des erhöhten Risikos einer sekundären Carnitindefizienz durch zwei Faktoren, Valproat und KET, ist hier eine Überwachung der Carnitinspiegel und der Leberparameter[163] sowie des Valproatspiegels[167] besonders wichtig[2].
Die Kombination KET mit Vagusnervstimulation ist sowohl im Kindes- als auch im Erwachsenenalter durchführbar[168, 169], die fehlende Datenlage lässt jedoch keine Bewertung zu.

Komplikationen bei Einführung von KET

Komplikationen sind symptomatische Hypoglykämien, eine überschießende Ketose, und Dehydratation durch Nahrungsverweigerung und Erbrechen. Besondere Vorsicht ist bei Säuglingen geboten, da hier die klinische Symptomatik oft nicht gut beurteilbar ist (s. Abschnitt „Besondere Situationen").
Bei asymptomatischer Hypoglykämie (Blutzucker < 45 mg/dl) und nachweisbarer Ketose (> 1,0 mmol/l 3OHB) kann zunächst zugewartet werden. Die Werte sollten engmaschig kontrolliert werden, Urinketone sind in dieser Situation nicht ausreichend informativ!

Cave! Insbesondere bei Hypoglykämie und fehlender Ketose: Abbruch des Therapieversuchs, Ursachenklärung erforderlich!

Bei symptomatischer Hypoglykämie oder überschießender Ketose mit klinischen Symptomen (Erbrechen, Schläfrigkeit) erfolgt die Gabe eines Kohlenhydrats in einer Dosierung von 0,5 g/kg KG. Bei oraler Gabe kann als Kohlenhydrat Stärke (z. B. Maltodextrin 19, Stärke mit hohem Dextroseäquivalent) verwendet werden, alternativ sind auch Dextrose (Traubenzucker), Haushaltszucker oder Fruchtzucker (Orangensaft) möglich. Auch eine parenterale Gabe als Glukoseinfusionslösung ist möglich, dies unterbricht jedoch die Ketose in der Regel rasch und nachhaltig. Eine Kontrolle von BGA, Blutzucker und Ketonen im Blut sollte nach spätestens 15 Minuten erfolgen, gegebenenfalls ist eine erneute Kohlenhydratgabe notwendig.

Bei metabolischer Azidose (BE > –10) ist eine intravenöse Flüssigkeitssubstitution zu erwägen. Bei Normoglykämie sollte eine kohlenhydratfreie Vollelektrolytlösung verwendet werden.

Bei metabolischer Azidose (BE > –10) und erniedrigtem Blutzucker (< 45 mg/dl) sollte nach Unterbrechung der Hypoglykämie (s. o.) eine Vollelektrolytlösung mit niedrigem Zuckergehalt verwendet werden. Dies kann eine 1 %-Glukose-Vollelektrolytlösung sein (z. B. E 148 + G1 PÄD) oder eine 0,5 %-Glukose-Vollelektrolytlösung (nicht kommerziell erhältlich, Herstellung durch Zugabe von Glukose zu einer kohlenhydratfreien Vollelektrolytlösung unter Beachtung der Kompatibilität möglich).

Nebenwirkungen

Kurzfristige Nebenwirkungen sind bei KET selten und in der Regel gut behandelbar[2]. Bei Einleitung können Hypoglykämien, Erbrechen, Durchfall und Nahrungsverweigerung auftreten. Das häufigste Problem in der ambulanten Nachsorge ist das Auftreten zerebraler Krampfanfälle u. a. bei Diätfehlern, die zu einem Verlust der Ketose führen, z. B. durch „versteckte" Zucker (Zahnpasta, Hustensaft etc.). Schulung und diätetische Führung kann hier entscheidend vorbeugen. Im Rahmen von Infekten, Fieber und Erbrechen kann es durch Flüssigkeitsmangel zu einer verstärkten Azidose kommen, die dann frühzeitig durch vermehrte Flüssigkeitsgabe ausgeglichen werden sollte[113, 170, 171].

Mittelfristige Nebenwirkungen bei KET sind Obstipation, Nierensteine, und Hypercholesterinämie[2, 172]. Akute Hypertriglyzeridämien sind durch Reduktion des ketogenen Verhältnisses meist gut reversibel[173]. In Einzelfällen wurden kardiale Nebenwirkungen wie Kardiomyopathie oder Verlängerung des QT-Intervalls[174–176], Veränderungen der Thrombozytenfunktion[177, 178], Optikus-Neuropathie[179](zuletzt 1979), Störungen der neutrophilenGranulozytenfunktion[180, 181] und Pankreatitis[182] berichtet. Bei familiärer Häufung von Nierensteinen, Hämaturie oder erhöhter Urin-Kalzium-Kreatinin-Ratio sollte eine Alkalisierung des Urins erfolgen und der Gebrauch von Carboanhydrasehemmer vermieden werden[151, 183].

Langzeitnebenwirkungen sind bisher noch unzureichend untersucht. Wachstum/Wachstumsgeschwindigkeit kann unter KET bei langer und starker Ketose leicht beeinträchtigt sein[184–189]. Die Kontrolle des Kalziumstoffwechsels wird empfohlen, eine Knochendichtemessung ist bei größeren Schulkindern erwägenswert, aber bisher auch in den internationalen Leitlinien noch keine Standardempfehlung, zumal in den meisten Zentren in D-A-CH die entsprechende diagnostische Ausstattung fehlt.

Ein potenzielles kardiovaskuläres Risiko durch KET wird nach wie vor kontrovers diskutiert[28, 29, 190–192], die wenigen bisherigen Daten sind widersprüchlich[115, 153, 172, 193–195]. Die einzig bisher verfügbare Langzeitstudie über 10 Jahre bei 10 Patienten mit Glut1-Defekt auf KET konnte kein erhöhtes kardiovaskuläres Risiko belegen[30].

Kognition unter KET

KET können Schlaf, Vigilanz, physische Belastbarkeit, Aufmerksamkeit, Konzentration und Verhalten positiv beeinflussen und gehen oft mit einer Verbesserung kognitiver Funktionen, nicht aber des kognitiven Niveaus einher[155, 196, 197] – unabhängig von Anfallsreduktion oder antikonvulsiver Begleitmedikation. Dieser positive Effekt trägt maßgeblich zur Motivation und langfristiger Umsetzung der Diäten bei. Eine Erfassung neurokognitiver Funktionen (Fragebogen, neuropsychologische Testverfahren) sollte initial und im Verlauf erfolgen[198].

Abbruch/geplantes Beenden von KET

Sollten KET nach drei Monaten keinen Therapieerfolg zeigen, können sie zügig, d.h. über wenige Tage, beendet werden[2] (Ausnahme: West Syndrom, Intensivtherapie, s. Abschnitt „Besondere Situationen"). Patienten, die über einen längeren Zeitraum eingestellt waren, sollten die Ketose langsam und schrittweise beenden. Zeigt sich bei pharmakoresistenten Epilepsien eine effektive Anfallskontrolle, können KET nach zwei Jahren langsam ausgeschlichen werden. Der antikonvulsive Effekt kann auch nach Absetzen anhalten[199], ohne dass es dafür Prädiktoren gibt. Bei BNS-Epilepsien kann vermutlich auch nach einem Jahr abgesetzt werden[86].

- Beenden einer KKD: wöchentliche Reduktion einer 4 : 1-Diät auf 3,5 : 1, 3 : 1, 2,5 : 1 usw. Nach Beendigung der Ketose zunächst auf leicht resorbierbare Kohlenhydrate verzichten, um keine Anfälle zu provozieren.
- Beenden einer MAD: Kohlenhydratmenge ca. jeden 2. Tag um 5g steigern (10–15g/Woche), bis zum Erreichen der altersentsprechenden Empfehlung. Gleichzeitig werden Protein- und Fettzufuhr angepasst[145].
- Beenden einer LGIT: schrittweise Einführung von Kohlenhydraten mit einem glykämischen Index > 50[200] bei gleichzeitiger Reduktion der Fettmenge bis zum Erreichen der altersentsprechende Empfehlung.

Bei Glut1-Defekt und PDH-Mangel sind KET bei derzeitigem Fehlen anderer therapeutischer Optionen vermutlich lebenslang, mindestens aber bis zur Adoleszenz erforderlich[6, 201].

BESONDERE SITUATIONEN

Notfälle und operative Eingriffe

Bei lebensbedrohlichen Situationen steht nicht der Erhalt der Ketose im Vordergrund, sondern die Stabilisierung des Patienten; ein Notfallausweis kann hier hilfreich sein. Im Rahmen von Operationen muss das betreuende Personal, insbesondere die Anästhesie, über die KET informiert sein. Bei Kurznarkosen werden kohlenhydratfreie Lösungen und Medikamente appliziert, Blutzucker, Blutketone und Blutgase engmaschig überwacht. Bei längeren Eingriffen/Nüchternheit kann zusätzlich die parenterale Kalorienzufuhr mit Eiweiß und Fett erfolgen[11, 202, 203].

KET auf Intensivstation und als i.v. Therapie

KET können bei intensivpflichtigen Kindern über ketogene Formulanahrung bzw. bei fehlender enteraler Ernährungsmöglichkeit auch parenteral durchgeführt werden[11]. Die Indikation gilt bei

a) Patienten auf KET, die ihre Ketose stabil halten sollen – Indikationen sind hier akute gastrointestinale Erkrankungen, perioperatives Management, Nahrungsverweigerung, und enteraler Kostaufbau;
b) Patienten, die aus einer akuten Anfallssituation (refraktärer Status epilepticus, FIRES) zur Unterbrechung der Anfälle neu eingestellt werden[204, 205].

Auch bei niedrigem ketogenen Verhältnis unter parenteraler Anwendung können eine zufriedenstellende Anfallskontrolle und stabile Ketosewerte erreicht werden. Bei der Kombination aus parenteraler und enteraler KET kann die Fettzufuhr enteral erhöht werden, um damit eine höhere Ketose zu erreichen und Nebenwirkungen wie erhöhte Triglyzeride und Pankreasenzyme zu vermeiden[204]. Anhand der Empfehlungen der European Society for Paediatric, Gastroenterology, Hepatologyand and Nutrition (ESPGHAN) ist die Maximaldosis der täglichen, parenteralen Fettmenge altersabhängig und mit 3–4 g/kg KG angegeben[206]. Zu den europäischen Empfehlungen zu parenteralen KET auf Intensivstation und einer Beispielrechnung siehe Anhang.

KET bei Säuglingen

Entgegen den älteren Empfehlungen[207] werden KET mit zunehmender Erfahrung und Verfügbarkeit ketogener Formulanahrung vermehrt auch für Säuglinge eingesetzt[9, 84, 85, 208–211]. Im Vergleich zu älteren Kindern mit KET zeigen Säuglinge vor Beikosteinführung eine höhere Akzeptanz[210] und eine niedrigere Abbruchrate[77], eine kürzere Behandlungsdauer (zwischen 10–13 Monaten)[212] als auch besseres Ansprechen der KET[210]. In 20 Studien bei Säuglingen unter 12 Monaten[208] wie auch in einer aktuellen Metaanalyse zu Kindern < 24 Monaten[9] zeigten KET eine Anfallsreduktion > 50 % in 48 % – 80 % der Fälle und Anfallsfreiheit in 14–54 %. Im Säuglingsalter ist es besonders wichtig, die KET anhand der spezifischen Ätiologie und des vorliegenden Epilepsiesyndroms einzustellen[2]. Die einzige randomisierte kontrollierte Studie bei Säuglingen, die KET mit einer Therapie der ersten Wahl bei Epilepsie (West-Syndrom) verglichen hat, zeigte eine vergleichbare Effektivität der KET wie ACTH im Langzeitverlauf[84]. Auch spezifische Nebenwirkungen im Säuglingsalter unter KET sind bisher wenig untersucht – meist waren diese vorübergehend und die KET konnte ohne Unterbrechung fortgeführt werden[207, 213]. Hohe Azidose und Ketose ließen sich durch Modifikation des ketogenen Verhältnisses ausgleichen[210]. Bei Kleinkindern zeigte sich gehäuftes Erbrechen, Lethargie und Hypoglykämie als häufige Nebenwirkung, je jünger die Kinder waren[214]. In den aktuellen Empfehlungen für KET bei Säuglingen[10] wird ein maximales ketogenes Verhältnis von 3 : 1 bei Säuglingen empfohlen[10, 210] (s. ➤ Abschnitt „Klassische ketogene Diät"). Der altersentsprechende Bedarf an Mineralstoffen, Vitaminen und Spurenelementen muss ebenfalls berücksichtigt werden[2, 10], diese sind jedoch in Formulanahrung bereits ausreichend vorhanden. Von einer Flüssigkeitsrestriktion und Fasten bei Säuglingen ist unbedingt abzuraten [2].

Schwangerschaft und Stillen

Zu KET und Schwangerschaft gibt es mit Ausnahme einzelner Kasuistiken[215] keine ausreichenden Daten – aus diesem Grund sowie aufgrund der seltenen auftretenden Schwangerschaftsketoazidose[216] werden KET bei Schwangeren derzeit nicht empfohlen. Eine Ausnahme stellt evtl. eine Schwangerschaft bei einer Patientin mit Glut1-DS dar – hier ist die KET für die Mutter einzig effektive Therapie und der Effekt der intrauterinen Ketose für das Kind, sollte es ebenfalls einen Glut1-DS haben, möglicherweise sogar protektiv – in diesen Fällen sollten immer Experten konsultiert werden.

Säuglinge wurden früher vor dem Beginn der KET üblicherweise abgestillt[217]. Drei Fallserien und eine vergleichende Studie dokumentieren die erfolgreiche Kombination von Muttermilch und KET bei 34 Säuglingen[208, 218–220]. In allen vier Studien wurde abgepumpte Muttermilch verwendet, in zwei Studien zusätzlich zur ketogenen Flaschennahrung auch gestillt[208, 218]. Insgesamt konnten so täglich ca. 90 ml Muttermilch entsprechend 9 % der Tagesmenge verwendet werden. Im Gegensatz zu einer ketogenen Flaschennahrung traten keine Infekte auf und die Anfallskontrolle war vergleichbar (53 % mit Muttermilch vs. 36 % ohne Muttermilch).

Transition

Unter Transition versteht man in der Medizin den geplanten Übergang von Kindern oder jungen Erwachsenen mit chronischen Erkrankungen von einer kinderzentrierten hin zu einer erwachsenenorientierten Gesundheitsversorgung[221]. Weniger als die Hälfte der Patienten sind auf den Übergang in die Weiterbetreuung durch Fachärzte für Erwachsene vorbereitet[222]. Bei gutem Ansprechen und spezifischen Indikationen (Glut1-Defekt, PDH-Mangel) können KET über das Kinder- und Jugendalter hinaus fortgesetzt werden[32, 223, 224]. Dies setzt eine frühzeitige Vorbereitung des Patienten und nachfolgenden Behandler voraus. Es gilt vor allem, das Verständnis für KET, die Umsetzung im Alltag und Selbstständigkeit entwicklungsangepasst und unter Einbezug des Umfelds (Familie, Schule) zu stärken. Transition und die anstehenden Veränderungen sollten frühzeitig, d.h. bereits im Alter von 12 Jahren thematisiert und dann vertieft werden. Vor Übertritt ins Erwachsenenalter sollte die Notwendigkeit einer Weiterbehandlung mit KET überprüft werden. Bei Jugendlichen und jungen Erwachsenen erhöht eine Umstellung auf MAD oft Motivation und Mitarbeit[224]. Spezifische Kliniken und Einrichtungen wie auch Materialien zur Durchführung KET im Erwachsenenalter und Fachinformationen für den weiterbehandelnden Facharzt können etablierte Transitionsprogramme sinnvoll ergänzen[225]. Es betrifft vor allem Jugendliche mit pharmakoresistenter Epilepsie und gutem Ansprechen auf KET, die diese fortführen möchten, sowie Patienten mit Glut1-Defekt/PDH-Defekt, die aufgrund des metabolischen Defekts vermutlich lebenslang von KET profitieren[6, 226].

KET im Erwachsenenalter

KET bei Erwachsenen werden zunehmend eingesetzt, sind jedoch aufgrund mangelnder Datenlage noch nicht ausreichend etabliert. Dennoch gibt es zunehmende Berichte und aktuell erste internationale Empfehlungen zu KET bei Erwachsenen[62]. Empfehlungen im Kindesalter gelten generell auch bei Erwachsenen, jedoch gibt es folgende wichtige Unterschiede.

Indikationen

Generell werden Indikationen des Kindesalters wie pharmakorefraktäre Epilepsien, Epilepsiesyndrome und neurometabolische Indikationen für KET auch bei Erwachsenen übernommen[62]. Bei fokalen Epilepsien im Erwachsenenalter hat die epilepsiechirurgische Abklärung vor KET einen höheren Stellenwert[227]. Bei superrefraktärem Status epilepticus im Erwachsenenalter können KET erfolgreich sein[13, 20]. Neue potenzielle, aber bisher experimentelle Indikationen bei Erwachsenen sind Migräne, Hirntumoren/-metastasen, Adipositas, Demenz und neurodegenerative Erkrankungen wie Morbus Alzheimer oder Morbus Parkinson, Multiple Sklerose sowie der Typ-2-Diabetes (Übersichten siehe[62, 228, 229]).

Kontraindikationen

Als absolute Kontraindikationen neben denen des Kindesalters[2] gelten hier die akute Pankreatitis, Leberversagen, Typ-1-Diabetes und Schwangerschaft. Relative Kontraindikationen sind Komorbiditäten wie Nierensteine, Nieren-/Leberschäden, Zustand nach Cholezystektomie oder Pankreatitis, Störungen des Lipidstoffwechsels, koronare/zerebrovaskuläre Erkrankungen, Osteopenie/Osteoporose und Typ-1-Diabetes ohne adäquate endokrinologische Begleitung, schwerer gastroösophagealer Reflux, fehlende sozioökologische Unterstützung, Anorexie und erschwerte Nahrungsaufnahme/Mitarbeit bei der KET ohne die Option einer perkutanen Gastrostomie[62].

Durchführung

KET bei Erwachsenen werden meist individueller und weniger streng gehandhabt. Die Einleitung erfolgt in der Regel ambulant. Insbesondere bei der KKD sind Erwachsene sehr oft nicht in der Lage, diese über längere Zeit durchzuhalten (Ausnahme: sondenernährte Erwachsene). Bei Erwachsenen wird daher vor allem die MAD und vereinzelt die LGIT eingesetzt[29, 168, 227, 230–232]. Supplemente sind nicht als Standard, sondern nur zwingend bei Mangelzuständen empfohlen, die Ketose-Kontrolle erfolgt meist durch gelegentliche Messung im Urin, die Nachsorge zunehmend über soziale Medien (E-Mail, Internet)[233, 234]. Umfangreiche Rezeptsammlungen und Fertigprodukte, zum Teil auch aus dem Umfeld der Low-Carb-Lifestyle-Diäten, müssen auf ihre Eignung für KET geprüft werden, erleichtern aber die Durchführung im Erwachsenenalter. Erschwerend wirkt sich aus, dass Infrastruktur, Transitionskonzepte, Finanzierung in Kliniken und Praxen, Nachsorgengebote über soziale Medien („Apps") sowie häufig diätetische und ärztliche Kompetenz vor Ort[32, 171, 221, 222, 233, 235] fehlen.

Nebenwirkungen

Die „leichteren" KET wie MAD oder LGIT sind auch im Erwachsenenalter gut verträglich, schwere Nebenwirkungen mit ärztlicher Intervention selten[62]. Häufigen Nebenwirkungen wie Obstipation oder Nierensteine kann durch Flüssigkeit und Anpassung des Diätplans oft wirksam begegnet werden. Langzeiteffekte von KET bei Erwachsenen sind – ähnlich wie die Datenlage bei Kindern – nicht ausreichend untersucht.

Therapieerfolg

Eine Metaanalyse an 338 adulten Patienten mit pharmakorefraktären Epilepsien und KET zeigte in 13 % Anfallsfreiheit und in 53 % eine Anfallsreduktion von > 50 %[236]. Nebenwirkungen waren akzeptabel und vergleichbar zu pädiatrischen Patienten (am häufigsten Gewichtsverlust und Erhöhung von LDL und Gesamtcholesterin). Zwei weitere randomisierte Kohorten erwachsener Patienten zeigten eine bessere Effektivität der MAD bei fokalen und generalisierten Epilepsien (35,5 %) als bei fokalen Epilepsien allein, jedoch ohne signifikante Unterschiede[227, 232]. Eine aktuelle Cochrane-Übersicht[4] mit Auswertung von 13 Studien und 932 Kindern und Erwachsenen auf KET dokumentierte keine vollständige Anfallsfreiheit, die Anfallsreduktion bei Erwachsenen war nach einem Monat höher als nach drei Monaten der KET (hier in nur 10 % Anfallsreduktion > 50 %). Dennoch ist die Abbruchrate bei Erwachsenen auf KET bis zu fünfmal höher als bei konventionellen Therapien, aber nicht signifikant höher als bei Kindern[4].

KET: POTENZIELLE WEITERE ANWENDUNGEN

Sogenannte Low-Carb-Diäten werden zunehmend als Lifestyle-Diäten eingesetzt, meist zur Gewichtsreduktion, im Bodybuilding und als „Gesundheitsdiäten" (Atkins-Diät, Paläo-Diät etc.) – diese sind nicht Gegenstand dieser Leitlinie.
Ein Nutzen für KET wird in den verschiedensten außermedizinischen Bereichen diskutiert, Forschungsansätze beschäftigen sich u. a. mit der Interaktion von KET mit dem Mikrobiom, epigenetischen und antiinflammatorischen Effekten von KET sowie dem Einsatz von KET im Leistungs- und Ausdauersport, Raumfahrt und Militär (zur Übersicht siehe[42]).

ZUSATZINFORMATION

Websites (Auswahl)

www.stanford.edu/group/ketodiet/
www.hopkinsmedicine.org/neurology_neurosurgery/centers_clinics/epilepsy/diet-therapy.html
www.charliefoundation.com
www.matthewsfriends.org
www.g1dfoundation.org

www.glut1.de
www.epilepsie-kind.de
www.epilepsie-elternverband.de

Anhang

Empfehlungen für die Neueinleitung einer parenteralen KET auf Intensivstation (nach[205]):

1. Indikationen und Kontraindikationen bei enteraler und parenteraler KET sind vergleichbar.
2. Parenterale KET soll verabreicht werden, wenn enterale Ernährung nicht möglich ist und von einer Nüchternphase von > 48 h ausgegangen werden muss.
3. Kontraindikation bei KET-Einleitung ausschließen.
4. Enge Indikationsstellung (**cave** bei Frühgeborenen, Kindern mit Gedeihstörung).
5. **Jede** Medikation/Anwendung (Zahnpaste) soll auf versteckte Kohlenhydrate untersucht und bei Bedarf eingerechnet oder ausgetauscht werden.
6. Optional kann bei einer **Neueinleitung** bis 12 h gefastet werden, um schneller in die Ketose zu kommen (**cave:** Hypoglykämie/Azidose/zu hohe Ketose).
7. Baseline-Ernährungsstatus: altersentsprechende Maße für Gewicht/Länge/Alter sollen berücksichtigt werden.
8. Bemessen der täglichen altersentsprechenden Flüssigkeitsmenge unter Einbezug des klinischen Zustands (Allgemeinzustand, Gewicht, Ausfuhr, Serumelektrolyte, Säure-Basen-Status, Hämatokrit, spezifisches Gewicht des Harns, Harnelektrolyte).
9. Langsamer Start mit 50 % der Zielkalorien (höchstens 3–4 Tage), mindestens Erreichen von 70–80 % des Energiebedarfs. Hyperalimentation vermeiden.
10. Kohlenhydrate: Glukose und Dextrose können in den ersten 3–4 Tagen vermieden/eingeschränkt werden. Kohlenhydrate sind im Abbau von Glycerol (in der Fettemulsion) enthalten. Danach soll die niedrigste Menge an Kohlenhydraten (z. B. Glukose 5 %) verabreicht werden, maximale Menge wie bei einer enteral berechneten KET. Elektrolyte sollen je nach Bedarf und Laborbefund (Natriumchlorid) verabreicht werden.
11. Protein: altersentsprechend, Ziel: 1,5 g/kg/d, nur kurzfristige Reduktion erlaubt (0,5–0,8 g/kg/d), **cave:** erhöhter Bedarf bei akuter Erkrankung.
12. Fett: Mit 50 % der Zieldosis starten oder 1–2 g/kg/d, alle 1–2 Tage auf maximal 4 g/kg/die erhöhen. Carnitin-Gabe erwägen (50 mg/kg bis max. 1000 mg). Glycerol einrechnen.
13. Ratio: Beginn mit 1 : 1, alle 1–2 Tage nach Möglichkeit steigern.
14. Vitamine und Spurenelemente: altersentsprechend und gewichtsangepasst.
15. **Keine** Verzögerung (Start nach 7 Tagen) wenn Ketose notwendig ist (bestehende KET oder Neueinleitung bei Anfällen, RSE, FIRES)
16. Auch niedrige Ketose akzeptieren bei zufriedenstellender Anfallskontrolle.
17. ESPGHAN/ESPEN-Guidelines verwenden.
18. Häufige Nebenwirkungen: erhöhte Lipide (bis 400 mg/dl), niedrige Ketose (> 1,5 mmol/l), Hypoglykämie (< 2,5 mmol/l oder < 45 mg/dl;
    seltener: hohe Ketose (> 6,5 mmol/l), Hyperbilirubinämie (> 401 mol/l), erhöhte Leberwerte und erhöhte Pankreasenzymwerte.
19. Engmaschiges Monitoring.
20. **Cave** bei gleichzeitiger Propofol-Gabe.
21. Baseline-Monitoring und Follow-up und je nach individueller Situation häufiger.
22. Klinische Effektivität und Effektivität auf das EEG überprüfen (v. a. FIRES, RSE)
23. Transition zur enteralen Ernährung individuell und sobald als möglich.

Beispielrechnung für eine i.v. KET (> Tab. Q4-9):

Tab. Q4-9 Beispielrechnung für eine i.v. KET über 24 h bei einem 8 Wochen alten Säugling im Rahmen einer PEG-Implantation. Der vollständige Energiebedarf bei Einhaltung der Empfehlungen für Proteine/Fette und entsprechendes hohes Verhältnis mit wenig Kohlenhydraten ist schwer zu erreichen. Trotz Operation und niedrigem ketogenen Verhältnis (0,61 : 1) wurde eine stabile Ketose erreicht[204].

Gewicht (kg)	3,97	Länge (cm)	51	KOF (m^2):	0,23
Flüssigkeit/kg (ml):		100		Flüssigkeit/d (ml):	397
Glukose 5 %	5 %	237	ml (11,85 g KH)		
Primene®* 10 % (g/kg/d)	2 g	78	ml (7,8 g Protein)		
SMOF Lipid®** 20 % (g/kg/d)	3 g	58	ml (11,6 g Fett)		
Natrium (mmol/kg/d)	2	8	ml		
Kalium (mmol/kg/d)	1	4	ml	**Kalorien:**	
Ca-Gluconat (mmol/kg/d)	1	2	ml	Glukose:	49
Glucose-1-phosphat (mmol/kg/d)	1	2	ml (0,36 g KH)	Primene®*:	31
Mg-Gluconat (mmol/kg/d)	1	2	ml	SMOF®**:	104
Soluvit® (1 ml/kg/d)		4	ml	Total:	184
Vitalipid® (3 ml/kg/d)		3	ml (0,45 g Fett)	Kalorien/kg:	45
Peditrace® (1 ml/kg/d)		4	ml		
			Verhältnis 0,61 : 1		
		Total:		**Infusionsrate:**	
24 h PN-Hauptinfusion:		336	kontinuierlich	14 ml/h	
24 h Fette und Vitamine und Spurenelemente:		65s	kontinuierlich	2,7 ml/h	
Stunden:	24				

* Primene® (Lösung zur intravenösen Infusion aus 20 verschiedenen Aminosäuren)
** SMOFlipid® 200 mg/ml Emulsion zur Infusion (Wirkstoffe: Sojaöl, mittelkettige Triglyceride, Olivenöl, Fischöl)

VERFAHREN ZUR KONSENSUSBILDUNG

Die Konsensusfindung innerhalb der repräsentativ zusammengesetzten Expertengruppe aus den u.g. Fachgesellschaften erfolgte per E-Mail mit mehrfacher Abstimmung der beteiligten Experten und einer finalen Konsensusfindung mit den Vorständen der Fachgesellschaften. Die Vorstände der beteiligten Fachgesellschaften haben der Leitlinie in der vorliegenden Form zugestimmt.

Beteiligte Fachgesellschaften

- Arbeitsgemeinschaft für Pädiatrische Diätetik – APV
- Verband der Diätassistenten Deutscher Bundesverband e. V. – VDD
- Society for the Study of Inborn Errors of Metabolism – Dietitians Group - SSIEM-DG

Autor

Jörg Klepper, Aschaffenburg

Unter Mitarbeit von:

A. Della Marina, Essen, M. Feucht, Wien, B. Leiendecker, Essen, A. van Teeffelen-Heithoff, Münster, A. Wiemer-Kruel, Kehl-Kork, B. Bölsterli, Zürich, A. Male-Dressler, Wien, T. Herberhold, Vogtareuth, A. Höller, Innsbruck, S. Schöll-Bürgi, Innsbruck, H. Hartmann, Hannover, K. Müller-Schlüter, Neuruppin, N. Heußinger, Nürnberg, C. Makowski, München

Koordination und Redaktion

Regina Trollmann, Erlangen

Aktueller Stand: Juli 2021
Gültigkeitsdauer: 5 Jahre

ADRESSEN

Autor

Prof. Dr. med. Jörg Klepper
Klinik für Kinder- und Jugendmedizin
Klinikum Aschaffenburg-Alzenau
Am Hasenkopf 1
63739 Aschaffenburg

LITERATUR

Die Literatur zu diesem Beitrag finden Sie unter:
https://register.awmf.org/de/leitlinien/detail/022-021.

Q5 Differenzialdiagnose der erworbenen und hereditären Neuropathien im Kindes- und Jugendalter (S2k)

R. Korinthenberg, R. Trollmann, B. Plecko, G. Stettner, M. Blankenburg, J. Weis, B. Schoser, W. Müller-Felber, N. Lochbuehler, G. Hahn, S. Rudnik-Schöneborn

DEFINITION UND KLASSIFIKATION

Neuropathien sind Erkrankungen der peripheren Nerven und der Hirnnerven. Deren anatomische und funktionstragende Strukturen umfassen die Axone und Myelinscheiden, das endo-, peri- und epineurale Bindegewebe und die Vasa nervorum. Hereditäre, traumatische, raumfordernde, entzündliche, vaskuläre und metabolische Ursachen können zu einer Schädigung dieser Strukturen führen. Sie können viele Nerven betreffen (Polyneuropathie) oder sich nur an einzelnen Nerven manifestieren (Mononeuropathie, Mononeuropathia multiplex). Eine Übersicht findet sich in ➤ Tab. Q5-1.

Tab. Q5-1 Übersicht der Neuropathien im Kindes- und Jugendalter

Hereditäre Neuropathien	Erworbene Neuropathien
• Hereditäre motorisch-sensible Neuropathien (HMSN)/ Charcot-Marie-Tooth (CMT)-Neuropathien – CMT1 (demyelinisierend, AD) – CMT2 (axonal, AD oder AR) – Intermediäre CMT (AD oder AR) – CMT4 (demyelinisierend, AR) – CMTX (demyelinisierend, axonal, XD, XR) • Hereditäre sensible und autonome Neuropathien (HSAN) – HSAN1(AD) – HSAN2–8 (AR) • Hereditäre motorische Neuropathien (HMN) – HMN (AD) – DSMA (AR) – DSMAX (XD) • Episodische Neuropathien – HNPP (AD) – HNA (AD) • Syndromale Neuropathien • Neuropathien im Rahmen von neurometabolischen Erkrankungen • Neuropathien im Rahmen von neurodegenerativen Erkrankungen	• Polyneuropathien – Entzündlich (infektiös, postinfektiös [GBS, CIDP], vaskulitisch) – Toxisch (Medikamente, Metalle) – Metabolisch-malnutritiv (Urämie, Diabetes, Dysproteinämie, Vit.-Mangel, Hypervitaminosen) – Paraneoplastisch – Critical-illness Neuropathie – Small-fiber Neuropathie • Mononeuritis multiplex – Entzündlich • Mononeuropathien – Entzündlich – Traumatisch – Nerventumoren – Engpass-Syndrome • Neuralgische Schulteramyotrophie, Plexopathien – Traumatisch – Entzündlich

DSMA = distale spinale Muskelatrophie; HNPP = hereditäre Neuropathie mit Neigung zu Drucklähmungen; HNA = hereditäre neuralgische Amyotrophie; AD = autosomal-dominant; AR = autosomal-rezessiv; XD = X-chromosomal-dominant; XR = X-chromosomal-rezessiv

EPIDEMIOLOGIE, ÄTIOLOGIE UND PATHOLOGIE

Nervenverletzungen kommen durch scharfe oder stumpfe mechanische Einwirkungen oder Zerrung zustande. Eine Leitungsstörung ohne Durchtrennung des Axons bezeichnet man als **Neurapraxie,** die Erholung erfolgt hier relativ rasch. Von einer Axonotmesis spricht man bei einer Durchtrennung des Axons, nicht jedoch der begleitenden Strukturen. Hier ist eine Erholung durch Aussprossung des proximalen Axonstumpfes zu erwarten. Bei der **Neurotmesis** ist die Kontinuität des ganzen Nervs durchtrennt, hieraus resultiert häufig ein Narbenneurom, eine spontane Reinnervation ist dabei nicht zu erwarten (23).
Akute para- und postinfektiöse Neuritiden finden sich in erster Linie als klassische periphere Fazialisparese („idiopathisch" oder infektiös: Borrelien, VZV) und in generalisierter Form als Guillain-Barré-Syndrom (GBS). Pathogenetisch werden sie durch direkte Erregerinvasion mit entzündlichen Infiltraten in Nerven und Spinalganglien (Herpes zoster, Herpes simplex, lepromatöse und tuberkuloide Form der Lepra, verschiedene Parasitosen), vaskulitische Veränderungen (Borreliose, frühsymptomatische HIV-Infektion) oder Demyelinisierung (Guillain-Barré-Syndrom, Diphtherie) verursacht.
Nicht genetisch bedingte metabolische Polyneuropathien kommen im Kindes- und Jugendalter v. a. bei der chronischen Niereninsuffizienz und beim Diabetes mellitus vor (4, 17). Vitaminmangel-Neuropathien resultieren aus Fehlernährung, Resorptionsstörungen und parenteraler Ernährung durch Mangel des Vitamin-B-Komplexes (B_1, $-_2$, $-_6$, $-_{12}$) und von Vitamin E (30). Die Ursache der **Critical-Illness-Neuromyopathie,** die gelegentlich bei intensivmedizinisch behandelten Patienten auftritt, ist nicht geklärt (39).
Toxische Neuropathien werden durch Medikamente, Schwermetalle, organische Lösungsmittel und organische Phosphorsäureester verursacht (30, 12). Die Pathophysiologie ist in aller Regel die einer axonalen Schädigung mit unterschiedlichen zellulären Angriffspunkten (30, 12).
Begleitneuropathien bei Kollagenosen oder Vaskulitiden sind im Kindes- und Jugendalter extrem selten. Die im Rahmen entzündlicher Systemkrankheiten überwiegend unter dem Bild einer Mononeuropathia multiplex auftretenden Neuropathien sind pathologisch durch segmentale perivaskuläre Infiltrate und axonale Läsionen charakterisiert.
Die **nichtsyndromalen hereditären Neuropathien** sind klinisch, genetisch, pathologisch und elektrophysiologisch heterogen. Heute werden diese Neuropathien der OMIM-Systematik folgend nach genetischen Ursachen und im Rückgriff auf die Namen der Erstbeschreiber als **Charcot-Marie-Tooth-Neuropathien (CMT-Neuropathien)** klassifiziert. Unter neuropathologischen Gesichtspunkten werden dabei Krankheiten mit primärer Schädigung des Axons von solchen mit primären Veränderungen der Myelinscheide unterschieden.
Neben diesen isolierten motorisch-sensiblen Neuropathien finden sich Funktionsstörungen der peripheren Nerven auch gelegentlich als Begleit-, seltener als Leitbefund bei **komplexen neurometabolischen und neurodegenerativen Erkrankungen** mit meist vordergründig zentralnervöser Symptomatik (42, 43, 29). Bei diesen Erkrankungen können teilweise krankheitsspezifische biochemische oder histopathologische Befunde erhoben werden.

DIE DIAGNOSTISCHEN GRUNDLAGEN

Anamnese und klinischer Befund

Empfehlung 1
Bei Verdacht auf eine Neuropathie soll zunächst eine detaillierte Anamnese inklusive Familienanamnese erhoben werden, die neben Vorerkrankungen in der Familie insbesondere bestehende oder vorausgehende Infektionen und Toxinbelastungen erfassen soll.
Starker Konsens (10/10)

Kommentar
Die Anamnese umfasst den Symptombeginn und -verlauf, die Exposition gegenüber möglichen ursächlichen Faktoren und die Familienanamnese (siehe auch unten).

> ***Empfehlung 2***
> Eine klinische Untersuchung soll die Prüfung der Trophik von Haut und Muskulatur, des Kraft- bzw. Paresegrades, des Reflexstatus und der Sensibilität einschließen.
> *Starker Konsens (10/10)*

Kommentar
Klinisch manifestieren sich periphere Neuropathien meist mit Muskelschwäche, Verlust der Muskeleigenreflexe und Muskelatrophie. Fußfehlstellungen und andere Kontrakturen resultieren aus der muskulären Imbalance. Sensibilitätsstörungen können hinzutreten, wobei die Funktion der großen sensiblen Fasern (Berührung, Tiefensensibilität) meist mehr betroffen ist als die der kleinen (Schmerz, Temperatur). Gegebenenfalls kann eine sensible Ataxie auftreten. Vegetative Funktionsstörungen im Bereich der Haut (Kälte, Hypohidrose, Hyperhidrose), aber auch autonome Regulationsstörungen durch Beeinträchtigung von vegetativen Steuerfunktionen (z. B. Blasenentleerungsstörungen) können hinzutreten.

ERWEITERTE DIAGNOSTIK

> ***Empfehlung 3***
> Die Indikation für die nachfolgende Diagnostik (Elektrophysiologie, Bildgebung, Liquordiagnostik, Biochemie/Labor, Toxikologie, Molekulargenetik, Biopsie) soll in Abhängigkeit von Anamnese und klinischem Befund gestellt werden.
> *Starker Konsens (10/10)*

Elektrophysiologische Diagnostik

Die klinische Neurophysiologie nimmt eine zentrale Stellung in der Diagnostik von Neuropathien ein (35). Wesentliche Fragestellungen bei Verdacht auf Neuropathien sind:

- Nachweis oder Ausschluss einer Schädigung des peripheren Nervs
- Definition der betroffenen Strukturen (motorische, sensible oder sensomotorische Neuropathie)
- Erfassung des Pathomechanismus (axonale, demyelinisierende oder gemischte Schädigung)
- Hinweise auf floride Denervation oder auf Reinnervation
- Hinweise auf eine zusätzliche Beteiligung zentralnervöser Strukturen

Ganz wesentlich ist, dass mit diesen Methoden diagnostische Hinweise erhoben werden sollen, die über die klinischen Befunde hinausgehen. Um dem Patienten unnötige Belastungen zu ersparen, müssen deshalb klinische Untersuchung und elektrophysiologische Diagnostik Hand in Hand gehen, der Untersucher muss über entsprechende Erfahrung verfügen (26, 27). Die elektrophysiologischen Untersuchungen, insbesondere die Elektromyografie mit Nadeln, sind als invasive Verfahren zu bewerten. Es wird vorausgesetzt, dass der Untersucher nicht nur Erfahrung mit den altersspezifischen Normalbefunden, sondern auch mit der geeigneten Untersuchungstechnik und psychologischen Führung von jungen Patienten hat.

> ***Empfehlung 4***
> Die elektrophysiologische Diagnostik soll motorische und sensible Neurografien umfassen. Der Umfang der Untersuchungen sollte sich an der konkreten Fragestellung und der Belastbarkeit des Patienten orientieren.
> *Starker Konsens (10/10)*

Kommentar
Die **motorische Neurografie** dient vor allem der Festlegung des zugrunde liegenden Pathomechanismus, nämlich primär demyelinisierende oder primär axonale Neuropathien (➤ Tab. Q5-2). Bei einem Teil der Neuropathien ist allerdings eine eindeutige Unterscheidung nicht möglich (gemischte Formen, Intermediärformen). Bei Verdacht auf eine Kompression oder sonstige umschriebene Läsion eines Nervs kann versucht werden, durch Stimulation des Nervs in mehreren Etagen die Läsion zu lokalisieren (Latenz- oder Amplitudensprung, Verlangsamung der Nervenleitgeschwindigkeit im betroffenen Abschnitt, Verlängerung der distalmotorischen Latenz). Die Mehrzahl der Neuropathien im Kindesalter zeigt deutliche Auffälligkeiten in der **sensiblen Neurografie** mit einer Amplitudenminderung der sensiblen Nervenaktionspotenziale (SNAP) und eventuell einer Verlangsamung der Nervenleitgeschwindigkeit. Eine normale sensible Neurografie sollte bei einer rein motorischen Symptomatik an eine dHMN oder DSMA denken lassen.

Empfehlung 5
Elektromyografien sollten durchgeführt werden, wenn zum Nachweis einer akuten oder chronischen axonalen Neuropathie nach Denervierungszeichen zu suchen ist oder wenn begleitend oder differenzialdiagnostisch der Verdacht auf eine begleitende Myopathie besteht.
Starker Konsens (10/10)

Kommentar
Im Rahmen der Neuropathie-Diagnostik ist ein EMG ggf. zur Aufdeckung axonaler Läsionen indiziert, z. B. beim akuten axonalen Guillain-Barré-Syndrom, bei CMT mit normaler NLG und in der differenzialdiagnostischen Abgrenzung zur distalen spinalen Muskelatrophie oder Myopathien (➤ Tab. Q5-2). Beurteilt werden pathologische Spontanaktivität (positive scharfe Wellen, Fibrillationen), das Entladungs- und Rekrutierungsmuster motorischer Einheiten und die Konfiguration der Potenziale motorischer Einheiten (PME). Eine sinnvolle Indikation besteht auch dann, wenn es um die Frage der Reinnervation insbesondere bei traumatischer Neuropathie geht (23).

Tab. Q5-2 Elektrophysiologische Kriterien in der motorischen Neurografie für eine demyelinisierende bzw. axonale Schädigung peripherer Nerven

Einteilung	Motorische Neurografie	EMG
Demyelinisierung	Verlangsamte NLG, verlängerte distalmotorische Latenz, verzögerte oder ausgefallene F-Wellen (bei proximaler Demyelinisierung), abnorme Dispersion des MAP und partieller Leitungsblock (erworbene multifokale Demyelinisierung, z. B. CIDP)	Ohne begleitende axonale Schädigung normal
Axonale Schädigung	Amplitudengemindertes MSAP (kann aber auch auf Muskelatrophie/Myopathie beruhen!)	Floride Denervierung: Fibrillationspotenziale, positive scharfe Wellen, gelichtetes Interferenzmuster Chronische Denervierung mit Reinnervation: abnorm amplitudenhohe und polyphasische Potenziale, gelichtetes Interferenzmuster

NLG = Nervenleitgeschwindigkeit; MSAP = Muskelsummenaktionspotenzial

Empfehlung 6
Bei Verdacht auf eine Systemerkrankung mit Beteiligung sowohl des peripheren als auch des zentralen Nervensystems sollten visuell und/oder akustisch evozierte Potenziale untersucht werden.
Starker Konsens (10/10)

Kommentar
Die Untersuchung der visuell und akustisch evozierten Potenziale erlaubt eine Funktionsbeurteilung der spezifischen zentralen Sinnesbahnen. Die Ableitung somatosensorisch evozierter Potenziale (SEP) gelingt hingegen aufgrund der peripheren Schädigung häufig nicht oder führt diagnostisch nicht weiter, obwohl ein zentraler Summationseffekt bisweilen die Ableitung von SEPs zumindest bei sehr hoher Mittelungszahl erlaubt.

Sensible und vegetative Funktionsdiagnostik

Empfehlung 7
Bei Verdacht auf eine isolierte Small-Fiber-Neuropathie kann eine quantitative sensorische Testung durchgeführt werden.
Konsens (8/10)

Kommentar
Neuropathien der dünn- bzw. nichtmyelinisierten (Aδ- und C-)Fasern für die Schmerz- und Temperaturwahrnehmung (Small-Fiber-Neuropathie) treten auch im Kindes- und Jugendalter auf, werden aufgrund ihrer verdeckten und uncharakteristischen klinischen Symptomatik mit Schmerzen, Fatigue und Übelkeit aber häufig nicht bzw. sehr spät erkannt. Autoimmunerkrankungen, der Morbus Fabry oder hereditäre sensible Neuropathien sind als Ursache bekannt (22). Während die sensible Neurografie diagnostisch nicht weiterhilft, kann eine Funktionsstörung mit der quantitativen sensorischen Testung (QST) erfasst werden. Die QST ist bei Kindern ab dem Alter von 6 Jahren validiert, steht aber zurzeit vor allem in Schmerzkliniken zur Verfügung (4). Die Objektivierung einer Small-Fiber-Neuropathie erfordert aber letztendlich die Untersuchung einer Hautbiopsie (22) (s. auch ➤ Abschnitt „Neuropathologische Diagnostik").

Empfehlung 8
Bei Verdacht auf eine autonome Neuropathie können autonome Funktionstestungen (z. B. Untersuchung der Herzfrequenzvariabilität oder der sympathischen Hautantwort, Kipptischuntersuchung) durchgeführt werden.
Starker Konsens (10/10)

Kommentar
Eine Untersuchung des autonomen vegetativen Nervensystems ist z. B. beim schweren GBS und bei hereditären autonomen Neuropathien indiziert, um das Risiko von Herzrhythmusstörungen bzw. eines plötzlichen Herzstillstands abschätzen zu können. Die Untersuchung ist z. B. über die (kinder-)kardiologischen Abteilungen verfügbar (34).

Bildgebende Diagnostik, Ultraschall und MRT

Die klinische neurologische Untersuchung kann durch bildgebende Verfahren sinnvoll ergänzt werden.

Empfehlung 9
Bei fokalen oder regionalen Neuropathien ohne sichere ätiologische Erklärung soll mittels Bildgebung (Ultraschall, MRT) nach einer eventuell behandlungsrelevanten Läsion gesucht werden (Nerventumor, Kompression des Nervs, fokale Entzündung).
Starker Konsens (10/10)

Kommentar
Die Aufdeckung einer ursächlichen Raumforderung oder Einklemmung ermöglicht ggf. eine entlastende Operation.

Empfehlung 10
Bei Polyneuropathien und diffusen Neuropathien soll eine Bildgebung mit MRT oder Ultraschall durchgeführt werden, wenn der klinisch-elektrophysiologische Befund keine sichere Aussage erlaubt und das Vorliegen einer intraspinalen oder radikulären Raumforderung oder eines Diskusprolaps ausgeschlossen werden muss.
Starker Konsens (10/10)

Empfehlung 11
Eine Bildgebung mittels spinalem MRT oder Ultraschall proximaler Nerven kann auch durchgeführt werden, um bei ansonsten noch unsicherer Befundlage Hinweise auf typische Befunde entzündlicher Erkrankungen zu gewinnen (GBS, CIDP).
Starker Konsens (10/10)

Kommentar
Bei Guillain-Barré-Syndrom, CIDP und anderen entzündlichen Radikulopathien finden sich im **spinalen MRT** häufig eine Verdickung und Kontrastmittelenhancement der spinalen und kranialen Nervenwurzeln (20, 41, 44). Sehr interessant ist die Untersuchung bei umschriebenen, aber auch diffusen Läsionen und Erkrankungen der Plexus und peripheren Nerven mittels hochauflösender **Nerven-MRT** oder **-Sonografie** (24, 13, 3). Wie die elektrophysiologische Untersuchung setzt die sonografische Untersuchung der peripheren, auch proximalen Nerven und Hirnnerven allerdings beträchtliche Erfahrung voraus, sodass die Verbreitung in der klinischen Praxis noch gering und eine generelle Empfehlung in einer Leitlinie verfrüht sein dürfte.

Labor- und sonstige paraklinische Diagnostik

Laborchemische Parameter (➤ Tab. Q5-3) lassen Rückschlüsse auf sekundäre Neuropathien bei internistischen Grundkrankheiten (Leber, Niere, Diabetes, Kollagenosen) zu. Bei Hinweisen auf Vitaminmangelkrankheiten sind entsprechende Analysen zu veranlassen, ebenso bei Verdacht auf neurometabolische Erkrankungen.

Neuropathologische Diagnostik

Empfehlung 12
Eine Nervenbiopsie soll dann durchgeführt werden, wenn bei hinreichend schwerer oder progredienter Polyneuropathie die Diagnose mit weniger invasiven Mitteln nicht gestellt werden kann und sich aus der Diagnose eine Behandlungskonsequenz ergibt. Dies ist hauptsächlich der Fall bei Verdacht auf eine Vaskulitis.
Starker Konsens (10/10)

Kommentar
Die Indikation zu einer **Nervenbiopsie** ist streng zu stellen. Sie ist vor allem dann bedeutsam, wenn differenzialdiagnostisch behandelbare nichterbliche Neuropathien in Betracht kom-

Tab. Q5-3 Mögliche Labordiagnostik bei klinischen und elektrophysiologischen Verdachtsdiagnosen

Störung	Labordiagnostik
Infektiöse Neuropathie	Serologie und ggf. Abstriche, Borrelia burgdorferi, VZV etc.
Entzündliche Systemerkrankungen	BSG, CRP, ANA, Doppelstrang-DNS, C3-Komplement, ACE, Lysozym, Immunelektrophorese, Kryoglobuline
GBS, CIDP	Liquoreiweiß, Liquorzellzahl, Erreger-Serologie (CMV, Mycoplasma pneumoniae, Campylobacter jejuni), Gangliosid-Antikörper (selten positiv), Antikörper gegen paranodale Proteine (Neurofascin etc.)
Morbus Refsum und andere Peroxisomopathien	Phytansäure, VLCFA im Serum
Bassen-Kornzweig-Syndrom	Elektrophorese, Lipidelektrophorese, Vitamin E
Primäre Vitamin-E-Resorptionsstörung	Vitamin E
Sekundäre Vitaminresorptionsstörung	Vit. D (Ca, P, AP, Parathormon), Vit. E, Vit. K (INR, Quick-Wert), Folsäure, Vit. B_{12} (mit Holotranscobalamin und Methylmalonsäure), Thiamin, Riboflavin. Vit. B_6 (Überdosierung?)
CDG-Syndrom	Isoelektrische Transferrin-Fokussierung
Metachromatische Leukodystrophie und Morbus Krabbe	Liquoreiweiß, lysosomale Enzyme
Mitochondriopathie	Laktat in Plasma und Liquor, evtl. Muskelbiopsie für biochemische Analysen

men. Dazu zählen Entzündungen wie die Vaskulitis und die Perineuritis sowie atypische Fälle von Neuritiden (chronisch-inflammatorische demyelinisierende oder axonale Neuropathie, CIDP bzw. CIAP), der Befall der Nerven durch ein Lymphom und die Amyloidneuropathie (8, 14). Histologische Untersuchungen erfolgen in der Regel am sensiblen N. suralis und erfordern einen nicht gequetschten Nervenabschnitt. Davon wird ein Teil in Formalin (Paraffinhistologie einschließlich Kongorot- bzw. Thioflavin-Färbung und Immunhistochemie), der andere in Glutaraldehyd fixiert (Kunstharzeinbettung für Semidünnschnitte/Toluidinblau-Färbung und ggf. Elektronenmikroskopie) (37). Nervenbiopsien sollten nur in ausgewiesenen Zentren durchgeführt und bearbeitet werden, die Gewinnung von brauchbarem Material bei Säuglingen ist anspruchsvoll und erfordert einen erfahrenen Chirurgen (38).
Bei Verdacht auf eine (erbliche) sensorische Neuropathie bzw. eine Small-Fiber-Neuropathie (SFN) ist die **Haut-Stanzbiopsie** mit Darstellung der epidermalen und dermalen Nervenfasern mittels Protein-Gene-Product-9.5-Immunhistochemie (PGP9.5) ein wenig invasives Verfahren zur Etablierung der Diagnose, erfordert aber Expertise und Normwerte für die zu beurteilende Altersgruppe (22).

Genetische Diagnostik

Empfehlung 13
Bei Verdacht auf eine hereditäre Neuropathie soll eine molekulargenetische Diagnostik veranlasst werden, die in Abhängigkeit vom klinischen Bild und dem Familienbefund verschiedene Methoden einschließt.
Starker Konsens (10/10)

Mehr als 100 Gene sind für CMT-Neuropathien als ursächlich beschrieben worden (Stand Juli 2020). In Abhängigkeit von der Fragestellung wird der diagnostische Algorithmus bestimmt. Ist in der Familie eine bestimmte Mutation bekannt, kann diese zur Diagnostik gezielt mittels MLPA oder Sanger-Sequenzierung überprüft werden. Bei Verdacht auf eine CMT-Neuropathie ohne bekannte Mutation sollte als erster diagnostischer Schritt die Kopienzahl des PMP22-Gens (meist mittels MLPA) bestimmt werden, insbesondere bei demyelinisierenden Polyneuropathien. Falls unauffällig, erfolgt im Anschluss heutzutage meist eine massiv-parallele Sequenzierung (Next Generation Sequencing = NGS), die kostengünstig und schnell eine umfangreiche Analyse vieler Gene ermöglicht.
Bei der genetischen Diagnostik findet in Deutschland seit 2010 das **Gendiagnostikgesetz** (GenDG) Anwendung, das besondere Anforderungen an die Aufklärung und Einwilligung von Patienten stellt. Während eine diagnostische Untersuchung bei einer bestehenden Symptomatik durch jeden Arzt veranlasst werden darf, ist eine prädiktive genetische Untersuchung von gesunden Risikopersonen oder Anlageträgern obligat mit einer genetischen Beratung zu verbinden und darf nur durch Ärzte vorgenommen werden, die sich für genetische Beratungen qualifiziert haben.
Bei einer genetischen Beratung muss im Vorfeld einer molekularen Analyse auch über mögliche Zusatzbefunde der genomweiten Diagnostik, die ganz andere Fragestellungen wie z. B. erbliche Krebsrisiken oder Risiken für andere neurologische Erkrankungen betreffen, aufgeklärt werden.

DIFFERENZIALDIAGNOSE DER ERWORBENEN UND HEREDITÄREN NEUROPATHIE

Nervenverletzungen

Empfehlung 14
Bei Verdacht auf das Vorliegen einer peripheren Nervenverletzung soll in einer klinischen Untersuchung der betroffene Nerv und die Läsionslokalisation definiert und bei Bedarf durch eine gezielte neurophysiologische Untersuchung ergänzt werden.
Starker Konsens (10/10)

Kommentar
Einige Ausfallmuster von Nerven sind klinisch kaum zu fassen und können nur elektrophysiologisch objektiviert werden, z. B. Schwäche der Handbinnenmuskulatur bei fehlender Vorspannung durch Radialisparese (23).

Empfehlung 15
Bei Nervenläsionen soll die Indikation zur Durchführung einer bildgebenden Diagnostik (vor allem Ultraschall) großzügig gestellt werden, insbesondere bei Erwartung einer Behandlungskonsequenz (z. B. Neuronotmesis, Einklemmung des Nervs im Bruchspalt, Kompression durch Hämatom oder Raumforderung).
Starker Konsens (10/10)

Kommentar
Die Läsionen einzelner Nerven oder eines Nervenplexus folgen meist typischen Unfallhergängen oder Traumata. Die klinische Symptomatik hängt von der Funktion des Nervs (motorisch-sensibel-gemischt) und vom Läsionsort ab. Bei einer vollständigen Durchtrennung kommt es zur Paralyse der innervierten Muskulatur, zum Sensibilitätsausfall und vor allem am N. medianus und tibialis zum Verlust der Schweißsekretion im Versorgungsbereich. Bestehende Restfunktionen sprechen für einen Erhalt der Kontinuität und Erholungsfähigkeit. In ➤ Tab. Q5-4

sind die wichtigsten postnatal auftretenden Nervenläsionen mit ihrer motorischen und sensiblen Symptomatik und ihren häufigsten Ursachen aufgelistet.

Empfehlung 16
Bei Nervenverletzungen können elektrophysiologische Untersuchungen im Verlauf durchgeführt werden, um Denervierungs- und Renervierungsvorgänge und damit die Prognose der Nervenläsion besser einzuschätzen.
Starker Konsens (10/10)

Tab. Q5-4 Klinik und Ursache peripherer Nervenverletzungen

Läsionsort	Motorischer Ausfall	Sensibler Ausfall	Ursachen
Oberer Armplexus	Schulterabduktion und -Außenrotation, Ellenbogenbeugung, Supination	Außenseite des Arms von der Schulter bis zum Daumengrundglied	Zerrungstrauma (Motorrad), geburtstraumatisch, neuralgische Schulteramyotrophie, serogenetische Neuritis, Tumorinfiltration
Unterer Armplexus	Finger- und Handgelenkbeugung, Fingerab- und -adduktion, evtl. Horner-Syndrom	Achselhöhle und Ulnarseite des Arms vom Ellbogen bis zur Hand inkl. 4. + 5. Finger	Trauma wie oben, Halsrippe, Skalenussyndrom, Tumorinfiltration
N. thoracicus longus	Hochstand und Rotation der Scapula, Scapula alata bei Armelevation nach vorn	–	„Rucksacklähmung", neuralgische Schulteramyotrophie
N. radialis	Streckung Hand- und Fingergrundgelenke, Abduktion des Daumens, Streckung von Daumen und Zeigefinger („Fallhand")	Handrücken über I. und II. Strahl	Oberarmfraktur, Druckparese
N. medianus	Handgelenkbeugung, Beugung Finger I–III („Schwurhand")	Volarseite der Hand und Finger vom I. bis zur Radialseite des IV. Strahls, Dorsalseite der gleichen Finger	Suprakondyläre Humerusfraktur, Druckläsion, Karpaltunnelsyndrom
N. ulnaris	Flexion von Handgelenk und Grundgelenk Finger IV–V, Ab-/Adduktion III–V, Daumenadduktion („Krallenhand")	Volar- und Dorsalseite der Hand und Finger über dem IV. und V. Strahl (ohne Radialseite IV. Finger)	Suprakondyläre Humerusfraktur, Ellbogenfrakturen, Drucklähmung
N. ischiadicus	Kombination aus Tibialis- und Peroneusläsion	Kombination aus Tibialis- und Peroneusläsion	„Spritzenlähmung", Beckenfrakturen
N. tibialis	Fuß- und Zehenflexoren, ASR-Verlust	Fußsohle, lateraler Fußrand	Frakturen, Verletzungen der Kniekehle
N. peroneus	Fußheber („Steppergang")	Lateraler Unterschenkel, Fußrücken	Fibulafraktur, Druckläsion

Kommentar

Bei klinisch vollständiger Parese nach einer Nervenläsion kann die Kontinuität des Nervs mithilfe elektrophysiologischer Untersuchungen nachgewiesen werden. Bei unzureichender Erholung nach geschlossenem Nerventrauma werden elektrophysiologische Kontrollen in 3-monatigen Intervallen vorgeschlagen, um das Ausmaß und die Richtung der Reinnervierung früher als klinisch möglich zu evaluieren (23).

Mononeuritiden, Mononeuritis multiplex

Empfehlung 17
Bei Verdacht auf eine nichtidiopathische Fazialisparese und besonders bei multiplen Hirnnervenläsionen soll ein Schädel-MRT durchgeführt werden.
Starker Konsens (10/10)

Empfehlung 18
Bei klinischem Verdacht auf eine Neuroborreliose soll die Ätiologie durch eine infektiologische Blutuntersuchung gesichert werden; zusätzlich sollte zum Beweis der ZNS-Beteiligung eine Lumbalpunktion mit Zellzahlbestimmung und serologischer Testung durchgeführt werden.
Konsens (9/10)

Kommentar

Bei einer peripheren oder nukleären **Läsion des N. facialis** kommt es zu einer Parese der mimischen Muskulatur im Bereich aller drei Fazialisäste. Im Unterschied dazu bleibt bei einer Läsion der kortikobulbären Bahn die Funktion des Stirnastes aufgrund doppelseitiger kortikaler Repräsentation intakt. Bei einer Nervenläsion im Verlauf des Fazialiskanals in der Schädelbasis kann es je nach Lokalisation zum Ausfall der Tränensekretion, des Stapediusreflexes mit Hyperakusis und der Geschmacksempfindung auf der betroffenen Seite kommen. Die Ursache der Fazialisparese ist im Kindesalter überwiegend idiopathisch entzündlich (Bell-Parese). Häufig werden, insbesondere im Sommer und Herbst Fazialisparesen als Symptom einer Neuroborreliose beobachtet. Hier bestehen oft begleitend leichte meningitische Symptome, in mehr als 90% der Fälle findet sich eine mononukleäre Liquorpleozytose. Der Beweis der neurologischen Beteiligung erfordert den Nachweis der Pleozytose und erhöhter Borrelien-AK-Titer auch im Liquor (28). Weitere Ursachen für Fazialisparesen sind Zoster oticus, Otitis media, Felsenbeinfrakturen und Tumoren des Hirnstamms und Kleinhirnbrückenwinkels (18). **Weitere infektiöse Neuritiden** manifestieren sich im Rahmen definierbarer Infektionskrankheiten (Borreliose, Zoster, Diphtherie, Lepra). Sie können das Krankheitsbild wesentlich mitbestimmen oder als untergeordnetes Begleitphänomen nahezu unerkannt bleiben. Die klinische Symptomatik ist fokal oder multifokal, häufig sind Hirnnerven betroffen. Seltener ist eine symmetrische Polyneuritis. In diesem Fall kann eine Unterscheidung von einem postinfektiösen Guillain-Barré-Syndrom schwierig sein.

Empfehlung 19
Bei Verdacht auf eine vaskulitische Neuropathie soll eine Biopsie durchgeführt werden, wenn die Sicherung der Diagnose durch weniger invasive Maßnahmen (wie z. B. durch Nachweis typischer Antikörper) nicht möglich ist.
Starker Konsens (10/10)

Kommentar

Eine kraniale und spinale Neuritis oder eine Mononeuritis multiplex kann im Rahmen **entzündlicher Systemkrankheiten** auftreten. Sie finden sich beim Lupus erythematodes, der Polyarteriitis nodosa, der Granulomatose mit Polyangiitis Wegener, der eosinophilen Granulomatose mit Polyangiitis Churg-Strauss, dem Schönlein-Henoch-Syndrom, entzündlichen Darmerkrankungen und anderen Autoimmunkrankheiten (33, 10). Hier ist zusätzlich das Auftreten eines Guillain-Barré-Syndroms möglich und wegen unterschiedlicher therapeutischer Konsequenzen zu beachten.

Guillain-Barré-Syndrom (GBS) und chronische inflammatorische demyelinisierende Polyneuropathie (CIDP)

Zur Klinik des akuten **GBS,** dessen progrediente Phase auf 4 Wochen begrenzt ist, sei auf die entsprechende S3-Leitlinie verwiesen (Gesellschaft für Neuropädiatrie 2019 [11]; ➤ Kap. Q6). Bei protrahiertem, progressivem oder fluktuierendem Verlauf ist das Vorliegen einer CIDP anzunehmen.

> ***Empfehlung 20***
> Bei einer chronischen demyelinisierenden Polyneuropathie mit auffällig fluktuierendem oder progressivem Verlauf soll Diagnostik in Richtung einer CIDP durchgeführt werden (Liquoreiweiß und ZZ, evtl. spinales MRT) und auch in unklaren Fällen ein Behandlungsversuch mit IvIG, Plasmapherese oder Kortikosteroiden erwogen werden.
> *Starker Konsens (10/10)*

Kommentar

Die CIDP kann in allen Altersstufen auftreten. Im Unterschied zum akuten GBS nimmt die chronische inflammatorische demyelinisierende Neuropathie einen chronischen, stetig oder stufenweise progressiven oder rezidivierenden Verlauf. Die pädiatrischen Diagnosekriterien fordern eine mindestens 4-wöchige Progredienz. Bis zu 20 % beginnen aber als akutes GBS (aCIDP) und gehen in der Folge in den chronischen Verlauf über (21, 19). Die klinischen Symptome bestehen in einer motorischen und sensiblen Funktionsstörung, seltener in der Störung nur einer Funktion. Die Verteilung ist in der Regel symmetrisch und distal-beinbetont. Symptombeginn an den Armen und Einbeziehung der Nackenmuskulatur sind aber möglich. Die Hirnnerven sind ebenfalls häufig betroffen, eine Ateminsuffizienz tritt seltener als beim GBS auf. Weitere Diagnosekriterien sind ein erhöhtes Liquoreiweiß bei normaler Zellzahl sowie gesicherte Zeichen der multifokalen Demyelinisierung mehrerer Nerven in der elektrophysiologischen Untersuchung. Infektiöse, toxische oder metabolische Neuropathien sowie ein zentralnervöser Prozess mit sensiblem Niveau und Sphinkterlähmung müssen ausgeschlossen werden. Ein hoher Prozentsatz der Patienten verliert die Fähigkeit zum freien Gehen. Die Dauer der Krankheit beträgt Monate bis viele Jahre (21, 15, 19).

> ***Empfehlung 21***
> Bei Therapieresistenz gegen IvIG und Steroide soll auch an das Vorliegen von Antikörpern gegen paranodale Proteine gedacht und diese bestimmt werden, außerdem soll eine Re-Evaluation bezüglich des Vorliegens einer hereditären Ätiologie erfolgen.
> *Starker Konsens (10/10)*

Kommentar

Auch bei Kindern ist bei therapieresistentem und protrahiertem Verlauf einer demyelinisierenden Polyneuropathie an die Möglichkeit einer Verursachung durch Antikörper gegen paranodale Proteine wie Neurofascin-155 zu denken; diese „Paranodopathien“ können auch bei IvIG-Resistenz z. B. auf Rituximab ansprechen (7, 36, 6).

Vor allem bei sehr langsamer Progredienz kann die CIDP leicht mit einer subakut verlaufenden **hypo- oder demyelinisierenden CMT** verwechselt werden, und umgekehrt (9). Ein erhöhtes Liquorprotein und eine vermehrte KM-Aufnahme der Nervenwurzeln im spinalen MRT sind typisch für die CIDP; beides ist jedoch nicht spezifisch und kann auch bei hereditären CMT-Neuropathien vorkommen. Gegebenenfalls ist ein Therapieversuch mit IvIG oder Prednison über ausreichend lange Zeit (z. B. 3 Monate) zu erwägen.

Toxische Neuropathien

Empfehlung 22
Die Möglichkeit des Vorliegens einer toxischen Neuropathie soll auch im Kindesalter stets bedacht werden. Der Ausschluss erfolgt aber in aller Regel durch Anamnese und klinischen Befund.
Starker Konsens (10/10)

Kommentar
Eine nicht abschließende Liste möglicher neurotoxischer Substanzen findet sich in ➤ Tab. Q5-5.

Tab. Q5-5 Ursachen toxisch ausgelöster Polyneuropathien (Auswahl)

Medikamente	Schwermetalle und Lösungsmittel
• Vincristin, Cisplatin	• Blei
• Taxane, Epothilone	• Gold
• Bortezomib	• Thallium
• Thalidomid	• Arsen
• Nitrofurantoin, Isoniazid (INH)	• Quecksilber
• Hydantoine	• n-Hexan
• Chloramphenicol, Metronidazol	• Methyl-n-Butylketon
• Amphotericin	• Triorthocresylphosphat

Hereditäre nichtsyndromale Neuropathien im Kindes- und Jugendalter

Hereditäre Motorisch-Sensible Neuropathien (HMSN), Charcot-Marie-Tooth-Neuropathie (CMT)

Klinik der CMT-Neuropathien

Die Klinik der **klassischen CMT-Neuropathie** besteht in symmetrischer Schwäche und Atrophie der distalen Beinmuskeln, Abschwächung der Muskeleigenreflexe und neurogenem Hohlfuß. Die Expression der Krankheit ist außerordentlich variabel. Meist manifestiert sie sich in den ersten zwei Jahrzehnten. Die Progredienz ist bei den meisten Unterformen gering. Nach Jahren kann sich die Symptomatik auf die Hand- und Oberschenkelmuskulatur ausdehnen. Viele Betroffene bleiben bis ins höhere Alter symptomarm und werden erst im Rahmen einer Familienuntersuchung entdeckt. In der gleichen Familie können aber auch einzelne Patienten mit früher generalisierter Schwäche und sehr schwerem Verlauf erkranken.

Am häufigsten liegt eine **demyelinisierende Form (CMT1)** vor, worauf elektrophysiologisch eine homogen auf < 38 m/s verlangsamte motorische Nervenleitgeschwindigkeit (NLG) der Armnerven (N. medianus als Referenznerv) hinweist. Die **axonale Variante** der CMT-Neuropathie **(CMT2)** ist klinisch von der demyelinisierenden Gruppe nicht zu unterscheiden, Übergänge und Mischformen erschweren häufig eine eindeutige Zuordnung. Ähnliches gilt auch für die **X-chromosomal-dominante Variante (CMTX),** die bei Männern klinisch eher als CMT1 und bei Frauen häufig als axonale oder gemischt demyelinisierend-axonale Neuropathie einzuordnen ist. **Zusätzliche Symptome** wie Hörstörung, Optikusatrophie, Stimmband-

lähmung, auffallend rasche Progredienz, ein atypisches Verteilungsmuster der Paresen, Skoliose oder Niereninsuffizienz können auf bestimmte Genmutationen hinweisen (40, 25).
Sehr selten, für den Neuropädiater aber dennoch relevant sind **HMSN/CMT-Neuropathien mit kongenitalem Symptombeginn** oder Manifestation im 1. Lebensjahr. Historisch wurden diese Erkrankungen aufgrund der Symptomkonstellation als kongenitale hypomyelinisierende Polyneuropathie und Déjerine-Sottas-Syndrom (früher CMT3) mit demyelinisierender und hypertropher Neuropathie, ausgeprägten Sensibilitätsstörungen, Liquoreiweißerhöhung und schwerem Verlauf klassifiziert. Molekulargenetische Befunde haben aber gezeigt, dass es sich dabei nicht um eigenständige genetische Entitäten, sondern um die klinisch schwerste Manifestation bereits bekannter, phänotypisch sehr variabler CMT-Mutationen handelt (2).
Bei den **episodischen Neuropathien** ist es aufgrund des phasenhaften Verlaufs nicht einfach, die richtige Diagnose zu stellen. Die wichtigste Form ist die autosomal-dominante **hereditäre Neuropathie mit Drucklähmungen** (HNPP) mit einer Prävalenz von 7–16 auf 100.000 Personen. Sie ist durch rezidivierende fokale Funktionsstörungen peripherer Nerven insbesondere an anatomischen Druck- und Engstellen gekennzeichnet und kann im Verlauf in eine chronische CMT1 oder CMT2 übergehen. Ebenfalls autosomal-dominant wird die **hereditäre neuralgische Amyotrophie** (HNA) mit brennenden Schulterschmerzen und nachfolgenden Muskelatrophien vererbt.

Genetische Diagnostik der CMT-Neuropathien

Die genetische Diagnosesicherung gelingt wesentlich häufiger bei der CMT1 (50–80 %) als bei der CMT2 (10–30 %). Auf der Basis größerer Studien, die ähnlichen Abklärungsstrategien folgten, lassen sich durch die Analyse der nach gegenwärtigem Kenntnisstand vier häufigsten Gene (PMP22, GJB1/Cx32, MPZ/P0, MFN2) 40–60 % aller Patienten mit klinischem Verdacht auf eine erbliche Neuropathie genetisch identifizieren (31). Die Anteile liegen für die CMT1 bei 50–70 % für die PMP22-Duplikation, bei 9–18 % für GJB1/Cx32-Mutationen und bei 3–10 % für MPZ/P0-Mutationen. Für die CMT2 sind die Zahlen uneinheitlicher und weisen 7–19 % für GJB1/Cx32, 2–20 % für MFN2 und 1–6 % für MPZ/P0 aus. Bei den autosomal-rezessiven Formen wurden in zahlreichen Studien das GDAP1- und das SH3TC2-Gen als die häufigsten Gene eingestuft, während das HINT1-Gen insbesondere in Osteuropa (Tschechien) eine wichtige Rolle spielt und zum klinischen Bild einer axonalen Neuropathie mit Neuromyotonie führt (➤ Abb. Q5-1).

Empfehlung 23
Bei Verdacht auf eine demyelinisierende CMT-Neuropathie soll eine molekulargenetische Diagnostik mit einer quantitativen Bestimmung der PMP22-Kopien beginnen. Diese kann auch bei einer axonalen CMT-Neuropathie als Initialdiagnostik durchgeführt werden.
Konsens (9/10)

Kommentar
Die quantitative Analyse des PMP22-Gens mittels MLPA zur Aufdeckung von Deletionen und Duplikationen stellt ein rasches und sicheres Verfahren dar; zumal größere Duplikationen und Deletionen durch NGS und Sanger-Sequenzierung nicht detektiert werden. PMP22-Duplikationen finden sich bei 50–70 % der CMT1-Patienten. PMP22-Deletionen imponieren gelegentlich auch als axonale CMT. In einer Serie von 334 Patienten mit PMP22-Deletionen wurde zwar nur bei etwa 1 % der Fälle klinisch eine CMT2 diagnostiziert, die PMP22-Deletion stellte jedoch in der Gruppe genetisch aufgeklärter Fälle (n = 57) mit 5,3 % die vierthäufigste Ätiologie der CMT2 dar (31).

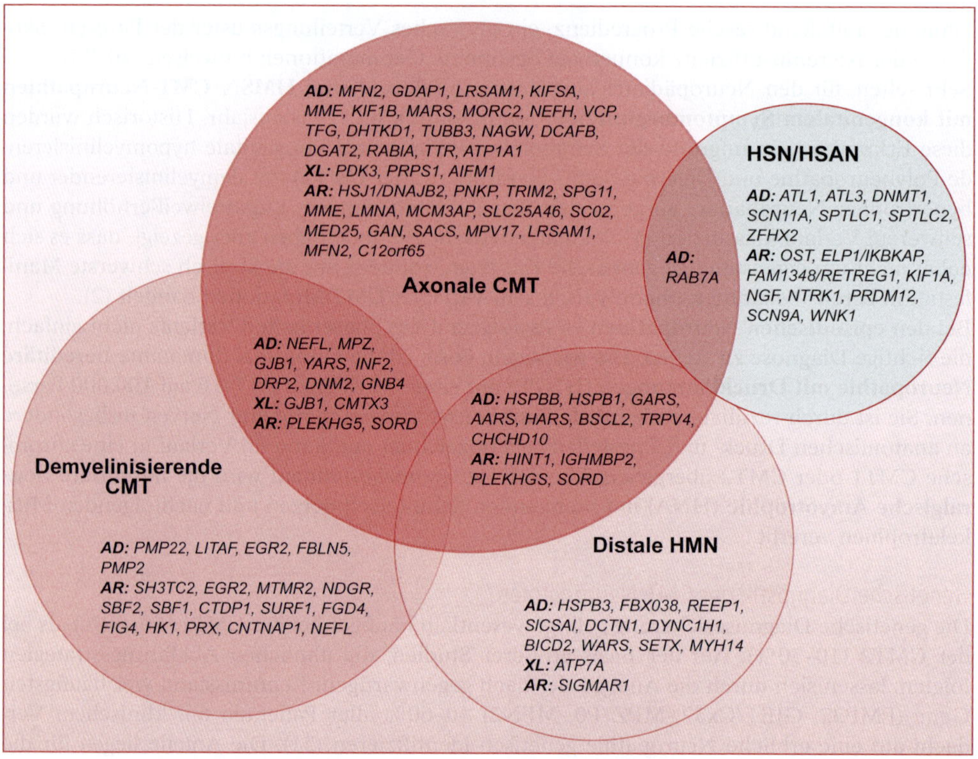

Abb. Q5-1 VENN-Diagramm zur Verteilung der Mutationen auf die klinischen und elektrophysiologischen Gruppen der hereditären Neuropathien (CMT/HSAN/dHMN); nach [32])

> ***Empfehlung 24***
> Bei Verdacht auf eine HNPP soll nach Ausschluss einer PMP22-Deletion eine Analyse im Hinblick auf intragenische PMP22-Mutationen erfolgen.
> *Starker Konsens (10/10)*

Kommentar

Der HNPP liegen mehrheitlich heterozygote Deletionen des PMP22-Gens zugrunde, seltener werden Loss-of-Function-Punktmutationen im PMP22-Gen nachgewiesen.

> ***Empfehlung 25***
> Nach Ausschluss einer PMP22-Duplikation oder PMP22-Deletion soll bei Verdacht auf eine CMT-Neuropathie eine massive parallele Sequenzierung von Kandidatengenen erfolgen.
> *Starker Konsens (10/10)*

Kommentar

Durch Einsatz von Hochdurchsatztechnologien, mit der zahlreiche Gene parallel untersucht werden können, ist anzunehmen, dass sich die Häufigkeitsangaben für die selteneren Gene weiter präzisieren lassen. Eine aktuelle Information zu den mit Neuropathien assoziierten Genen findet sich in der Datenbank Online Mendelian Inheritance in Man (OMIM, www.ncbi.nlm.nih.gov/omim). Eine gute Übersicht zur genetischen Diagnostik bei HMSN/CMT lässt sich außerdem der vom amerikanischen NIH geführten Zusammenstellung von Gene-Reviews entnehmen (www.ncbi.nlm.nih.gov/books/NBK1358/).

Distale hereditäre motorische Neuropathien (dHMN)

Bei dieser seltenen und genetisch heterogenen Gruppe lassen sich ausschließlich motorische Symptome nachweisen, die sich an distalen Muskelgruppen manifestieren. Mehrheitlich stehen Muskelatrophien und Paresen an der unteren Extremität im Vordergrund, es gibt jedoch auch Formen, die bevorzugt die Arm- bzw. Handmuskeln betreffen. Klinisch und genetisch gibt es Übergänge zu den distalen spinalen Muskelatrophien, die definitionsgemäß bei elektrophysiologischen oder histologischen Untersuchungen keine Pathologie im peripheren Nervensystem und neurogene Umbauvorgänge in der betroffenen Muskulatur zeigen.

Empfehlung 26

Bei Verdacht auf eine dHMN soll eine massive parallele Sequenzierung von Kandidatengenen erfolgen. Eine quantitative Analyse der PMP22-Kopien kann dieser Untersuchung vorausgehen.

Konsens (9/10)

Kommentar

Bei den dHMN/DSMA ist die genetische Aufklärungsrate in den letzten Jahren durch den Einsatz von Hochdurchsatztechnologien deutlich verbessert worden und liegt inzwischen bei 30–40 % (16). Aufgrund der klinischen und genetischen Überschneidungen der dHMN mit der axonalen CMT-Neuropathie wird die genetische Diagnostik inzwischen meist zusammengeführt (➤ Abb. Q5-1 und ➤ Abb. Q5-2).

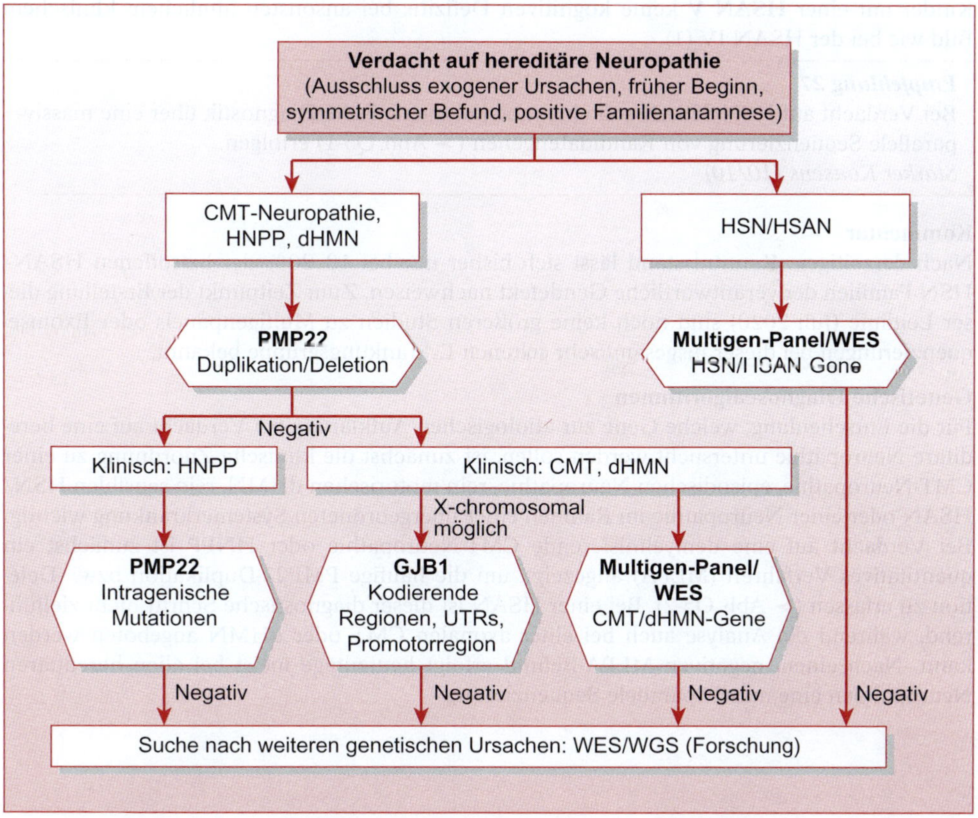

Abb. Q5-2 Algorhithmus zur genetischen Diagnostik der hereditären Neuropathien (nach [32])

Hereditäre sensible und autonome Neuropathien (HSAN, HSN)
Als HSAN oder HSN wird eine Gruppe von extrem seltenen hereditären Polyneuropathien bezeichnet, die in erster Linie durch distal betonte sensible Funktionsstörungen und autonome Symptome und nur durch geringe motorische Störungen charakterisiert ist. Die Klassifikation in 5 verschiedene Typen wird durch die rasch fortschreitende Identifikation neuer Gene zunehmend unübersichtlich (1, 5). Generell wird die autosomal-dominante HSAN I mit Beginn im Jugend- bzw. Erwachsenenalter von den autosomal-rezessiven, meist schwer verlaufenden HSAN II–V des Kindesalters unterschieden (5).
Die autosomal-dominant vererbten **HSAN I-Typen** beginnen meist erst im 2. Lebensjahrzehnt und sind zu Beginn durch Störungen des Schmerz- und Temperatursinns charakterisiert. Später treten der Ausfall anderer sensibler Qualitäten und spontane Schmerzen hinzu. Die herabgesetzte sensible Innervation führt zu trophischen Störungen und Ulzerationen an Händen und Füßen, nicht selten auch zu Osteomyelitis und Osteolysen. Autonome Funktionsstörungen sind von untergeordneter Bedeutung (gestörte Schweißbildung). Die **HSAN II–V** werden autosomal-rezessiv vererbt und manifestieren sich bereits im Säuglings- oder Kindesalter. Bei der **HSAN II** kommt es aufgrund eines Sensibilitätsausfalls zu schmerzlosen Verletzungen, Akrodystrophie und Gelenkdegeneration. Bei der **HSAN III,** auch als Riley-Day-Syndrom oder familiäre Dysautonomie bekannt, stehen autonome Regulationsstörungen, Erbrechen und eine psychomotorische Retardierung im Vordergrund. Bei der **HSAN IV** dominiert eine generalisierte Anhidrose mit episodischen Fieberschüben schon im Säuglingsalter (CIPA), begleitet vom Verlust der Schmerzempfindung und Intelligenzminderung. Demgegenüber haben Kinder mit einer **HSAN V** keine kognitiven Defizite, bei ansonsten ähnlichem klinischem Bild wie bei der HSAN IV (1).

Empfehlung 27
Bei Verdacht auf HSN/HSAN soll eine molekulargenetische Diagnostik über eine massiv-parallele Sequenzierung von Kandidatengenen (➤ Abb. Q5-1) erfolgen.
Starker Konsens (10/10)

Kommentar
Nach derzeitigem Kenntnisstand lässt sich bisher nur bei 10–20 % der betroffenen HSAN/HSN-Familien der verantwortliche Gendefekt nachweisen. Zum Zeitpunkt der Erstellung dieser Leitlinie (Juli 2020) sind noch keine größeren Studien zu Multigenpanels oder Exomsequenzierungen bei dieser insgesamt sehr seltenen Erkrankungsgruppe bekannt.

Genetische Diagnosealgorithmen
Für die Entscheidung, welche Gene zur ätiologischen Aufklärung bei Verdacht auf eine hereditäre Neuropathie untersucht werden sollen, ist zunächst die klinische Zuordnung zu einer CMT-Neuropathie, episodischen Neuropathie, rein motorischen dHMN, rein sensiblen HSN/HSAN oder einer Neuropathie im Rahmen einer übergeordneten Systemerkrankung wichtig. Bei Verdacht auf eine demyelinisierende CMT-Neuropathie oder HNPP ist zunächst ein quantitatives Verfahren (MLPA) angezeigt, um die häufige PMP22-Duplikation bzw. -Deletion zu erfassen (➤ Abb. Q5-2). Bei einer HSAN ist dieser diagnostische Schritt nicht zielführend, während die Analyse auch bei einer axonalen CMT oder dHMN angeboten werden kann. Nach einem negativen MLPA-Befund erfolgt heutzutage meist bei allen hereditären Neuropathien eine massiv-parallele Sequenzierung.

Da mit den vier häufigsten Genen (PMP22, GJB1/Cx32, MPZ/P0, MFN2) in Kohorten mit überwiegend mitteleuropäischen Wurzeln etwa 90–95 % der genetisch aufgeklärten Patienten erfasst werden (32), ist es vertretbar, diese Gene nach klinischer und formalgenetischer Kategorisierung in einem ersten Schritt zu analysieren, bevor die Untersuchung auf seltene Gene ausgeweitet wird.

> ***Empfehlung 28***
> Bei Verdacht auf eine X-chromosomale CMT-Neuropathie soll eine Analyse des GJB1-Gens unter Einschluss von kodierenden Abschnitten, untranslatierten Regionen (UTRs) und Promotorregionen erfolgen.
> *Starker Konsens (10/10)*

Kommentar
10–15 % der Fälle mit einer X-chromosomalen CMT weisen GJB1-Mutationen in nichtkodierenden Bereichen auf, die mit den Hochdurchsatz-Sequenzierverfahren nicht entdeckt werden (➤ Abb. Q5-2).

> **Sobald eine genetische Diagnose vorliegt, sollte betroffenen Familien eine humangenetische Beratung. angeboten werden!**

Periphere Neuropathien bei komplexen Erbkrankheiten

> ***Empfehlung 29***
> Bei Verdacht auf das Vorliegen einer Systemerkrankung mit Polyneuropathie sollen vor allem die Erkrankungen mit effektiver Therapiemöglichkeit mit adäquaten Methoden ausgeschlossen werden.
> *Starker Konsens (10/10)*

Kommentar
Periphere Neuropathien gehören auch zum Symptomenkomplex zahlreicher Erkrankungen aus dem Formenkreis neurometabolischer und neurodegenerativer Syndrome. Mit den gestiegenen Möglichkeiten der genetischen Diagnostik ist deren Zahl in den letzten Jahren enorm gestiegen. Rossor et al. (2017) haben in einem systematischen Literatur-Review mehr als 150 genetisch definierte Erkrankungen zusammengefasst. Nur ein kleiner Teil davon manifestiert sich bereits im Kindesalter und viele sind bisher nur in einer oder sehr wenigen Familien beschrieben worden. Meist ist die Neuropathie nur ein Teilaspekt der Erkrankung, gelegentlich kann sie aber auch bei Krankheitsbeginn für einige Zeit das führende Symptom sein. Bei schwach wirksamen Mutationen kann die Neuropathie ein isoliertes Symptom im Erwachsenenalter bleiben, während Kinder bei weitgehendem Funktionsverlust des Gens akut zentralnervös erkranken. Bedeutsam ist, dass bei einigen dieser Erkrankungen bei zeitgerechter Diagnose eine effektive Therapie möglich ist, sodass diese diagnostisch keinesfalls übersehen werden dürfen (➤ Tab. Q5-6).
Eine Auswahl von im Kindesalter relevanten Systemerkrankungen findet sich in ➤ Tab. Q5-7. Weitergehende Details würden den Rahmen dieser Leitlinie sprengen. Zur Vertiefung sei auf Rossor et al. 2017 (29), Yiu und Ryan 2012a (42) und Yiu und Ryan 2012b (43) verwiesen.

Tab. Q5-6 Neuropathien im Rahmen komplexer Erbkrankheiten mit behandelbarer Ursache (29)

Erkrankung	Diagnostik	Therapie
Refsum-Syndrom	Axonal oder demyelinisierende NP, Phytansäure, Pristansäure	Phytansäurearme Diät, Plasmapherese
Adrenoleukodystrophie	VLCFA	Präsymptomatisch KMT
Metachromatische Leukodystrophie	Demyelinisierende NP, lysosomale Enzyme	Präsymptomatisch KMT
Vitamin-E-Malresorption	Vitamin-E-Spiegel	Vitamin E
Bassen-Kornzweig-Syndrom	Abetalipoproteinämie	Vitamin E
B_{12}-Resorptions- und Verwertungsstörungen	Vitamin-B_{12}-Spiegel, Methylmalonsäure, Homocystein	Vitamin B_{12}
Folat-Resorptions- und Verwertungsstörungen	Folat, 5-Methyltetrahydrofolat	Folat, Folinsäure
Zerebrotendinöse Xanthomatose	Plasma-Cholestanol	Diät, Chenodesoxycholsäure
Brown-Vialetto-van-Laere-Syndrom	Bulbärparalyse, Taubheit, Riboflavin im Serum	Riboflavin
CD59-Mutation	Anämie, rezidivierende NP	Eculizumab
Akute intermittierende Porphyrie	Porphobilinogen	Glukose, Hämatin
Pyruvat-Dehydrogenase Defizienz	Laktat, Enzymatik, Genetik	Ketogene Diät

ZUSAMMENFASSUNG

Erkrankungen der peripheren Nerven treten bei Kindern und Jugendlichen wie bei Erwachsenen mit sehr unterschiedlichen Ätiologien auf. Dabei unterscheidet sich die Verteilung des Ursachenspektrums stark vom Erwachsenenalter. Die differenzialdiagnostische Abklärung erfordert auf der Grundlage soliden anatomischen und neurophysiologischen Wissens zunächst eine sorgfältige Analyse des Verlaufs und der Familienanamnese, der topografischen Verteilung und der Qualität der neurologischen Symptome. Erweiterte Untersuchungen mit Elektrophysiologie, Labor, Bildgebung und Liquordiagnostik folgen einer aus der Klinik abgeleiteten Hypothese. Dies gilt auch für die molekulargenetische Diagnostik, die aufgrund der großen genetischen Heterogenie der hereditären Neuropathien Erfahrungen bei der Umsetzung diagnostischer Algorithmen voraussetzt und die – auch im Hinblick auf eine breit angelegte Panel- oder Exomdiagnostik einer ständigen Weiterentwicklung unterliegt. Eine möglichst exakte Diagnose ist nicht nur bei Nervenverletzungen, sondern auch bei entzündlichen und metabolischen/malnutritiven Neuropathien entscheidend für die gezielte und effektive Therapie. Auch die genetischen Neuropathien sollten heute nicht nur im Hinblick auf eine gezielte genetische Beratung ursächlich abgeklärt werden, sondern auch, um den Patienten hinsichtlich des zu erwartenden Verlaufs und zur Prognose zu informieren und um die Teilnahme an Studien zu Pathophysiologie und Therapie zu ermöglichen.

Tab. Q5-7 Polyneuropathien bei Systemerkrankungen mit pädiatrischem Beginn

Initial im Vordergrund PNP	+ Ataxie	+ Spastik	+ Ataxie + Spastik + EPMS	+ Globale Entwicklungsstörung	Multisystem
Metachromatische Leukodystrophie (ARSA)	• Vitamin-E-Mangel (TTPA, MTP, erworben)* • Vitamin-B_{12}-Mangel* • Refsum-Syndrom (PHYA)* **Sensible PNP bei:** • Friedreich-Ataxie (FXN) • EAOH (APTX) • SCAR1 (SETX) • SCA27 (FGF14) • AT (ATM) • NARP (MTATP6) • SCAR23 (PDYN) • Microcephaly, seizures, and developmental delay (MCSZ) • ARSACS (SACS) • SCAN1 (TDP1)	• Adrenoleukodystrophie (ABCD1)* • Methylmalonazidurie • Vitamin-B_{12}-Mangel* • SPG (4,9a, 12,17,39 …)	• Spastic Ataxia 5 (AFG3L2) • LBSL (DARS2) • Hypomyelinating leukodystrophy (TUBB4A) • Leigh (-like) (SURF1/ MFF, SUCLA2)	• PDHC (PDHAl)* • Krabbe (GALC)* • Metachrom. Leukodystrophie (ARSA)* • Aicardi-Goutieres-Syndrom* • Global insensitivity to pain (CTLC1) • Riesenaxon-Neuropathie (GAN) • NBIA2a (PLA2G6) • CDG (NGLYl) • MCSZ (PNKP) • CEDNIK (SNAP29) • Ponto-cereb. Hypoplasie (EXOSC3/AMPD2) • Infant. Refsum (PEX7)	• Mitochondriopathie* multi. acyl CoADH deficiency* • Hexosaminidase-A/B-Mangel (HEXA/ HEXB)* • Brown-Vialetto-Van Laere (SLC52A2/3)* • Perixos. 6 (PEX10) • ACPHD (ABHD12) • PHARC • SPOE NBIA (C1901f12) • SCAR21 (SCYLl) • Fam. Dystautonomie (TECPR2) • Triple-A (AAAS) • MEDNIK (AP151) • PTRH2 • Galaktosialidose (CTSA)

EAOH = early-onset ataxia, with oculomotor apraxia and hypoalbuminemia, SCAR = spinocerebellar ataxia, recessive, SCA = spinocerebellar ataxia, AT = ataxia teleangiectasia, NARP = neuropathy, ataxia, and retinitis pigmentosa, ARSACS = autosomal recessive spastic ataxia of Charlevoix-Saguenay, SCAN = cerebellar ataxia and sensory-motor axonal neuropathy, SPG = spastic paraplegia, LBSL = leukoencephalopathy with brainstem and spinal cord involvement and lactate elevation, NBIA = neurodegeneration with brain iron accumulation, CDG = carbohydrate deficient glycoprotein disorder, CEDNIK = cerebral dysgenesis, neuropathy, ichthyosis, and palmoplantar keratoderma syndrome, ACPHD = ataxia, combined cerebellar and peripheral, with hearing loss and diabetes mellitus, PHARC = polyneuropathy, hearing loss, ataxia, retinitis pigmentosa, and cataract, MEDNIK = mental retardation, enteropathy, deafness, peripheral neuropathy, ichthyosis, and keratoderma, PTRH = infantile-onset multisystem neurological, endocrine and pancreatic disease

* = mit effektivem Behandlungsansatz

VERFAHREN DES KONSENSFINDUNG

Die Konsensfindung in der Expertengruppe erfolgte in einem schriftlichen, dreistufigen Delphi-Verfahren. Anschließend wurde die Langfassung der Leitlinie von den Vorständen der beteiligten Fachgesellschaften konsentiert.

Herausgebende Fachgesellschaft
Gesellschaft für Neuropädiatrie

Koordinierender Autor
Prof. Dr. Rudolf Korinthenberg

Mitglieder der Expertengruppe und beteiligte Fachgesellschaften
Prof. Rudolf Korinthenberg, Gesellschaft für Neuropädiatrie; Prof. Sabine Rudnik-Schöneborn, Gesellschaft für Humangenetik; Prof. Wolfgang Müller-Felber, Deutsche Gesellschaft für Klinische Neurophysiologie; Prof. Benedikt Schoser, Deutsche Gesellschaft für Neurologie; Prof. Regina Trollmann, Deutsche Gesellschaft für Kinder- und Jugendmedizin; PD Dr. Markus Blankenburg, Gesellschaft für Neuropädiatrie; Prof. Joachim Weis, Deutsche Gesellschaft für Neuropathologie und Neuroanatomie; Dr. Nina Lochbuehler, Gesellschaft für Pädiatrische Radiologie; Dr. Gabriele Hahn, Gesellschaft für Pädiatrische Radiologie; Prof. Barbara Plecko, Österreichische Gesellschaft für Kinder- und Jugendmedizin; PD Dr. Georg Stettner, Schweizerische Gesellschaft für Neuropädiatrie und Schweizerische Gesellschaft für Pädiatrie

Die Langfassung findet sich unter:
Korinthenberg R. et al. für die Gesellschaft für Neuropädiatrie, Differenzialdiagnose der erworbenen und hereditären Neuropathien im Kindes- und Jugendalter, Auflage 4, Version 3.0, verfügbar unter: www.awmf.org/leitlinien/detail/ll/022-027.html

Gültigkeitsdauer und Aktualisierungsverfahren
Die Leitlinie ist ab August 2021 bis zur nächsten Aktualisierung gültig, die Gültigkeitsdauer wird auf 5 Jahre geschätzt. Kommentare und Hinweise für den Aktualisierungsprozess sind ausdrücklich erwünscht und können an das Leitliniensekretariat gesendet werden.

ADRESSEN

Autorinnen/Autoren

Prof. Dr. Rudolf Korinthenberg
Klinik II: Neuropädiatrie und Muskelerkrankungen
Zentrum für Kinder- und Jugendmedizin
Universitätsklinikum Freiburg
Mathildenstr. 1
79106 Freiburg

Prof. Dr. med. Sabine Rudnik-Schöneborn
Sektion für Humangenetik
Medizinische Universität Innsbruck
Christoph-Probst-Platz 1, Innrain 52
6020 Innsbruck
Österreich

Prof. Dr. med. Wolfgang Müller-Felber
Kinderneurologie & Entwicklungsneurologie
Dr. von Haunersches Kinderspital
Klinikum der Universität München
Lindwurmstr. 4
80337 München

Prof. Dr. med. Benedikt Schoser
Neurologische Klinik und Poliklinik
Friedrich-Baur-Institut
Klinikum der Universität München
Ziemssenstr. 1a
80336 München

Prof. Dr. med. Regina Trollmann
Abteilung Neuropädiatrie
Kinder- und Jugendklinik
Universitätsklinikum Erlangen
Loschgestr. 15
91054 Erlangen

PD Dr. med. Markus Blankenburg
Pädiatrie 1 – Pädiatrische Neurologie, Psychosomatik und Schmerztherapie
Olgahospital
Klinikum Stuttgart
Kriegsbergstr. 62
70174 Stuttgart

Univ.-Prof. Dr. med. Joachim Weis
Institut für Neuropathologie
Universitätsklinikum Aachen
Pauwelsstr. 30
52074 Aachen

Dr. Nina Lochbuehler
Radiologisches Institut (Kinderradiologie)
Olgahospital
Klinikum Stuttgart
Kriegsbergstr. 62
70174 Stuttgart

Dr. med. Gabriele Hahn
Institut und Poliklinik für diagnostische und interventionelle Radiologie
Kinderradiologie
Universitätsklinikum Carl Gustav Carus Dresden
Fetscherstr. 74
01307 Dresden

Prof. Barbara Plecko
Klinische Abteilung für allgemeine Pädiatrie
Medizinische Universität Graz
Auenbruggerplatz 34/II
8036 Graz
Österreich

PD Dr. Georg Stettner
Neuropädiatrie
Universitätskinderspital Zürich
Steinwiesstr. 75
8032 Zürich
Schweiz

LITERATUR

1. Auer-Grumbach M. Hereditary sensory and autonomic neuropathies. Handb Clin Neurol 115: 893–906, 2013.
2. Baets J, Deconinck T, De Vriendt E, Zimoń M, Yperzeele L, Van Hoorenbeeck K, Peeters K, Spiegel R, Parman Y, Ceulemans B, et al. Genetic spectrum of hereditary neuropathies with onset in the first year of life. Brain 134: 2664–2676, 2011.
3. Berciano J, Sedano MJ, Pelayo-Negro AL, García A, Orizaola P, Gallardo E, Lafarga M, Berciano MT, Jacobs BC. Proximal nerve lesions in early Guillain-Barré syndrome: implications for pathogenesis and disease classification. J Neurol 264: 221–236, 2017.
4. Blankenburg M, Kraemer N, Hirschfeld G, Krumova EK, Maier C, Hechler T, Aksu F, Magerl W, Reinehr T, Wiesel T, Zernikow B. Childhood diabetic neuropathy: functional impairment and non-invasive screening assessment. Diabet Med 29: 1425–1432, 2012.
5. Cox JJ, Woods CG, Kurth I. Peripheral seonsory neuropathies – pain loss vs. pain gain. medgen 32: 233–241, 2020.
6. De Simoni D, Ricken G, Winklehner M, Koneczny I, Karenfort M, Hustedt U, Seidel U, Abdel-Mannan O, Munot P, Rinaldi S, Steen C, et al. Antibodies to nodal/paranodal proteins in paediatric immune-mediated neuropathy. Neurol Neuroimmunol Neuroinflamm 7: e763, 2020. doi: 10.1212/NXI.0000000000000763.
7. Devaux JJ, Miura Y, Fukami Y, Inoue T, Manso C, Belghazi M, Sekiguchi K, Kokubun N, Ichikawa H, Wong AH, Yuki N. Neurofascin-155 IgG4 in chronic inflammatory demyelinating polyneuropathy. Neurology 86: 800–807, 2016.
8. Eggermann K, Gess B, Häusler M, Weis J, Hahn A, Kurth I. Hereditary Neuropathies. Dtsch Arztebl Int.115: 91–97, 2018.
9. Fernandez-Garcia MA, Stettner GM, Kinali M, Clarke A, Fallon P, Knirsch U, Wraige E, Jungbluth H. Genetic neuropathies presenting with CIDP-like features in childhood. Neuromuscul Disord 31: 113–122, 2021. doi: 10.1016/j.nmd.2020.11.013. Epub 2020 Nov 30.

10. Garzoni L, Vanoni F, Rizzi M, Simonetti GD, Goeggel Simonetti B, Ramelli GP, Bianchetti MG. Nervous system dysfunction in Henoch-Schönlein syndrome: systematic review of the literature. Rheumatology (Oxford) 48:1524–1529, 2009.
11. Gesellschaft für Neuropädiatrie: Diagnose und Therapie des Guillain-Barré Syndroms im Kindes- und Jugendalter, 4. Aufl., Version 1.0, 2019. Verfügbar unter: www.awmf.org/leitlinien/detail/ll/022-008.html (letzter Zugriff 24.06.2021).
12. Gilchrist L. Chemotherapy-induced peripheral neuropathy in pediatric cancer patients. Semin Pediatr Neurol 19: 9–17, 2012.
13. Grimm A, Décard BF, Schramm A, Pröbstel A-K, Rasenack M, Axer H, Fuhr P. Ultrasound and electrophysiologic findings in patients with Guillain-Barré syndrome at disease onset and over a period of six months. Clinical Neurophysiology 127: 1657–1663, 2016.
14. Katona I, Weis J. Diseases of the peripheral nerves. Handb Clin Neurol.145: 453–474, 2017.
15. Korinthenberg R. Chronic inflammatory demyelinating polyradiculoneuropathy in children and their response to treatment. Neuropediatrics 30:190–196, 1999.
16. Liu X, Duan X, Zhang Y, Sun A, Fan D. Molecular analysis and clinical diversity of distal hereditary motor neuropathy. Eur J Neurol 27: 1319–1326, 2020.
17. Louraki M, Karayianni C, Kanaka-Gantenbein C, Katsalouli M, Karavanaki K. Peripheral neuropathy in children with type 1 diabetes. Diabetes Metab 38: 281–289, 2012.
18. Malik V, Joshi V, Green KM, Bruce IA. 15 minute consultation: a structured approach to the management of facial paralysis in a child. Arch Dis Child Educ Pract Ed 97: 82–85, 2012.
19. McMillan HJ, Kang PB, Jones HR, Darras BT. Childhood chronic inflammatory demyelinating polyradiculoneuropathy: combined analysis of a large cohort and eleven published series. Neuromuscul Disord 23: 103–111, 2013.
20. Mulkey SB, Glasier CM, El-Nabbout B, Walters WD, Ionita C, McCarthy MH, Sharp GB, Shbarou RM. Nerve root enhancement on spinal MRI in pediatric Guillain-Barre syndrome. Pediatr Neurol 43: 263–269, 2010.
21. Nevo Y, Pestronk A, Kornberg AJ, Connolly AM, Yee WC, Iqbal I, Shield LKChildhood chronic inflammatory demyelinating neuropathies: clinical course and long-term follow-up. Neurology 47: 98–102, 1996.
22. Oaklander AL, Nolano M. Scientific Advances in and Clinical Approaches to Small-Fiber Polyneuropathy: A Review. JAMA Neurol 2019. doi:10.1001/jamaneurol.2019.2917.
23. Papazian O, Alfonso I, Yaylali I, Velez I, Jayakar P. Neurophysiological evaluation of children with traumatic radiculopathy, plexopathy, and peripheral neuropathy. Semin Pediatr Neurol 7: 26–35, 2000.
24. Pham M, Bäumer T, Bendszus M. Peripheral nerves and plexus: imaging by MR-neurography and high-resolution ultrasound. Curr Opin Neurol 27: 370–379, 2014.
25. Pipis M, Rossor AM, Laura M, Reilly MM. Next-generation sequencing in Charcot-Marie-Tooth disease: opportunities and challenges. Nat Rev Neurol 15: 644–656, 2019.
26. Pitt M. Paediatric electromyography in the modern world: a personal view. Dev Med Child Neurol 53: 120–124, 2011.
27. Pitt MC. Nerve conduction studies and needle EMG in very small children. Eur J Paediatr Neurol 16: 285–291, 2012.
28. Rauer S, Kastenbauer S, et al. Neuroborreliose, S3-Leitlinie. In: Deutsche Gesellschaft für Neurologie, Hrsg. Leitlinien für Diagnostik und Therapie in der Neurologie, 2018. Online: www.dgn.org/leitlinien.
29. Rossor AM, Carr AS, Devine H, Chandrashekar H, Pelayo-Negro AL, Pareyson D, Shy ME, Scherer SS, Reilly MM. Peripheral neuropathy in complex inherited diseases: an approach to diagnosis. J Neurol Neurosurg Psychiatry 88: 846–863, 2017.
30. Royden Jones Jr. H, De Vivo DC, Darras BT, eds. Neuromuscular disorders of infancy, childhood, and adolescence. Amsterdam: Butterworth, 2003.
31. Rudnik-Schöneborn S, Tölle D, Senderek J, Eggermann K, Elbracht M, Kornak U, von der Hagen U, Kirschner J, Leube B, Müller-Felber W, Schara U, von Au K, Wieczorek D, Bußmann C, Zerres K. Diagnostic algorithms in Charcot-Marie-Tooth neuropathies: experiences from a German genetic laboratory on the basis of 1206 index patients. Clin Genet 89: 34–43, 2016. doi: 10.1111/cge.12594
32. Rudnik-Schöneborn S, Auer-Grumbach M, Senderek J. Charcot-Marie-Tooth disease and hereditary motor neuropathies – update 2020. medgen 32: 207–219, (2020)
33. Ryan MM, Tilton A, De Girolami U, Darras BT, Jones HR Jr. Paediatric mononeuritis multiplex: a report of three cases and review of the literature. Neuromuscul Disord 13: 751–756, 2003.
34. Samadi M, Kazemi B, Golzari Oskoui S, Barzegar M. Assessment of autonomic dysfunction in childhood guillain-barré syndrome. J Cardiovasc Thorac Res 5: 81–85, 2013.
35. Swoboda KJ, Edelbol-Eeg-Oloffson K, Harmon RL, Bolton CF, Harper CM, Pitt M, Darras BT, Royden Jones Jr. H. Pediatric Electromyography. In: Royden Jones Jr. H, De Vivo DC, Darras BT, eds. Neuromuscular disorders of infancy, childhood, and adolescence. Butterworth, Amsterdam, 2003.

36. Vural A, Doppler K, Meinl E. Autoantibodies Against the Node of Ranvier in Seropositive Chronic Inflammatory Demyelinating Polyneuropathy: Diagnostic, Pathogenic, and Therapeutic Relevance. Front Immunol.9: Artikel 1029, 2018. doi: 10.3389/fimmu.2018.01029.
37. Weis J, Brandner S, Lammens M, Sommer C, Vallat JM. Processing of nerve biopsies: a practical guide for neuropathologists. Clin Neuropathol 31: 7–23, 2012.
38. Weis J, Claeys KG, Roos A, Azzedine H, Katona I, Schröder JM, Senderek J. Towards a functional pathology of hereditary neuropathies. Acta Neuropathol 133: 493–515, 2017.
39. Williams S, Horrocks IA, Ouvrier RA, Gillis J, Ryan MM. Critical illness polyneuropathy and myopathy in pediatric intensive care: A review. Pediatr Crit Care Med 8: 18–22, 2007.
40. Wilmshurst JM, Ouvrier R. Hereditary peripheral neuropathies of childhood: an overview for clinicians. Neuromuscul Disord 21: 763–775, 2011.
41. Yikilmaz A, Doganay S, Gumus H, Per H, Kumandas S, Coskun A. Magnetic resonance imaging of childhood Guillain-Barre syndrome. Childs Nerv Syst 26: 1103–1108, 2010.
42. Yiu EM, Ryan MM. Demyelinating prenatal and infantile developmental neuropathies. J Peripher Nerv Syst 17: 32–52, 2012a.
43. Yiu EM, Ryan MM. Genetic axonal neuropathies and neuronopathies of pre-natal and infantile onset. J Peripher Nerv Syst 17: 285–300, 2012b. doi:10.1007/s10048-014-0422-0.
44. Zuccoli G, Panigrahy A, Bailey A, Fitz C. Redefining the Guillain-Barre spectrum in children: neuroimaging findings of cranial nerve involvement. Am J Neuroradiol 32: 639–642, 2011.

Q6 Diagnose und Therapie des Guillain-Barré-Syndroms im Kindes- und Jugendalter (S3)

R. Korinthenberg

EINLEITUNG UND METHODIK

Zielsetzung dieser Leitlinie ist die Information aller beteiligten medizinischen und therapeutischen Fachdisziplinen sowie der Betroffenen über den aktuellen wissenschaftlichen Stand und praktische Empfehlungen zum Untersuchungsgang und zur Behandlung beim Guillain-Barré-Syndrom (GBS) im Kindes- und Jugendalter. Zu diesem Zweck wurden eine Lang- und eine Kurzversion, ein Leitlinienreport und für Betroffene eine laienverständliche Patientenversion erstellt. Diese sind auf der Webseite der AWMF einsehbar (www.awmf.org/leitlinien/detail/ll/022-008.html).

Die Erarbeitung einer eigenen Leitlinie für diese Altersgruppe erschien zweckmäßig, da das GBS in der Jugend sehr viel seltener auftritt als bei Erwachsenen (Inzidenz 0,6–0,7 im Vergleich zu 5–6/100.000 Patientenjahren), der Verlauf sich unterscheiden kann, Untersuchungs- und Behandlungsmethoden schwieriger anzuwenden sind und die langfristige Erholung meist besser ist als bei Erwachsenen.

Die Methodik der Literatursuche und -auswertung und die Diskussion in der Gruppe folgten international üblichen und von der AWMF für S3-Leitlinien vorgeschlagenen Verfahrensweisen: Publikationen wurden systematisch recherchiert und ihre Evidenzstärke nach den Kriterien des schottischen interdisziplinären Leitlinien-Netzwerks (SIGN) klassifiziert. Die Konsensfindung in der Leitliniengruppe erfolgte in einem schriftlichen, dreistufigen Delphi-Verfahren. Der Grad der Empfehlungen wurde wie in ➤ Tab. Q6-1 und die Stärke der Übereinstimmung in der Leitliniengruppe wie in ➤ Tab. Q6-2 dargestellt klassifiziert. Abschließend wurde die Langfassung der Leitlinie von den Vorständen der beteiligten Fachgesellschaften konsentiert.

Tab. Q6-1 Graduierung der Leitlinienempfehlungen gemäß AWMF-Manual

Empfehlungsgrad	Beschreibung	Syntax	Symbol
A	Starke Empfehlung: erheblicher Nutzen in der Regel aufgrund erstklassiger Evidenz belegt; Nutzen auch belegt bzw. zu erwarten unter Berücksichtigung von Anwendbarkeit und Übertragbarkeit der Evidenz	Soll/soll nicht	⇈/⇊
B	Empfehlung: erheblicher Nutzen aufgrund nicht erstklassiger oder nur eingeschränkt übertragbarer Evidenz oder gut belegter, aber nur mäßiger Nutzen bzw. eingeschränkte Anwendbarkeit	Sollte/sollte nicht	↑/↓
0	Empfehlung offen: Netto-Nutzen nicht bzw. mit unzureichender Evidenz belegt oder Nutzen unsicher wegen nicht übertragbarer Evidenz bzw. fehlender Anwendbarkeit	Kann erwogen werden/kann verzichtet werden	↔

Tab. Q6-2 Klassifizierung der Konsensusstärke nach AWMF

Starker Konsens	Zustimmung von > 95% der Teilnehmer
Konsens	Zustimmung von > 75–95% der Teilnehmer
Mehrheitliche Zustimmung	Zustimmung von > 50–75% der Teilnehmer
Kein Konsens	Zustimmung von < 50% der Teilnehmer

KURZE CHARAKTERISIERUNG DES GUILLAIN-BARRÉ-SYNDROMS

Ätiologie und Pathogenese

Ätiologie und Pathogenese des GBS sind noch nicht abschließend geklärt, Autoantikörper gegen verschiedene Ganglioside als Komponenten neuraler Strukturen spielen aber offenbar eine zentrale Rolle. Am besten belegt ist eine molekulare Mimikry zwischen axonalen Antigenen und Oberflächen-Lipopolysacchariden von *Campylobacter jejuni*. Als gesicherte auslösende Erreger gelten daneben in allen Altersstufen Zytomegalieviren, EBV-Viren und *Mycoplasma pneumoniae*. Ein großes Spektrum weiterer Erreger und Impfungen ist anekdotisch oder in kleinen Fallserien beschrieben worden (Jacobs et al. 1998)[1].

Epidemiologie

Sejvar et al. (2011a) führten einen systematischen Review mit Metaanalyse epidemiologischer Studien zur Häufigkeit des GBS durch. Sie konnten 16 internationale Studien identifizieren, die sich für diese Analyse eigneten. In nahezu allen Studien fand sich ein linearer Anstieg der GBS-Häufigkeit mit dem Alter, mit einem Peak im Alter von 70–80 Jahren bei maximal 4–5/100.000 Personenjahren (PJ). Für das Kindes- und Jugendalter berechneten sie in ihrer Metaanalyse die folgenden Werte: Altersgruppe 0–9 Jahre 0,62/100.000 PJ (95% CI 0,52–0,75), Altersgruppe 10–19 Jahre 0,75/100.000 PJ (95% CI 0,60–0,97). Das männliche Geschlecht ist in beiden Altersgruppen häufiger betroffen als das weibliche (0,80 versus 0,45 und 0,97 versus 0,55/100.000 PJ).

Klassifikation

Unter der Diagnose GBS werden heute die folgenden Varianten subsumiert. Sie sind pathogenetisch ähnlich, unter prognostischen und therapeutischen Gesichtspunkten jedoch voneinander abzugrenzen (Wakerley et al. 2014):

Demyelinisierender Typ des GBS (AIDP): Aufsteigende Paresen, motorisch und sensibel, elektrophysiologisch Kriterien der Demyelinisierung, evtl. sekundäre axonale Läsionen, in Europa und bei Kindern überwiegend.

Primär axonaler, rein motorischer Typ (AMAN): Aufsteigende Paresen, keine Sensibilitätsstörungen, Elektrophysiologie mit Zeichen der primär axonalen Schädigung, häufig Assoziation mit *C.-jejuni*-Infektion, häufig Antikörper Anti-GM1 und -GD1a-IgG, im Fernen und Nahen Osten sowie Südamerika auch bei Kindern häufig, in Europa etwa 10% der Fälle (Kuwabara und Yuki 2013).

Axonaler motorisch-sensorischer Typ (AMSAN): Wie AMAN, plus sensible Symptome und/oder elektrophysiologisch Befall der sensiblen Nerven, bei Kindern sehr selten.

Miller-Fisher-Syndrom (MFS): Primär Hirnnervenbefall und Ataxie, Areflexie, in > 90% Anti-GQ1b-Antikörper nachweisbar, selten.

[1] Zu den Zitaten und weiterführender Literatur wird auf das Literaturverzeichnis in der Langfassung der Leitlinie auf der Webseite der AWMF verwiesen (www.awmf.org/leitlinien/detail/ll/022-008.html).

Pharyngo-zerviko-brachiale Variante: Ausschließlich oder überwiegend bulbäre Symptome, häufig IgG-Antikörper gegen GT1a, sehr selten.
Polyradikulomyeloneuritis mit myelitischer Beteiligung: Perakuter Beginn, initiale Blasenstörung, sensibles Niveau, pathologisches Signal im Rückenmark und schlechtere Prognose bezüglich Persistenz eines pyramidalen Syndroms, sehr selten (Bernard et al. 2008, Lin et al. 2011).
Chronische inflammatorische demyelinisierende Polyneuropathie (CIDP): Mit protrahiertem Beginn (> 8 Wochen bzw. bei Kindern > 4 Wochen Progredienz) und chronisch-progredienter oder rezidivierend-remittierender Behinderung, steroidsensitiv, bei Kindern nicht selten akuter (wie GBS) oder subakuter Beginn, etwa 3% der GBS (McMillan et al. 2013).

Klinischer Verlauf

Die nicht auf einzelne Körperregionen begrenzten Varianten AIDP und AMAN sind klinisch kaum unterscheidbar und beginnen mit symmetrischen, aufsteigenden Paresen mit abgeschwächten oder erloschenen Muskeleigenreflexen. 75% der Kinder sind auf dem Höhepunkt der Erkrankung nicht mehr frei gehfähig, 30% sind tetraparetisch. Im Verlauf entwickeln 35–50% der Patienten eine Hirnnervenbeteiligung, bei 15–20% treten eine Ateminsuffizienz und/oder vegetative Symptome auf. Bis zu 50% leiden unter heftigen neuralgischen Schmerzen ohne objektivierbare Sensibilitätsausfälle, gelegentlich schon als Erstsymptom. Nach einer Plateauphase von einer bis mehreren Wochen Dauer setzt die allmähliche Erholung ein. Diese verläuft außerordentlich variabel: Einer großen Gruppe mit rascher Erholung steht eine kleinere mit sehr viel längerem Verlauf gegenüber (mediane Zeit bis zur Symptomfreiheit 66 Tage, 10.–90. Perzentile 22–181 Tage, Maximum 790 Tage; Korinthenberg und Schulte Mönting 1996).

Prognose

Behinderung und Einschränkung der Lebensqualität sind im Rahmen eines akuten GBS für die meisten Patienten sehr hoch, sie bilden sich in der Remissionsphase nur langsam und bei Erwachsenen häufig unvollständig zurück. Insgesamt ist die Langzeitprognose bei Kindern mit GBS aber besser als bei Erwachsenen. Die meisten erholen sich vollständig oder bis auf geringe, selten behindernde Residuen. Vajsar et al. (2003) untersuchten 47 Kinder mit GBS, von denen 30 mit hoch dosierten intravenösen Immunglobulinen (IVIg) behandelt worden waren. Mindestens 2 Jahre nach der akuten Erkrankungsphase klagten 27% noch über subjektive Beschwerden (12% Erschöpfbarkeit, 7,5% belastungsabhängige Beinschmerzen, 7,5% Koordinationsstörungen). Bei 27% waren die Sehnenreflexe weiterhin abgeschwächt, bei 15% war die Sensibilität vermindert. Muskelschwäche (Aktivität nur gegen geringen Widerstand und Schwerkraft) in mindestens einer Muskelgruppe fand sich noch bei 23% (am häufigsten im Bereich der Nackenflexoren und Hüftabduktoren). Das Gangbild und die Laufgeschwindigkeit waren jedoch normal und die Funktionsscores FIM oder WeeFIM zeigten keine negativen Auswirkungen auf die Alltagsfunktionen. Rodbool et al. (2014) konnten 37 Patienten, die im Kindes- oder Jugendalter an einem akuten GBS erkrankt waren, nach einem mittleren Follow-up von 20 (1–22) Jahren neurologisch und psychologisch nachuntersuchen. Hier klagten 24 (65%) über residuale Beschwerden in Form von Parästhesien (38%), Gangunsicherheit im Dunkeln (37%), schmerzhaften Händen und Füßen (24%) und ausgeprägter Ermüdbarkeit (Fatigue, 22%). Schwere neurologische Defizite in Form von mimischer und Extremitätenschwäche bestanden bei 4 (11%). Bei 10 Patienten hatte die Erkrankung negative Auswirkungen auf die Schullaufbahn und Fragebogenverfahren deckten eine Vielzahl unterschiedlicher Verhaltens- und emotionaler Störungen auf.
Untersuchungen zu Faktoren zur Vorhersage der Erholung finden sich für das Kindesalter nur in geringer Zahl. Bei 215 Kindern mit schwerem GBS (30% davon mit AMAN) erwiesen

sich bei univariater Analyse Hirnnervenbeteiligung, Beatmung, Tetraplegie und nicht erregbare Nerven, in der multivariablen Regressionsanalyse aber nur noch die Muskelkraft am 10. Krankheitstag und insbesondere das Vorliegen einer Tetraplegie als signifikant ungünstige Faktoren für eine rasche Wiedererlangung der gestützten Gehfähigkeit (Ortiz-Corredor et al. 2007). Auch in einer deutschsprachigen prospektiv untersuchten Kohorte von 95 Kindern mit GBS erwies sich die maximale Krankheitsschwere als wichtigster Prognosefaktor für das Tempo der Erholung (Korinthenberg et al. 2007). Die Bedeutung der Diagnose AMAN versus AIDP für die Prognose ist auch im Kindesalter wiederholt untersucht worden. Einige Autoren berichteten bei Stichprobengrößen zwischen 23 und 61 Patienten, dass die AMAN auch im Kindesalter akuter und schwerer verläuft als die AIDP, mit einer höheren Rate beatmeter Patienten und zum Teil verzögerter Erholung (Tekgul et al. 2003, Nagasawa et al. 2006, Varkal et al. 2015). Wiederholt wurde aber auch gezeigt, dass die längerfristige Prognose für die beiden Varianten gleichermaßen günstig ist (Tekgul et al. 2003, Nagasawa et al. 2006, Kannan et al. 2011, Wang et al. 2011).

EMPFEHLUNGEN ZUR DIAGNOSTIK

Zum Thema Diagnostik und Klassifikation finden sich mehrere international akzeptierte diagnostische Schemata, von denen vor allem das der Brighton Collaboration hohen Qualitätskriterien der Evidenz genügt (Sejvar et al. 2011b). Diese wurde im Wesentlichen als Grundlage der Empfehlungen genutzt und durch einige aktuelle Publikationen ergänzt.

Diagnostische Strategie

Empfehlung 1
Die Diagnose GBS soll auf einer passenden Anamnese, einer passenden klinischen Befundkonstellation und dem Ausschluss realistisch zu erwägender alternativer Ursachen fußen. Für die höchste Stufe der diagnostischen Sicherheit ist zusätzlich der Nachweis einer Liquoreiweißerhöhung bei allenfalls gering erhöhter Zellzahl und elektrodiagnostische Zeichen einer Neuropathie erforderlich.

- **Starke Empfehlung** (⇈) aufgrund von evidenzbasierten und international konsentierten Falldefinitionen und Leitlinien (SIGN 1-)
- **Stärke des Konsensus:** starker Konsens

Kommentar
Die Diagnose eines GBS kann nicht aufgrund eines einzelnen klinischen Parameters oder eines Laborbefunds gestellt werden, sondern sie fußt auf einer typischen, bezüglich der einzelnen Faktoren aber nicht spezifischen Konstellation mehrerer klinischer und paraklinischer Befunde bei gleichzeitigem Ausschluss wichtiger Differenzialdiagnosen. Das den meisten Publikationen zum GBS zugrunde liegende Diagnoseschema (Asbury und Cornblath 1990) enthält die folgenden Kriterien, die keine altersspezifischen Gesichtspunkte beinhalten:

- **Notwendige Kriterien**
  - Fortschreitende Schwäche mehr als einer Extremität über maximal 4 Wochen
  - Verlust mindestens der distalen Muskeleigenreflexe
  - Ausschluss einer alternativen Ursache mit angemessenen Mitteln
- **Unterstützende Kriterien**
  - Relative Symmetrie der Paresen
  - Nur milde sensorische Symptome (kein klar abgrenzbares sensibles spinales Niveau)
  - Beteiligung der Hirnnerven
  - Erholung nach 1- bis 4-wöchiger Plateauphase

- Autonome Dysregulation
- Zum GBS passender Liquorbefund (zytoalbuminäre Dissoziation)
- Zum GBS passender elektrophysiologischer Befund
- Kein Fieber bei Beginn der Neuropathie

Sejvar und die Brighton Collaboration GBS Working Group (Sejvar et al. 2011b) definierten aktueller die folgenden Kriterien, vor allem als Basis für epidemiologische Daten zur Sicherheit von Impfungen. Neben der einfach gehaltenen Liste der Diagnosekriterien finden sich in der Publikation detaillierte Angaben zur Definition der einzelnen Befunde und auch differenzierte Hinweise zum Vorgehen im Kindesalter:

- **Level 1 der diagnostischen Sicherheit**
  - Bilaterale und schlaffe Lähmung der Extremitäten

UND
  - Verminderte oder erloschene Sehnenreflexe der schwachen Extremitäten

UND
  - Monophasisches Krankheitsmuster und Zeitraum zwischen Symptombeginn und Höhepunkt 12 Stunden bis 28 Tage und nachfolgend klinische Plateauphase

UND
  - Elektrophysiologische Befunde passend zu GBS

UND
  - Zytoalbuminäre Dissoziation

UND
  - Fehlen einer alternativen Diagnose für die Parese
- **Level 2 der diagnostischen Sicherheit:**
  - Alle der o.g. klinischen Kriterien vorhanden

UND
  - Elektrophysiologische Befunde passend zu GBS

ODER
  - Dissociation cytoalbuminique
- **Level 3 der diagnostischen Sicherheit:**
  - Alle der o.g. klinischen Kriterien vorhanden
  - Elektrophysiologische und Liquorbefunde fehlend oder negativ

Die Validität dieser Kriterien wurde anhand von 494 erwachsenen Patienten aus den historischen niederlandischen Therapiestudien überprüft und weitgehend bestätigt. Elektrophysiologisch gelang in 99% der Fälle der Nachweis einer Polyneuropathie, eine Zuordnung zu einer GBS-Subgruppe war aber anhand der angegebenen Kriterien nur bei 59% der Patienten möglich (Fokke et al. 2014). Roodbol et al. (2017) validierten die Kriterien für das Kindes- und Jugendalter anhand der retrospektiven Analyse von 67 Patienten des Sophia Children's Hospital, Erasmus MC, Rotterdam. Auch für diese Altersstufe konnten die Autoren eine hohe Sensitivität für alle Stufen der Diagnosesicherheit nachweisen. Die Diagnose eines GBS ist bei Vorschulkindern allerdings aufgrund der initial recht unspezifischen Symptomatik sehr viel schwieriger zu stellen als in späteren Altersstufen (Roodbol et al. 2011).

Liquordiagnostik

Empfehlung 2
Zur Diagnose eines Guillain-Barré-Syndroms soll eine Lumbalpunktion mit Analyse von Liquoreiweiß und -zellzahl durchgeführt werden.
- **Starke Empfehlung** (⇈) aufgrund von evidenzbasierten und international konsentierten Falldefinitionen und Leitlinien (SIGN 1-)
- **Stärke des Konsensus:** Konsens

Empfehlung 3
Bei initial normalem Liquoreiweißbefund kann mit dem Ziel der Diagnoseabsicherung 7–10 Tage nach Auftreten der ersten Symptome eine Lumbalpunktion wiederholt werden, wenn dies aufgrund unklarer anamnestischer, klinischer und elektrophysiologischer Befunde geboten erscheint. Die Kontrollpunktion sollte jedoch nicht lediglich wegen des normalen Eiweißbefunds wiederholt werden, sondern nur, wenn die übrigen Befunde nicht konklusiv erscheinen.
- **Empfehlung offen** (↔), da diese Untersuchung invasiv und für Kinder sehr belastend sein kann und häufig keine therapeutischen Konsequenzen nach sich zieht (SIGN 4).
- **Stärke des Konsensus:** starker Konsens

Kommentar
Typisch ist der Befund einer erhöhten Liquoreiweißkonzentration (> individueller Normwert des Labors) bei normaler Liquorzellzahl (= zytoalbuminäre Dissoziation). Zu beachten ist aber, dass die Eiweißkonzentration in der 1. Woche häufig noch normal ist und erst im Verlauf ansteigt (Fokke et al. 2014); nach 7–10 Tagen ist sie jedoch in der Regel über den Labornormwert erhöht; dabei sind die Normwerte des Liquorproteins bei Kindern altersabhängig (Kahlmann et al. 2017). Ferner ist zu beachten, dass das Liquoreiweiß auch bei anderen, GBS-ähnlichen Erkrankungen erhöht sein kann. Exzessive Erhöhungen (> 2.500 mg/dl) sind selten, dann ist auch an die Differenzialdiagnose Sperrliquor bei spinaler Raumforderung zu denken. Somit schließt also ein normaler Proteinwert ein GBS nicht aus und ein erhöhter Wert allein reicht nicht für die Bestätigung der Diagnose.
Die Liquorzellzahl ist typischerweise normal, kann jedoch gelegentlich leicht bis < 50/mm^3, selten stärker erhöht sein (Rauschka et al. 2003, Doctor et al. 2018). In diesen Fällen ist ursächlich auch an HIV, Borreliose oder eine maligne Meningeose zu denken (van der Meché et al. 2001, Hughes und Cornblath 2005, Sejvar et al. 2011b). Aufgrund der Zeitabhängigkeit der Eiweißerhöhung beim GBS und der Altersabhängigkeit der Normwerte kommt der Zellzahl ein höherer differenzialdiagnostischer Wert zu als der Eiweißerhöhung.

Elektrophysiologische Diagnostik

Empfehlung 4
Eine elektrophysiologische Diagnostik soll zur Diagnosesicherung eines GBS erfolgen; zur Erreichung der höchsten diagnostischen Sicherheit und zur Unterscheidung der Varianten ist sie nicht verzichtbar. Ist diese Art der Diagnostik nicht verfügbar, sollte ein geeigneter neurologischer Konsiliararzt zugezogen oder eine Verlegung in ein geeignetes Zentrum vorgenommen werden.
- **Starke Empfehlung** (⇈) aufgrund von evidenzbasierten und international konsentierten Falldefinitionen und Leitlinien (SIGN 1-)
- **Stärke des Konsensus:** starker Konsens

Empfehlung 5
Bei initial normalen Elektrodiagnostikbefunden kann die Elektrodiagnostik zur Diagnosebestätigung nach 1–2 Wochen wiederholt werden, wenn dies bei ansonsten unklarer Befundlage geboten erscheint. Ein unauffälliger elektrodiagnostischer Befund in der 1. Woche der Erkrankung muss jedoch nicht um seiner selbst willen kontrolliert werden, wenn die Diagnose GBS aufgrund anderer Parameter gesichert erscheint und der Verlauf günstig ist.

- **Empfehlung offen** (↔), da diese Untersuchungen invasiv und für Kinder belastend sein können und nicht in jedem Einzelfall therapeutische Konsequenzen nach sich ziehen (SIGN 4).
- **Stärke des Konsensus:** starker Konsens

Kommentar
Ein typischer elektrodiagnostischer Befund ist erforderlich, um den höchsten Grad der diagnostischen Sicherheit nach Sejvar et al. (2011b) zu erreichen. Bei Kindern sind die zum Teil schmerzhaften Untersuchungen oft schwierig durchzuführen, häufig fehlt in Kinderkliniken auch die notwendige Expertise. Die Unterscheidung der GBS-Varianten setzt aber eine Neurografie und bisweilen auch ein EMG voraus, das allerdings erst nach 2–3 Wochen sinnvoll durchgeführt werden kann (Latenz bis zum Auftreten pathologischer Spontanaktivität).
Die elektrophysiologischen Kriterien für die Diagnose des GBS und seiner Varianten sind wiederholt in Leitlinien definiert worden, werden aber nicht ganz einheitlich gehandhabt und können nicht als endgültig gesichert gelten (Asbury und Cornblath 1990, Hughes und Cornblath 2005, Sejvar et al. 2011b, Uncini et al. 2010, Uncini und Kuwabara 2012, van den Bergh et al. 2018). Zu beachten ist, dass die Befunde häufig erst nach etwa 7-tägigem Verlauf charakteristisch werden (Fokke et al. 2014) und sich im weiteren Verlauf ändern können. Die Untersuchungen sollten wiederholt werden, wenn die sonstige Befundlage nicht bereits eine ausreichend gesicherte Diagnose erlaubt. Als früheste Zeichen sind schon in den ersten 4 Tagen Veränderungen der F-Wellen (77%) und der distalen Latenz (55%) nachzuweisen (Alberti et al. 2011).
Die folgenden pragmatischen Kriterien folgen den Empfehlungen von Sejvar et al. (2011b) und Hughes und Cornblath (2005), wobei vor allem bei sehr jungen Kindern die altersspezifischen Normwerte und die Hauttemperatur zu berücksichtigen sind:

- **Elektrophysiologische Kriterien der AIDP**
  Mindestens 1 der folgenden Befunde an mindestens 2 Nerven gemessen oder mindestens 2 an einem Nerven, wenn alle anderen nicht erregbar sind und die Amplitude des distalen Summenaktionspotenzials (dCMAP) > 10% der unteren Normgrenze (LLN) beträgt:
  - MotNLG < 90% LLN (85% wenn dCMAP < 50% LLN)
  - Distale MotLatenz > 110% des oberen Grenzwerts (ULN) (> 120% bei dCMAP < 100% LLN)
  - Amplitudenverhältnis des pCMAP/dCMAP < 0,5 und dCMAP > 20% LLN
  - F-Wellen-Latenz > 120% ULN
- **Elektrophysiologische Kriterien der AMAN**
  Es liegt keines der Kriterien für AIDP vor, ausgenommen 1 demyelinisierendes Zeichen an einem Nerv, wenn dCMAP < 10% LLN. Normale Amplitude des sensorischen Aktionspotenzials.
- **Elektrophysiologische Kriterien der AMSAN**
  Es liegt keines der Kriterien für AIDP vor, ausgenommen 1 demyelinisierendes Zeichen an einem Nerv, wenn dCMAP < 10% LLN. Amplitude des sensorischen Aktionspotenzials < 10% LLN.
- **Elektrophysiologische Kriterien für fehlende Erregbarkeit („inexcitable")**
  dCMAP in allen Nerven fehlend oder nur in 1 Nerv nachweisbar mit dCMAP < 10% LLN.

Sonografische Untersuchung der peripheren Nerven

Eine relativ neue und bei Kindern mit GBS bisher nur in Einzelfallberichten beschriebene Methode ist die Nervensonografie. Diese kann beim GBS schon früh aufgetriebene proximale Nervenabschnitte zeigen; aufgrund der Schmerzlosigkeit ist ein Einsatz auch bei Kindern sehr interessant, besonders in Fällen von diagnostischer Unsicherheit (Almeida et al. 2012, Grimm et al. 2016, Berciano et al. 2017). Wie die elektrophysiologische Untersuchung setzt die Untersuchung der peripheren, auch proximalen Nerven und Hirnnerven allerdings beträchtliche Erfahrung voraus, sodass die Verbreitung in der klinischen Praxis noch gering und eine generelle Empfehlung in einer Leitlinie verfrüht sein dürfte.

Differenzialdiagnose

Auswahl alternativer Diagnosen, die bei der Festlegung der Diagnose GBS ausgeschlossen sein müssen (der Ausschluss erfolgt überwiegend klinisch, nur ausnahmsweise mit erweiterter Diagnostik) (Hughes und Cornblath 2005; Sejvar et al. 2011b).

- Intrakraniell
  - Meningeosis carcinomatosa/leucaemica
  - Hirnstammenzephalitis
- Rückenmark
  - Infarkt, Myelitis, Kompression
- Vorderhornzellen des Rückenmarks
  - Polio und andere Enteroviren, die eine Poliomyelitis hervorrufen können, inkl. West-Nil-Virus
- Nervenwurzeln
  - Chronische inflammatorische demyelinisierende Polyneuropathie (CIDP)
  - Cauda-equina-Kompression
- Periphere Nerven
  - Axonale subakute rezidivierende Neuropathie mit erhöhtem Liquorlaktat bei PDHcIα-Mutation (Strassburg et al. 2006, Debray et al. 2006)
  - Metabolische Störungen wie Hypermagnesiämie oder Hypophosphatämie
  - Tick paralysis
  - Schwermetalltoxizität wie Arsen, Gold und Thallium
  - Medikamenteninduzierte Neuropathie (z.B. Vincristin, Platinverbindungen, Nitrofurantoin, Paclitaxel)
  - Porphyrie
  - Critical-Illness-Neuropathy
  - Vaskulitis
  - Diphtherie
- Neuromuskuläre Endplatte
  - Myasthenia gravis
  - Organophosphatvergiftung
  - Botulismus
- Muskel
  - Critical-Illness-Myopathy
  - Polymyositis
  - Dermatomyositis
  - Hypo-/Hyperkaliämie
  - Periodische Lähmungen

Infektiologische Diagnostik

Empfehlung 6
Bei Kindern und Jugendlichen mit spontan aufgetretenem oder postinfektiösem GBS kann eine mikrobiologische und serologische Diagnostik durchgeführt werden.
- **Empfehlung offen** (↔) bei mäßiger Datenlage und fehlenden therapeutischen Konsequenzen (SIGN 2- bis 3-)
- **Stärke des Konsensus:** starker Konsens

Kommentar
Die infektiologische Diagnostik ist beim GBS von theoretischem und epidemiologischem Interesse. Bei *C.-jejuni*-Nachweis liegt wahrscheinlich eine AMAN vor (bei Kindern in Westeuropa selten); eine Borreliose oder eine Mykoplasmeninfektion werden um ihrer selbst willen behandelt, dies beeinflusst aber nicht den Verlauf des GBS. Mit 60–70% noch häufiger als bei Erwachsenen lässt sich im Kindesalter eine dem GBS vorausgehende Infektion oder Impfung als möglicherweise auslösendes Agens identifizieren. Dabei wird für die Annahme eines Zusammenhangs aus immunologisch-theoretischen Gründen ein Zeitintervall zwischen 1 und 6 Wochen gefordert (Sejvar et al. 2011b). Überwiegend handelt es sich um obere Atemwegsinfekte und Magen-Darm-Infektionen (Schessl et al. 2006b). Im Einzelfall wird jedoch die Unterscheidung zwischen einem nur temporären oder auch kausalen Zusammenhang meist offenbleiben müssen. Lediglich für Infektionen mit *Campylobacter jejuni*, CMV, EBV und *Mycoplasma pneumoniae* konnte in einer umfangreichen prospektiven Fall-Kontroll-Studie eine kausale Assoziation wahrscheinlich gemacht werden (Jacobs et al. 1998).

Empfehlung 7
Folgt das GBS innerhalb von 6 Wochen einer Impfung, soll zur Abklärung eines möglichen Zusammenhangs eine sorgfältige mikrobiologische und serologische Diagnostik sowohl bezüglich der Impfantigene als auch alternativer Auslöser durchgeführt werden.
- **Starke Empfehlung** (⇈) aufgrund von evidenzbasierten und international konsentierten Falldefinitionen und Leitlinien (SIGN 2-)
- **Stärke des Konsensus:** Konsens

Kommentar
Die ätiologische Abklärung hat in dieser Konstellation keine therapeutische Bedeutung. Die Ergebnisse aus der mikrobiologischen und serologischen Diagnostik können aber erhebliche sozial-, versorgungs- und gegebenenfalls haftungsrechtliche Konsequenzen haben, da für viele Impfstoffe in der Packungsbeilage die Möglichkeit eines GBS als Impfkomplikation angegeben wird, und das deutsche Infektionsschutzgesetzt für die Versorgung vom Impfschäden relative Beweiserleichterungen („einfache Wahrscheinlichkeit") vorsieht (§ 61).
Bei den meisten Vakzinen ist die Möglichkeit des Auftretens eines GBS innerhalb von 6 Wochen in der Fachinformation erwähnt. Bei den zugrunde liegenden Daten handelt es sich aber fast ausschließlich um Kasuistiken und kleine Gruppen von Patienten, bei denen alternative Ursachen für das GBS ausgeschlossen erschienen. Adäquat durchgeführte und umfangreiche Fall-Kontroll-Studien konnten für die meisten Impfstoffe kausale Zusammenhänge aber sehr unwahrscheinlich machen. Die einzige Ausnahme bildet ein Schweine-Influenza-Impfstoff, der in der Impfkampagne 1976/1977 in den USA zu einem signifikanten Anstieg an GBS-Fällen führte. In späteren Impfkampagnen wiederholte sich dies nicht, auch nicht nach den Impfungen in der aktuellen Schweine-Influenza-Pandemie 2009/2010 (Haber et al. 2009, Andrews et al. 2011). Weiterhin traten nach einem historischen Tollwut-Impfstoff, der auf Säuge-

tier-Hirngewebe gezüchtet worden war, gehäuft GBS-Fälle auf. Dies wiederholte sich mit den modernen Rabies-Impfstoffen jedoch nicht (Haber et al. 2009).

Antikörper gegen Ganglioside und paranodale Proteine

Empfehlung 8
Bei Kindern und Jugendlichen mit GBS können spezifische Anti-Gangliosid-Antikörper untersucht werden. Die Untersuchungen sollen sich auf den validierten INCAT-ELISA-Test stützen (Willison et al. 1999, Kuijf et al. 2005).

- **Empfehlung offen** (↔) aufgrund von evidenzbasierten und international konsentierten Falldefinitionen und Leitlinien (SIGN 2+ bis 2-)
- **Stärke des Konsensus:** Konsens

Kommentar
Das postinfektiöse Auftreten von GBS, insbesondere AMAN nach *C.-jejuni*-Infektionen und die Assoziation beider mit dem Nachweis erhöhter Antikörper gegen diverse Gangliosid-Verbindungen unterstützt die Hypothese einer molekularen Mimikry in der Ätiopathogenese des GBS und seiner Varianten. Auf der Oberfläche von *C. jejuni* lassen sich Glykolipide nachweisen, die große Ähnlichkeit mit humanen Gangliosiden der Zellmembran peripherer Nervenzellen haben. Antikörperbildung gegen diese *C.-jejuni*-Glykolipide führt zu Kreuzreaktionen gegen die Ganglioside und zur axonalen Schädigung (Willison und Yuki 2002, Kuwabara und Yuki 2013). Diese spezifischen Antikörper sind nie bei allen Patienten nachweisbar, finden sich aber bei bestimmten Varianten des GBS mit hoher Frequenz. Anti-GQ1b-IgG findet sich in der akuten Phase bei mehr als 90% der Patienten mit Miller-Fisher-Syndrom und bei den seltenen GBS-Patienten mit okulomotorischer Beteiligung, nicht jedoch bei den klassischen GBS-Verläufen. AMAN ist häufig assoziiert mit erhöhten IgG-Antikörpern gegen GM1, GM1b, GD1a und GalNAc-GD1a. Die seltene pharyngo-zerviko-brachiale Variante zeigt häufig erhöhtes Anti-GT1a-IgG (Willison und Yuki 2002). Hadden fanden bei ihren 229 prospektiv untersuchten erwachsenen GBS-Patienten der PE/Sandoglobulin-Studie Anti-GM1-IgG bei 48% der Patienten mit *C.-jejuni*-Ätiologie und bei 17% ohne nachweisbare Infektion (Hadden et al. 2001). Entsprechend der geringen Inzidenz von *C.-jejuni*-Infektionen und AMAN-Varianten bei Kindern im deutschsprachigen Raum fanden sich in einer prospektiven Studie Anti-Gangliosid-Antikörper nur bei 7 von 63 Patienten (Schessl et al. 2006b).
Antikörper gegen Neurofascine und andere paranodale Proteine sind erst kürzlich als Ursache therapieschwieriger chronischer Neuropathien erkannt worden (Vural et al. 2018, Sommer et al. 2018). Kasuistiken und kleine Serien zeigen eine häufige Resistenz gegen IVIG, aber positive Reaktion auf Kortikosteroide, Plasmapherese oder Rituximab (Vural et al. 2018). Bei ungünstigen Verläufen eines GBS sollte auch bei Kindern an die Bestimmung dieser Antikörper gedacht werden, eine Leitlinienempfehlung zur Wertung dieser Befunde als Prognosefaktor erscheint aber noch nicht angemessen.

MRT

Empfehlung 9
Bei unklarer klinischer Befundlage und Hinweisen für eine spinale (z. B. Blasenfunktionsstörung zu Beginn der Erkrankung, motorisches oder sensibles Niveau) oder zentralnervöse (Enzephalopathie, Pyramidenbahnzeichen) Pathologie soll eine native und gegebenenfalls kontrastverstärkte Magnetresonanztomografie (MRT) von Gehirn und Rückenmark durchgeführt werden.
Bei ansonsten unklaren Befunden kann die kontrastverstärkte spinale MRT zur Stützung der Diagnose GBS genutzt werden. Vermehrte Kontrastmittelaufnahme ist aber auch bei

anderen entzündlichen Prozessen (seröse Meningitis, Borreliose) und neurometabolischen Ursachen (Morbus Krabbe) möglich. Prospektive Untersuchungen liegen bisher nicht vor, sodass die Sensitivität und Spezifität der Methode bei Kindern und Jugendlichen mit GBS noch unklar ist.
Der Einsatz von kontrastverstärkter MRT ist kritisch zu prüfen und bleibt dem Kinder-/ Radiologen in der Indikationsstellung und Wahl des Präparats vorbehalten. Grund sind Publikationen zu Ablagerungen bestimmter Gadolinium-Präparate unter anderem im ZNS.

- **Starke Empfehlung** (↑↑) aufgrund gravierender Differenzialdiagnosen, die unter Umständen akut anderes therapeutisches Handeln als bei GBS erfordern (z.B. spinale Blutung oder Abszess, Myelitis, ADEM, Tumoren) (SIGN 2+ bis 2-).
- **Stärke des Konsensus:** Konsens

Kommentar
Während die spinale MRT in erster Linie zum Ausschluss einer spinalen Raumforderung oder sonstigen Pathologie durchgeführt wird, finden sich in den letzten Jahren zunehmend Publikationen, die bei einer nennenswerten Zahl von Kindern mit GBS eine pathologische Kontrastmittelaufnahme vor allem der vorderen Nervenwurzeln berichten, die bei (noch) unauffälligen Liquor- und neurografischen Befunden als diagnosestützendes Kriterium gelten könnten (Mulkey et al. 2010, Yikilmaz et al. 2010, Zuccoli et al. 2011).

Dysphagie und Dysarthrie beim GBS im Kindesalter

Aktuell liegen keine wissenschaftlichen Untersuchungen für die Relevanz dieser Störungen bei Kindern mit GBS vor. Für Erwachsene wurde kürzlich von Ogna et al. (2016) eine Studie publiziert, die das Schlucken, die Zungenkraft sowie die Schluck-Atem-Koordination als Prädiktoren für eine mögliche Beatmungspflicht des Patienten identifizierte. Für Kinder mit GBS darf ebenfalls der Schluss gezogen werden, dass neben der Überwachung relevanter Laborwerte (Blutgasanalyse) auch die Diagnostik der Sprech- und Schluckfähigkeit zielführend für eine optimale Behandlung ist. Die möglichen Hirnnervenausfälle, insbesondere des N. facialis (häufig bilateral), aber auch des N. glossopharyngeus und des N. vagus rechtfertigen eine sorgfältige Untersuchung.

Assessmentinstrumente zur Beschreibung der Behinderung im Verlauf

Empfehlung 10
Zur Verlaufsdokumentation des GBS sollten auch in der Routineversorgung valide, zuverlässige und veränderungssensitive Assessmentinstrumente eingesetzt werden. Sie ermöglichen die objektive Darstellung des klinischen Verlaufs und die frühzeitige Erkennung von Komplikationen, Verlaufsfluktuation und Progression und erleichtern hiermit therapeutische Entscheidungen.

- **Empfehlung** (↑) aufgrund von evidenzbasierten und international konsentierten Falldefinitionen und Leitlinien (SIGN 1-)
- **Stärke des Konsensus:** starker Konsens

Kommentar
Der Einsatz validierter Assessmentinstrumente ist bei wissenschaftlichen Untersuchungen zwingend. Die folgenden einfach anzuwendenden klinischen Skalen dienen der Beschreibung von Impairment (MRC) und Aktivität und Teilhabe (GBS-Score, Rankin) bei Erkrankungsbeginn, auf dem Höhepunkt und im Erholungsverlauf des GBS (Sejvar 2011b). Sie sind in zahlreichen Therapiestudien bei GBS und anderen Immunneuropathien eingesetzt worden und gelten im Erwachsenenalter als valide und zuverlässig (van Nes et al. 2008). Bei Kindern

werden sie ebenfalls empfohlen und eingesetzt, sind in diesem Alter aber noch nicht formal validiert worden. Testtheoretisch haben diese Skalen aber alle den Nachteil, dass sie kein metrisches/lineares, sondern lediglich ordinales Datenniveau besitzen, was die statistische Interpretation erschwert. Mit dieser Problematik und ihrer Lösung befassen sich moderne, fortgeschrittene Methoden der Datenanalyse und Assessmententwicklung, wie z. B. die Rasch-Analyse (Bond und Fox 2007, Vanhoutte et al. 2015).

MRC-Skala (Medical Research Council) der manuellen Muskeltestung
5: Patient kann die Haltung gegen maximalen Widerstand und durch den gesamten physiologischen Bewegungsumfang des Gelenks beibehalten.
4: Patient kann die Haltung gegen mäßigen Widerstand beibehalten, bewegt aktiv durch den ganzen Bewegungsumfang des Gelenks.
3: Patient kann die Haltung nicht gegen Widerstand beibehalten, kann allerdings die Extremität gegen die Schwerkraft im gesamten Bewegungsumfang bewegen.
2: Patient kann die Extremität unter Ausschaltung der Schwerkraft durch einen Teil des physiologischen Bewegungsumfangs bewegen.
1: Muskelkontraktion kann palpatorisch festgestellt werden, unter Ausschaltung der Schwerkraft.
0: Keine Kontraktionen feststellbar.

GBS-Beeinträchtigungs-Skala (GBS Disability Scale, Hughes und Cornblath 2005)
0: Gesund.
1: Geringe Symptome oder Befunde der Neuropathie; ist aber in der Lage, manuell zu arbeiten („capable of manual work") und zu rennen.
2: Kann ohne Stock 5 Meter weit über eine freie Fläche gehen, ist aber nicht in der Lage, manuell zu arbeiten oder zu rennen.
3: Kann mit Stock, Orthese oder Unterstützung 5 Meter weit über eine freie Fläche gehen.
4: Ist an Bett oder Rollstuhl gebunden.
5: Benötigt maschinelle Beatmung (für beliebige Zeiträume tagsüber oder nachts).
6: Verstorben.

Modifizierte Rankin-Skala (MRS)
0: Überhaupt keine Symptome.
1: Keine nennenswerte Beeinträchtigung trotz bestehender Symptome; kann den üblichen Verpflichtungen folgen und Aktivitäten ausführen.
2: Leichte Beeinträchtigung; kann nicht alle früheren Aktivitäten ausführen, kann sich aber ohne Hilfe um die eigenen Angelegenheiten kümmern.
3: Mittelgradige Beeinträchtigung; benötigt einiges an Hilfe, ist aber ohne Hilfe gehfähig.
4: Mäßig schwere Beeinträchtigung; kann nicht ohne Hilfe gehen und kann sich nicht allein ohne Unterstützung um die körperlichen Bedürfnisse kümmern.
5: Schwere Beeinträchtigung; bettlägerig, inkontinent, benötigt ständige Pflege und Betreuung.
6: Verstorben.

EMPFEHLUNGEN ZUR THERAPIE

Zum Thema Therapie fanden sich bei der Literaturrecherche aktuelle systematische Reviews und systematische Cochrane Reviews (CSR) zu verschiedenen therapeutischen Optionen. Soweit sich diese auf randomisierte kontrollierte Studie stützen, stellen sie eine Datenbasis mit mäßiger bis hoher Qualität der Evidenz dar (SIGN 1- bis 1+). Dies betrifft aber im Wesentlichen Aussagen zur Therapie bei erwachsenen Patienten mit GBS und nur wenige kontrollierte Kinderstudien. Für das Kindesalter wurde über diese CSRs hinaus nach einschlägigen Studien gesucht, die aber alle ein schwaches bis sehr schwaches Evidenzniveau besitzen (SIGN 3 bis 2-).

Antibiotische Behandlung

Empfehlung 11
Eine antibiotische Behandlung kann im begründeten Einzelfall zur Therapie einer evtl. auslösenden Krankheit durchgeführt werden.
- **Empfehlung offen** (↔), Expertenmeinungen folgend (SIGN 4)
- **Stärke des Konsensus:** starker Konsens

Kommentar
Eine kausale Behandlung ist nicht möglich; auch beim Nachweis prinzipiell behandelbarer auslösender Erreger (Mykoplasmen, Borrelien, Herpesviren etc.) ist unklar, ob eine antibiotische/antivirale Behandlung den immunologischen Krankheitsprozess durch Antigenelimination positiv beeinflussen kann.

Supportive Behandlung

Die supportive, symptomatische Behandlung der Krankheitsmanifestationen des GBS und potenzieller Komplikationen ist in der akuten Krankheitsphase und in schweren Fällen von eminenter Bedeutung, stützt sich jedoch selbst für Erwachsene meist nur auf Veröffentlichungen mit schwacher Evidenz (Hughes et al. 2005). Altersspezifische Daten zur Supportivbehandlung mit mehr als sehr schwacher Evidenzstärke liegen für Kinder nicht vor (SIGN 2- bis 4).

Empfehlung 12
Bei Kindern/Jugendlichen ab der Pubertät soll bei Bettlägerigkeit eine medikamentöse und fakultativ zusätzlich physikalische Thromboseprophylaxe erfolgen.
- **Starke Empfehlung** (⇈) aufgrund von Expertenempfehlung und der klinischen Bedeutung der Maßnahme, trotz schwacher Evidenzstärke aus Erwachsenenstudien (SIGN 3 bis 4)
- **Stärke des Konsensus:** starker Konsens

Kommentar
Bei langer Bettlägerigkeit unbeweglicher Patienten ist andernfalls mit tiefen Beinvenenthrombosen und evtl. Lungenembolien zu rechnen.

Empfehlung 13
Bei Kindern und Jugendlichen mit GBS soll in der Akutphase und auch nach Verlassen der Intensivstation eine systematische Überwachung von Atmung und kardiovaskulären Funktionen mit geeigneten Maßnahmen durchgeführt werden.
- **Starke Empfehlung** (⇈) aufgrund von Expertenempfehlung und der vitalen Bedeutung der Maßnahmen, trotz schwacher Evidenzstärke aus mehreren Fallserien (SIGN 3 bis 4)
- **Stärke des Konsensus:** starker Konsens

Empfehlung 14
Bei Kindern und Jugendlichen mit GBS soll eine mechanische Beatmung bereits bei den ersten Zeichen der respiratorischen Erschöpfung und vor der klinischen Dekompensation begonnen werden. Eine Intubation sollte auch bei einer Dysphagie mit Aspiration von

Speichel (erschwertem Sekretmanagement) und mangelnder Clearance der Atemwege (fehlender oder insuffizienter Hustenstoß) durchgeführt werden.

- **Starke Empfehlung** (⇈) aufgrund von Expertenempfehlung und der vitalen Bedeutung der Maßnahmen, trotz schwacher Evidenzstärke aus mehreren Fallserien (SIGN 3 bis 4)
- **Stärke des Konsensus:** starker Konsens

Kommentar

In den publizierten Serien zum GBS des Kindesalters wurden 15–25% der Patienten beatmungspflichtig. Auch bei Kindern ist mit einer Ateminsuffizienz vor allem dann zu rechnen, wenn die Progredienz rasch erfolgt und obere Extremitäten und Hirnnerven mit betroffen sind (Korinthenberg et al. 2007).

Empfehlung 15

Eine Tracheostomie mit adäquater Kanülenversorgung (in Abhängigkeit von Schluck- und Atemfähigkeit) sollte erwogen werden, wenn nach 1–2 Wochen noch keine Besserung der Atemfunktion und/oder des Sekretmanagements abzusehen ist.

- **Empfehlung** (↑) aufgrund von Expertenempfehlung (Hughes et al. 2005, Walgaard et al. 2017) und der Bedeutung der Maßnahmen für die Lebensqualität, trotz schwacher Evidenzstärke (SIGN 4)
- **Stärke des Konsensus:** starker Konsens

Kommentar

Trotz der Größe des Eingriffs erleichtert das Tracheostoma die Beatmung und erlaubt es, Beruhigungsmittel zu reduzieren und bei korrekter Wahl der Kanüle die Kommunikationsfähigkeit des Patienten wiederherzustellen.

Empfehlung 16

Wegen der Möglichkeit einer vegetativen Dysregulation mit Hochdruck und Tachyarrhythmie soll in der Akutphase und auch nach dem Verlassen der Intensivstation eine regelmäßige Überwachung von Blutdruck und Herzfrequenz mit angemessenen Methoden erfolgen.

- **Starke Empfehlung** (⇈) aufgrund von Expertenempfehlung und der vitalen Bedeutung der Maßnahmen, trotz schwacher Evidenzstärke (SIGN 4)
- **Stärke des Konsensus:** starker Konsens

Kommentar

Eine vegetative Neuropathie mit autonomer Dysregulation und eingeschränkter Herzfrequenz-Variabilität ist bei der Hälfte der Kinder mit GBS beschrieben worden (Samadi et al. 2013). Auch krisenhaft auftretender arterieller Hochdruck (Herzinsuffizienz!) und Tachyarrhythmien stellen unter Umständen eine Lebensbedrohung dar. In diesem Rahmen sind gelegentlich, darunter auch bei einer jugendlichen Patientin, zentralnervöse Komplikationen im Sinne eines PRES (posteriores reversibles Enzephalopathie-Syndrom) beschrieben worden (Nabi et al. 2016).

Empfehlung 17

Parästhesien und Schmerzen sollen neben adäquat dosierten peripher wirksamen Analgetika mit Antiepileptika wie Carbamazepin oder Gabapentin/Pregabalin und evtl. Antidepressiva behandelt werden.

- **Starke Empfehlung** (⇈) aufgrund der großen Bedeutung der Maßnahmen für die Lebensqualität der Patienten, gestützt auf wenige RCTs guter Qualität (Evidenzstärke 1+)
- **Stärke des Konsensus:** starker Konsens

Kommentar

Neuropathische Schmerzen gehören auch bei Kindern zu den häufigsten (bis zu 70%) und bei einem Teil der Patienten frühesten Symptomen des GBS (Korinthenberg et al. 2007, Roodbol et al. 2011). Opioide sollten wegen ihrer Nebenwirkungen an Blase und Darm mit Vorsicht eingesetzt werden (SIGN 4). Beim Einsatz von Antiepileptika und Antidepressiva ist gegebenenfalls deren anticholinerge Wirkung, auch mit Auswirkungen auf das Reizleitungssystem des Herzens zu beachten!

Empfehlung 18

Physiotherapie (Lagerung, Atemtherapie, Durchbewegen) sollte auch in der Akutphase durchgeführt werden.

- **Empfehlung** (↑) aufgrund von Expertenmeinungen und der Bedeutung der Maßnahmen für die Funktionsentwicklung der Patienten, trotz sehr schwacher Evidenzstärke (begrenzte Fallserien) (SIGN 3 bis 4)
- **Stärke des Konsensus:** starker Konsens

Empfehlung 19

Bei hochgradiger Funktionseinschränkung, Tetraparese und Beatmungspflicht soll eine adäquate psychologische Führung und gegebenenfalls Sedierung des Patienten wie auch eine kontinuierliche Beratung der Familie veranlasst werden.

- **Starke Empfehlung** (↑↑) aufgrund der großen Bedeutung der Maßnahmen für die Lebensqualität der Patienten, trotz schwacher Evidenzstärke aus Fallserien und Expertenempfehlungen (SIGN 3 bis 4)
- **Stärke des Konsensus:** starker Konsens

Kommentar

Für das Kindesalter liegen zur psychischen Belastung in der Akutphase nur Einzelfallbeschreibungen vor (Mistry 2007). Eine hohe Zahl variabler emotionaler und psychologischer Probleme auch nach sehr langer Zeit belegen aber auch hier die große Bedeutung des klinisch oft übersehenen Problems (Roodbol et al. 2014).

Empfehlung 20

Im 1. Jahr nach GBS sollte nach individueller Nutzen-Risiko-Abwägung auf Impfungen verzichtet und später die Indikation für die im Vorfeld der GBS-Diagnose eingesetzte(n) Impfung(en) streng gestellt werden.

- **Empfehlung zum Verzicht** (↓) aufgrund von Expertenmeinungen und bei unklarer Datenlage (SIGN 4)
- **Stärke des Konsensus:** Konsens

Kommentar

Bei den seltenen Patienten mit rezidivierendem GBS können Impfstoffe wie Infekte in unspezifischer Weise ein GBS triggern (Haber et al. 2009, Kuitwaard et al. 2009b). Bei diesen Fällen ist entsprechend vorsichtig zu verfahren, die Risiken der Wildinfektion sind dagegen abzuwägen.

Medikamentöse Therapiemaßnahmen

Allgemeine Angaben zu einer immunmodulierenden Therapie

Empfehlung 21

Bei Kindern und Jugendlichen mit GBS, die die freie Gehfähigkeit verloren haben, soll eine immunmodulierende Behandlung durchgeführt werden.

- **Starke Empfehlung** (⇈) aufgrund der Datenlage bei Erwachsenen und trotz der schwachen Evidenzstärke bei Kindern, da mit ausreichender Wahrscheinlichkeit die Dauer der schweren funktionellen Einschränkung und der Lebensbedrohung verkürzt werden können (SIGN 1++ für Erwachsene, 1- bis 2- für Kinder).
- **Stärke des Konsensus:** starker Konsens

Empfehlung 22

Bei Kindern und Jugendlichen mit GBS, die noch frei gehfähig sind, aber bei denen die progrediente Krankheitsphase noch nicht abgeschlossen ist, sollte eine immunmodulierende Behandlung erfolgen.

- **Empfehlung** (↑) aufgrund guter Evidenz bei Erwachsenen (mit PE) und sehr schwacher Evidenzstärke bei Kindern, da mit gewisser Wahrscheinlichkeit eine schwere Funktionseinschränkung vermindert bzw. verkürzt werden kann (SIGN 1+ für Erwachsene, 2- für Kinder).
- **Stärke des Konsensus:** starker Konsens

Kommentar

Für das Erwachsenenalter ist die Wirksamkeit einer immunmodulierenden Behandlung mit Plasmapherese (PE) oder intravenösen Immunglobulinen (IVIG) in adäquaten Studien mit hohem Evidenzniveau (SIGN 1+) belegt und durch systematische Cochrane Reviews, „praxis parameter" und Leitlinien (SIGN 1+) wiederholt bestätigt worden (Hughes et al. 2014, Chevret et al. 2017). Für das Kindesalter ist die Daten- und Evidenzlage hingegen weiterhin schwach. Es existieren nur sehr wenige prospektive, kontrollierte Studien mit kleinen Fallzahlen und geringer statistischer „power", die zudem sämtlich nicht verblindet waren (SIGN 2+). Kohortenstudien mit historischen oder anderen unbehandelten Kontrollen lassen aber vermuten, dass die Behandlungseffekte ähnlich wie in den höheren Altersgruppen sind (SIGN 2-) (Tabellen sind in der Langfassung der Leitlinie zu finden: www.awmf.org/leitlinien/detail/ll/022-008.html).

Kortikosteroide

Empfehlung 23

Kortikosteroide sollen beim akuten GBS des Kindes und Jugendlichen nicht eingesetzt werden.

- **Starke Empfehlung** (⇊) aufgrund guter Evidenzstärke bei Erwachsenen und trotz sehr schwacher Evidenz bei Kindern, auch aufgrund zu erwartender Nebenwirkungen (SIGN 1+ für Erwachsene, 3 für Kinder)
- **Stärke des Konsensus:** starker Konsens

Empfehlung 24

Wenn die Krankheitsaktivität mit anhaltender Progredienz oder mehreren Rezidiven jedoch über mehr als 8 Wochen anhält, sollten CST oder eine andere immunmodulierende Behandlung unter der wahrscheinlichen Diagnose einer CIDP erwogen werden.

- **Empfehlung** (↑) aufgrund unkontrollierter Fallserien (SIGN 3)
- **Stärke des Konsensus:** starker Konsens

Kommentar

Obwohl es sich beim akuten GBS um eine immunologisch vermittelte Erkrankung handelt, sind Kortikosteroide (CST) nicht wirksam. Ein aktueller CSR mit Metaanalyse von 6 quasirandomisierten Studien ergab keinen Erholungsvorteil für die Behandlungsgruppe (mäßige bis hohe Evidenzstärke) (Hughes et al. 2016). Diese Aussage gilt für das GBS mit den üblichen akuten Verlaufskriterien. Bei einem GBS mit lang anhaltender Plateauphase ohne Progredienz ist ebenfalls nicht mit einem Ansprechen auf CST zu rechnen. Bei Verschlechterungen innerhalb von 8 Wochen handelt es sich wahrscheinlich um therapieabhängige Fluktuationen, die nicht auf CST, aber möglicherweise erneut auf PE oder IVIG ansprechen. Wenn jedoch die Progredienz der Krankheit über 28 Tage hinaus anhält oder eine Progredienz über 8 Wochen hinaus zur Diagnose einer chronischen inflammatorischen demyelinisierenden Polyneuropathie (CIDP) führt, sind Kortikosteroide bei 70–80% der Patienten wirksam, wie in allen Altersstufen nachgewiesen wurde (McMillan 2013).

Hoch dosierte intravenöse 7S-Immunglobuline

Empfehlung 25
Bei Kindern und Jugendlichen mit schwerem GBS (Verlust der freien Gehfähigkeit) soll eine Behandlung mit intravenösen 7S-Immunglobulinen (IVIG) durchgeführt werden.
- **Starke Empfehlung** (↑↑) aufgrund von Daten mit hoher Qualität und Konsistenz der Evidenz beim Erwachsenen und trotz geringer Evidenzstärke beim Kind (SIGN 1++ für Erwachsene, 1- bis 2- für Kinder)
- **Stärke des Konsensus:** starker Konsens

Empfehlung 26
Bei Patienten, bei denen aufgrund erst kurzer Zeit seit Symptombeginn und anhaltender Progredienz mit einer weiteren erheblichen Verschlechterung zu rechnen ist, sollte ebenfalls eine Behandlung mit IVIG erwogen werden.
- **Empfehlung** (↑) bei schwacher Evidenzstärke im Kindesalter (SIGN 1+ für Erwachsene, 2- für Kinder)
- **Stärke des Konsensus:** starker Konsens

Kommentar
IVIG wird bei Kindern wie bei Erwachsenen mit akutem GBS üblicherweise mit 2 g/kg KG, verteilt auf 4–5 aufeinanderfolgende Tage als einmaliger Zyklus verabreicht. Eine Konzentration der Gabe auf 2 Tage zeigte keine bessere Wirkung (Korinthenberg et al. 2005).
Der Wirksamkeitsnachweis der IVIG folgte dem der Plasmapherese (PE) historisch nach, sodass die Wirkung von IVIG nicht mit Plazebo, sondern mit PE verglichen wurde. Die Autoren des aktuellen Cochrane Review fassten 5 adäquate Studien mit 536 schwer betroffenen, meist erwachsenen Patienten zusammen. Die Erholung, gemessen an der Wahrscheinlichkeit, sich nach 4 Wochen um 1 Punkt in der GBS-Skala zu bessern, verlief zwischen IVIG und PE nicht unterschiedlich (mäßige Evidenzstärke). Die Kombination von PE gefolgt von IVIG ergab keinen zusätzlichen signifikanten Benefit, ein solcher kann aber auch nicht sicher ausgeschlossen werden. Eine Kombination mit Immunabsorption zeigte keine zusätzliche Wirkung. Die Nebenwirkungsrate zeigte zwischen den PE- und IVIG-Gruppen keinen signifikanten Unterschied, die PE-Behandlung wurde aber signifikant häufiger abgebrochen. Die Cochrane-Autoren schließen mit der Feststellung, dass mehr Studien zum Einsatz von IVIG bei nur milder Erkrankung, zu Behandlungsbeginn nach mehr als 14 Tagen nach Symptombeginn und zur optimalen Dosierung erforderlich seien (Hughes et al. 2014).
Die Einfachheit der Applikation lässt IVIG gerade auch für die Behandlung von Kindern geeignet erscheinen. Für diese Altersstufe liegen nur wenige kontrollierte, jedoch in großer Zahl offene Daten zur Wirksamkeit vor, die eine ähnliche Wirksamkeit wie bei Erwachsen annehmen lassen (detailliertere Darstellung in der Langfassung der Leitlinie: www.awmf.org/leitlinien/detail/ll/022-008.html). Aufgrund der Datenlage diskutieren die Autoren des Cochrane Reviews, dass auch aus ethischen Gründen zusätzliche plazebokontrollierte Studien bei Kindern wohl nicht mehr durchgeführt werden können (Hughes et al. 2014).

In Einzelfällen und kleinen Serien berichtete Nebenwirkungen der Therapie mit IVIG sind Überwässerung, Viskositätszunahme, Herzinsuffizienz, Meningismus, Stauungspapille, Niereninsuffizienz und tubuläres Syndrom. Singh-Grewal et al. (2006) führten eine prospektive Erfassung von Nebenwirkungen in einer Gruppe von 58 Kindern mit 345 IVIG-Behandlungszyklen aus unterschiedlicher Indikation durch. Häufigste Nebenwirkungen waren Kopfschmerzen (12,8% der Infusionen), Abgeschlagenheit (5,2%), Bauchschmerzen (2,3%) und Myalgien (2,3%). Akute Nebenwirkungen wie Hautausschlag, Fieber, Bronchospasmus und Thoraxschmerzen traten mit 0,3–0,6% seltener auf.

Plasmapherese, Plasmaexchange

Empfehlung 27
Wenn Kontraindikationen gegen IVIG bestehen, sollte bei Kindern und Jugendlichen mit schwerem GBS eine immunmodulierende Behandlung mit Plasmapherese (PE) durchgeführt werden. Auch bei nicht ausreichender Effektivität von IVIG sollte die Plasmapherese erwogen werden.

- **Empfehlung schwach** (↑) trotz sehr guter Evidenzstärke beim Erwachsenen, bei allerdings sehr schwacher Evidenzstärke im Kindesalter (SIGN 1++ für Erwachsene, 2- bis 3 für Kinder)
- **Stärke des Konsensus:** Konsens

Kommentar
Die PE tritt gegenüber der einfacher zu handhabenden und weniger belastenden Behandlung mit IVIG zurück; bei Kontraindikationen/Unverträglichkeit von IVIG ist gegebenenfalls eine Verlegung zur Plasmapherese in ein geeignetes pädiatrisches Zentrum zu erwägen. Eine Plasmapherese innerhalb von 1 bis 2 Wochen nach vorangegangener IVIG-Behandlung ist jedoch nicht indiziert. Die Plasmapherese ist das therapeutische Prinzip, für das zuerst bei Erwachsenen mit schwerem GBS eine Wirksamkeit mit hoher Evidenzstärke nachgewiesen wurde (Cortese et al. 2011). Die Autoren des aktuellen Cochrane Review identifizierten 6 kontrollierte Studien mit mäßiger bis hoher Evidenzstärke (Randomisierung gegen lediglich symptomatische Behandlung). Die PE-Gruppen erfuhren gegenüber den Kontrollgruppen eine signifikante Verbesserung bezüglich Einsetzen der ersten Besserung, Dauer der Beatmung, Besserung um 1 Grad der GBS-Skala nach 4 Wochen, Wiedererlangung des unterstützten und freien Gehens, Wahrscheinlichkeit der Freiheit von schweren Residualsymptomen und Erlangung normaler Muskelkraft nach 1 Jahr (Chevret et al. 2017). Eine Studie mit nur leicht betroffenen Patienten (= bei Randomisierung noch gehfähig) konnte ein rascheres Einsetzen der Besserung nach 2 PE-Sitzungen versus keine PE nachweisen. Beim mittelschweren GBS (= bei Randomisierung nicht mehr in der Lage, ohne Hilfe zu stehen) waren 4 Sitzungen wirksamer als nur 2. Beim schweren GBS (= bei Randomisierung beatmet) waren 6 Sitzungen nicht wirksamer als 4 (French Cooperative Group on Plasma Exchange in Guillain-Barré Syndrome 1987, 1997). Die Wirkung der PE ist am besten, wenn sie innerhalb von 7 Tagen nach Symptombeginn begonnen wird, eine Wirkung ist aber noch bis zum 30. Tag nachweisbar. Die angegebenen Dosierungen der PE beinhalten meist 4–5 Sitzungen mit 200–250 ml/kg KG Austauschvolumen in 7–14 Tagen. Eine Technik mit kontinuierlichem Fluss ist besser wirksam als intermittierender Fluss und Albumin ist als Austauschflüssigkeit günstiger als FFP (Chevret et al. 2017). In einer der in den Cochrane Review aufgenommenen Studie waren Kinder ab dem Alter von 10 Jahren eingeschlossen, aber nicht gesondert evaluiert worden. Wenige vergleichende Studien zwischen Plasmapherese und IVIG oder gegen historische Kontrollen bei Kindern führten zu ähnlichen Ergebnissen wie die Daten bei Erwachsenen. Aktuell wurde berichtet, dass ein Behandlungsschema, bei dem 0,4 g/kg IVIG jeweils unmittelbar am Ende jeder PE-Sitzung

infundiert wurde, besonders günstige Effekte zeigte (Kesici et al. 2019). Diese Daten sind aber sehr stark verzerrungsgefährdet und müssten in einer kontrollierten Studie bestätigt werden (detailliertere Darstellung in der Langfassung der Leitlinie: www.awmf.org/leitlinien/detail/ll/022-008.html).

Therapieschwierige Fälle

Empfehlung 28
Bei therapieschwierigen Verläufen kann nach einigen Wochen die Behandlung mit IVIG oder PE wiederholt werden. Protrahierte Verläufe, therapieabhängige Fluktuationen oder der Übergang in eine CIDP sind dabei zu unterscheiden.

- **Empfehlung offen** (↔) bei aktuellem Fehlen von über Einzelbeobachtungen hinausgehender Evidenz (SIGN 4)
- **Stärke des Konsensus:** starker Konsens

Kommentar
Trotz der belegten therapeutischen Effekte von IVIG und PE sind die individuellen Erholungsverläufe sehr variabel und teilweise protrahiert. 25–30% der Patienten sind als Non-Responder anzusehen. Klinische Parameter und der Anstieg der Immunglobulin-Konzentration im Serum konnten als potenzielle prognostische Marker identifiziert werden (Fourrier et al. 2011, Kuitwaard et al. 2009a). Aktuell wird eine doppelblinde, plazebokontrollierte Studie zu der Frage durchgeführt, ob ein 2. IVIG-Kurs, 1 Woche nach dem vorausgehenden verabreicht, in der Lage ist, bei Erwachsenen mit ungünstigen Prognosekriterien den Verlauf positiv zu beeinflussen (Walgaard et al. 2018).
Mangelnde Erholung, anhaltende Progression oder Rezidive sind beim GBS auch im Kindesalter in drei Szenarien zu beobachten, die verschiedene therapeutische Konsequenzen nach sich ziehen (Verboon et al 2017):

1. Ein zunächst progressiver Verlauf mit nachfolgend protrahierter Plateauphase ohne Erholung ist als schweres GBS zu werten, dessen optimale Behandlung zum heutigen Zeitpunkt unklar ist.
2. Eine sekundäre Verschlechterung nach initialer Besserung ist am wahrscheinlichsten eine behandlungsabhängige Fluktuation. Diese kann sich ein- oder zweimal innerhalb von 8 Wochen nach Beginn der Behandlung mit IVIG oder Plasmapherese ereignen (Ruts et al. 2005, 2010). Da die anfängliche Besserung vermuten lässt, dass die durchgeführte Behandlung bei diesem Patienten eine Wirkung hatte, liegt es nahe, die gleiche Behandlung ein 2. oder auch 3. Mal einzusetzen.
3. Eine anhaltende kontinuierliche Progression über mehr als 2 Monate oder eine sekundäre Progression nach initialer Besserung, die mehr als zweimal oder später als 8 Wochen nach Therapiebeginn auftritt, müssen an das Vorliegen einer CIDP denken lassen und als solche behandelt werden (Ruts et al. 2005, 2010). In dieser Situation ist eine Behandlung mit IVIG, Kortikosteroiden oder Plasmapherese indiziert.

Andere Substanzen und Behandlungsmethoden

Empfehlung 29
Immunsupprimierende Therapieverfahren als Alternative zur Immunmodulation mit Plasmapherese und IVIG sollten nicht eingesetzt werden.

- **Empfehlung gegen Immunsuppressiva** (↓) bei fehlendem Wirknachweis in Studien mit allerdings sehr schwacher Evidenzstärke (SIGN 3 bis 4)
- **Stärke des Konsensus:** Konsens

Kommentar

Pilotstudien mit MMF (Mycophenolat-Mofetil) und Eculizumab sowie ein aktueller Cochrane Review befassten sich mit anderen immunologischen Therapien als PE und IVIG (Garssen et al. 2007, Davidson et al. 2017, Pritchard et al. 2016). In den Review wurden 4 Studien eingeschlossen, deren Evidenzstärke aber als „sehr schwach" eingeschätzt wurde. Untersucht wurden Interferon-β-1A, BDNF („brain-derived neurotrophic factor"), und die chinesische pflanzliche Medizin Tripterygium Polyglycosid. Während kein Nachweis einer Wirksamkeit geführt werden konnte, kann aufgrund der geringen statistischen „power" der Studien eine solche aber auch nicht sicher ausgeschlossen werden.

Bei ungewöhnlich protrahiertem Verlauf sollte auch bei Kindern neben einer CIDP an die Möglichkeit des Vorliegens einer durch Antikörper gegen paranodale Proteine verursachten Neuropathie gedacht und entsprechende Diagnostik veranlasst werden. Bei positivem Befund ist ein Behandlungsversuch mit Rituximab sinnvoll, basierend auf vorerst allerdings nur wenigen Beobachtungen (Vural et al. 2018, Sommer et al. 2018).

REHABILITATION

Empfehlung 30

Bei Kindern und Jugendlichen mit schwerem GBS und protrahierter Erholung soll eine interprofessionelle Rehabilitation veranlasst werden. Ziel ist es, dem Kind zu jedem Zeitpunkt der Rehabilitation und in seinem individuellen sozialen Umfeld größtmögliche und zufriedenstellende Eigenständigkeit und Teilhabe sowie die Wiederherstellung der bestmöglichen Funktionsfähigkeit zu ermöglichen.

- **Starke Empfehlung** (↑↑) trotz mäßiger Evidenzqualität für eine Wirksamkeit bei Erwachsenen mit GBS und noch fehlender Evidenz im Kindesalter (SIGN 2+ für Erwachsene, 4 für Kinder); aufgrund der anzunehmenden großen Bedeutung für Funktionsfähigkeit, Teilhabe und psychische Stabilisierung.
- **Stärke des Konsensus:** starker Konsens

Empfehlung 31

Die Entscheidung über eine ambulante oder stationäre Rehabilitation soll von der Schwere der Symptome und Behinderung, den Ressourcen des Patienten und seiner Familie und der örtlichen Verfügbarkeit adäquater Therapien abhängen.

- **Empfehlung** (↑) aufgrund von Expertenmeinung (SIGN 4)
- **Stärke des Konsensus:** starker Konsens

Kommentar

Kontrollierte Daten zur Rehabilitation nach GBS liegen neuerdings für Erwachsene (Khan et al. 2012), weiterhin jedoch nicht für das Kindes- und Jugendalter vor. Aus unserer Erfahrung empfehlen wir jedoch, ebenso wie Khan (2012) für erwachsene Patienten, eine interprofessionelle Rehabilitation, bestehend aus Ergotherapie, Physiotherapie, Sprachtherapie/Logopädie je nach den individuellen Bedürfnissen. Diese sollte patientenzentriert gestaltet werden. Die Therapieziele werden individuell an die Bedürfnisse und die Leistungsfähigkeit des Kindes angepasst. Seine Familie sowie sein Umfeld werden als Ressource miteinbezogen. Der Einsatz von geeigneten Hilfsmitteln kann zu einer erfolgreichen Rehabilitation beitragen (Fisher 2009, Hessenauer und Wimmer 2018, Khan und Amatya 2012, Steffens und Gutenbrunner 2018).

VERFAHREN DER KONSENSFINDUNG

Die Konsensfindung in der Leitliniengruppe erfolgte in einem schriftlichen, dreistufigen Delphi-Verfahren. Abschließend wurde die Langfassung der Leitlinie von den Vorständen der beteiligten Fachgesellschaften konsentiert.

Mitglieder der Expertengruppe

R. Korinthenberg (federführend), R. Trollmann, U. Felderhoff-Müser, G. Bernert, A. Hackenberg, M. Hufnagel, M. Pohl, G. Hahn, H.J. Mentzel, C. Sommer, J. Lambeck, F. Mecher, M. Hessenauer, C. Winterholler, B.C. Jacobs, K. Rostasy, W. Müller-Felber, U. Kempf, I.B. Kopp, J. Meerpohl

Herausgebende Gesellschaft

Gesellschaft für Neuropädiatrie (GNP)

Beteiligte Gesellschaften und Vereinigungen

- Deutsche Gesellschaft für Kinder- und Jugendmedizin (DGKJ)
- Berufsverband der Kinder- und Jugendärzte e.V. (BVKJ)
- Gesellschaft für Neonatologie und Pädiatrische Intensivmedizin (GNPI)
- Österreichische Gesellschaft für Kinder- und Jugendheilkunde (ÖGKJ)
- Schweizerische Gesellschaft für Neuropädiatrie (SGNP)
- Gesellschaft für Kinder- und Jugendrheumatologie (GKJR)
- Deutsche Gesellschaft für Pädiatrische Infektiologie (DGPI)
- Gesellschaft für Pädiatrische Nephrologie (GPN)
- Gesellschaft für Pädiatrische Radiologie (GPR)
- Deutsche Gesellschaft für Neurologie (DGN)
- Deutsche Gesellschaft für Klinische Neurophysiologie (DGKN)
- Deutscher Verband für Physiotherapie e.V. (ZVK)
- Deutscher Verband der Ergotherapeuten e.V. (DVE)
- Deutscher Bundesverband für Logopädie e.V. (dbl)

LITERATUR

Zu den Zitaten und weiterführender Literatur wird auf das Literaturverzeichnis in der Langfassung der Leitlinie auf der Webseite der AWMF verwiesen (www.awmf.org/leitlinien/detail/ll/022-008.html).

V DERMATOLOGIE

Inhaltsverzeichnis